国家卫生健康委员会"十三五"规划教材

全国中医药高职高专教育教材

供中医学、护理、针灸推拿、康复治疗技术等专业用

病 理 学

第 4 版

主　编　苑光军　张宏泉

副主编　鲜于丽　彭　微

编　委　(按姓氏笔画为序)

王　枫 (山东中医药高等专科学校)

吕红梅 (黑龙江中医药大学佳木斯学院)

张宏泉 (江西中医药高等专科学校)

苑光军 (黑龙江中医药大学佳木斯学院)

周逢仓 (安徽中医药高等专科学校)

赵江波 (四川中医药高等专科学校)

曹　璋 (滨州医学院)

龚　明 (重庆三峡医药高等专科学校)

彭　微 (湖南中医药高等专科学校)

鲜于丽 (湖北中医药高等专科学校)

熊美燕 (江西中医药高等专科学校)

主　审　赵国胜

人民卫生出版社

图书在版编目（CIP）数据

病理学 / 苑光军，张宏泉主编 . -- 4 版 . -- 北京：
人民卫生出版社，2018
ISBN 978-7-117-26197-5

Ⅰ . ①病… Ⅱ . ①苑… ②张… Ⅲ . ①病理学 – 高等
职业教育 – 教材 Ⅳ . ① R36

中国版本图书馆 CIP 数据核字（2018）第 072762 号

人卫智网	www.ipmph.com	医学教育、学术、考试、健康， 购书智慧智能综合服务平台
人卫官网	www.pmph.com	人卫官方资讯发布平台

病　理　学
第 4 版

主　　编：苑光军　张宏泉
出版发行：人民卫生出版社（中继线 010-59780011）
地　　址：北京市朝阳区潘家园南里 19 号
邮　　编：100021
E - mail：pmph @ pmph.com
购书热线：010-59787592　010-59787584　010-65264830
印　　刷：三河市潮河印业有限公司
经　　销：新华书店
开　　本：787 × 1092　1/16　印张：14　插页：4
字　　数：323 千字
版　　次：2005 年 6 月第 1 版　2018 年 5 月第 4 版
　　　　　2024 年 1 月第 4 版第 11 次印刷（总第 30 次印刷）
标准书号：ISBN 978-7-117-26197-5/R · 26198
定　　价：42.00 元
打击盗版举报电话：010-59787491　E-mail：WQ @ pmph.com
　　（凡属印装质量问题请与本社市场营销中心联系退换）

《病理学》数字增值服务编委会

修 订 说 明

为了更好地推进中医药职业教育教材建设,适应当前我国中医药职业教育教学改革发展的形势与中医药健康服务技术技能人才的要求,贯彻落实《国家中长期教育改革和发展规划纲要(2010—2020年)》《医药卫生中长期人才发展规划(2011—2020年)》《中医药发展战略规划纲要(2016—2030年)》精神,做好新一轮中医药职业教育教材建设工作,人民卫生出版社在教育部、国家卫生健康委员会、国家中医药管理局的领导下,组织和规划了第四轮全国中医药高职高专教育、国家卫生健康委员会"十三五"规划教材的编写和修订工作。

本轮教材修订之时,正值《中华人民共和国中医药法》正式实施之际,中医药职业教育迎来发展大好的际遇。为做好新一轮教材出版工作,我们成立了第四届中医药高职高专教育教材建设指导委员会和各专业教材评审委员会,以指导和组织教材的编写和评审工作;按照公开、公平、公正的原则,在全国1400余位专家和学者申报的基础上,经中医药高职高专教育教材建设指导委员会审定批准,聘任了教材主编、副主编和编委;启动了全国中医药高职高专教育第四轮规划第一批教材,中医学、中药学、针灸推拿、护理4个专业63门教材,确立了本轮教材的指导思想和编写要求。

第四轮全国中医药高职高专教育教材具有以下特色:

1. **定位准确,目标明确** 教材的深度和广度符合各专业培养目标的要求和特定学制、特定对象、特定层次的培养目标,力求体现"专科特色、技能特点、时代特征",既体现职业性,又体现其高等教育性,注意与本科教材、中专教材的区别,适应中医药职业人才培养要求和市场需求。

2. **谨守大纲,注重三基** 人卫版中医药高职高专教材始终坚持"以教学计划为基本依据"的原则,强调各教材编写大纲一定要符合高职高专相关专业的培养目标与要求,以培养目标为导向、职业岗位能力需求为前提、综合职业能力培养为根本,同时注重基本理论、基本知识和基本技能的培养和全面素质的提高。

3. **重点考点,突出体现** 教材紧扣中医药职业教育教学活动和知识结构,以解决目前各高职高专院校教材使用中的突出问题为出发点和落脚点,体现职业教育对人才的要求,突出教学重点和执业考点。

4. **规划科学,详略得当** 全套教材严格界定职业教育教材与本科教材、毕业后教育教材的知识范畴,严格把握教材内容的深度、广度和侧重点,突出应用型、技能型教育内容。基础课教材内容服务于专业课教材,以"必须、够用"为度,强调基本技能的培养;专业课教材紧密围绕专业培养目标的需要进行选材。

5. **体例设计,服务学生**　本套教材的结构设置、编写风格等坚持创新,体现以学生为中心的编写理念,以实现和满足学生的发展为需求。根据上一版教材体例设计在教学中的反馈意见,将"学习要点""知识链接""复习思考题"作为必设模块,"知识拓展""病案分析(案例分析)""课堂讨论""操作要点"作为选设模块,以明确学生学习的目的性和主动性,增强教材的可读性,提高学生分析问题、解决问题的能力。

6. **强调实用,避免脱节**　贯彻现代职业教育理念。体现"以就业为导向,以能力为本位,以发展技能为核心"的职业教育理念。突出技能培养,提倡"做中学、学中做"的"理实一体化"思想,突出应用型、技能型教育内容。避免理论与实际脱节、教育与实践脱节、人才培养与社会需求脱节的倾向。

7. **针对岗位,学考结合**　本套教材编写按照职业教育培养目标,将国家职业技能的相关标准和要求融入教材中。充分考虑学生考取相关职业资格证书、岗位证书的需要,与职业岗位证书相关的教材,其内容和实训项目的选取涵盖相关的考试内容,做到学考结合,体现了职业教育的特点。

8. **纸数融合,坚持创新**　新版教材最大的亮点就是建设纸质教材和数字增值服务融合的教材服务体系。书中设有自主学习二维码,通过扫码,学生可对本套教材的数字增值服务内容进行自主学习,实现与教学要求匹配、与岗位需求对接、与执业考试接轨,打造优质、生动、立体的学习内容。教材编写充分体现与时代融合、与现代科技融合、与现代医学融合的特色和理念,适度增加新进展、新技术、新方法,充分培养学生的探索精神、创新精神;同时,将移动互联、网络增值、慕课、翻转课堂等新的教学理念和教学技术、学习方式融入教材建设之中,开发多媒体教材、数字教材等新媒体形式教材。

人民卫生出版社医药卫生规划教材经过长时间的实践与积累,其中的优良传统在本轮修订中得到了很好的传承。在中医药高职高专教育教材建设指导委员会和各专业教材评审委员会指导下,经过调研会议、论证会议、主编人会议、各专业编写会议、审定稿会议,确保了教材的科学性、先进性和实用性。参编本套教材的800余位专家,来自全国40余所院校,从事高职高专教育工作多年,业务精纯,见解独到。谨此,向有关单位和个人表示衷心的感谢!希望各院校在教材使用中,在改革的进程中,及时提出宝贵意见或建议,以便不断修订和完善,为下一轮教材的修订工作奠定坚实的基础。

人民卫生出版社有限公司

2018 年 4 月

全国中医药高职高专院校第四轮第一批规划教材书目

教材序号	教材名称	主编	适用专业
1	大学语文（第4版）	孙洁	中医学、针灸推拿、中医骨伤、护理等专业
2	中医诊断学（第4版）	马维平	中医学、针灸推拿、中医骨伤、中医美容等专业
3	中医基础理论（第4版）*	陈刚 徐宜兵	中医学、针灸推拿、中医骨伤、护理等专业
4	生理学（第4版）*	郭争鸣 唐晓伟	中医学、中医骨伤、针灸推拿、护理等专业
5	病理学（第4版）	苑光军 张宏泉	中医学、护理、针灸推拿、康复治疗技术等专业
6	人体解剖学（第4版）	陈晓杰 孟繁伟	中医学、针灸推拿、中医骨伤、护理等专业
7	免疫学与病原生物学（第4版）	刘文辉 田维珍	中医学、针灸推拿、中医骨伤、护理等专业
8	诊断学基础（第4版）	李广元 周艳丽	中医学、针灸推拿、中医骨伤、护理等专业
9	药理学（第4版）	侯晞	中医学、针灸推拿、中医骨伤、护理等专业
10	中医内科学（第4版）*	陈建章	中医学、针灸推拿、中医骨伤、护理等专业
11	中医外科学（第4版）*	尹跃兵	中医学、针灸推拿、中医骨伤、护理等专业
12	中医妇科学（第4版）	盛红	中医学、针灸推拿、中医骨伤、护理等专业
13	中医儿科学（第4版）*	聂绍通	中医学、针灸推拿、中医骨伤、护理等专业
14	中医伤科学（第4版）	方家选	中医学、针灸推拿、中医骨伤、护理、康复治疗技术专业
15	中药学（第4版）	杨德全	中医学、中药学、针灸推拿、中医骨伤、康复治疗技术等专业
16	方剂学（第4版）*	王义祁	中医学、针灸推拿、中医骨伤、康复治疗技术、护理等专业

续表

教材序号	教材名称	主编	适用专业
17	针灸学(第4版)	汪安宁 易志龙	中医学、针灸推拿、中医骨伤、康复治疗技术等专业
18	推拿学(第4版)	郭翔	中医学、针灸推拿、中医骨伤、护理等专业
19	医学心理学(第4版)	孙萍 朱玲	中医学、针灸推拿、中医骨伤、护理等专业
20	西医内科学(第4版)*	许幼晖	中医学、针灸推拿、中医骨伤、护理等专业
21	西医外科学(第4版)	朱云根 陈京来	中医学、针灸推拿、中医骨伤、护理等专业
22	西医妇产科学(第4版)	冯玲 黄会霞	中医学、针灸推拿、中医骨伤、护理等专业
23	西医儿科学(第4版)	王龙梅	中医学、针灸推拿、中医骨伤、护理等专业
24	传染病学(第3版)	陈艳成	中医学、针灸推拿、中医骨伤、护理等专业
25	预防医学(第2版)	吴娟 张立祥	中医学、针灸推拿、中医骨伤、护理等专业
1	中医学基础概要(第4版)	范俊德 徐迎涛	中药学、中药制药技术、医学美容技术、康复治疗技术、中医养生保健等专业
2	中药药理与应用(第4版)	冯彬彬	中药学、中药制药技术等专业
3	中药药剂学(第4版)	胡志方 易生富	中药学、中药制药技术等专业
4	中药炮制技术(第4版)	刘波	中药学、中药制药技术等专业
5	中药鉴定技术(第4版)	张钦德	中药学、中药制药技术、中药生产与加工、药学等专业
6	中药化学技术(第4版)	吕华瑛 王英	中药学、中药制药技术等专业
7	中药方剂学(第4版)	马波 黄敬文	中药学、中药制药技术等专业
8	有机化学(第4版)*	王志江 陈东林	中药学、中药制药技术、药学等专业
9	药用植物栽培技术(第3版)*	宋丽艳 汪荣斌	中药学、中药制药技术、中药生产与加工等专业
10	药用植物学(第4版)*	郑小吉 金虹	中药学、中药制药技术、中药生产与加工等专业
11	药事管理与法规(第3版)	周铁文	中药学、中药制药技术、药学等专业
12	无机化学(第4版)	冯务群	中药学、中药制药技术、药学等专业
13	人体解剖生理学(第4版)	刘斌	中药学、中药制药技术、药学等专业
14	分析化学(第4版)	陈哲洪 鲍羽	中药学、中药制药技术、药学等专业
15	中药储存与养护技术(第2版)	沈力	中药学、中药制药技术等专业

续表

教材序号	教材名称	主编	适用专业
1	中医护理(第3版)*	王　文	护理专业
2	内科护理(第3版)	刘　杰　吕云玲	护理专业
3	外科护理(第3版)	江跃华	护理、助产类专业
4	妇产科护理(第3版)	林　萍	护理、助产类专业
5	儿科护理(第3版)	艾学云	护理、助产类专业
6	社区护理(第3版)	张先庚	护理专业
7	急救护理(第3版)	李延玲	护理专业
8	老年护理(第3版)	唐凤平　郝　刚	护理专业
9	精神科护理(第3版)	井霖源	护理、助产专业
10	健康评估(第3版)	刘惠莲　滕艺萍	护理、助产专业
11	眼耳鼻咽喉口腔科护理(第3版)	范　真	护理专业
12	基础护理技术(第3版)	张少羽	护理、助产专业
13	护士人文修养(第3版)	胡爱明	护理专业
14	护理药理学(第3版)*	姜国贤	护理专业
15	护理学导论(第3版)	陈香娟　曾晓英	护理、助产专业
16	传染病护理(第3版)	王美芝	护理专业
17	康复护理(第2版)	黄学英	护理专业
1	针灸治疗(第4版)	刘宝林	针灸推拿专业
2	针法灸法(第4版)*	刘　茜	针灸推拿专业
3	小儿推拿(第4版)	刘世红	针灸推拿专业
4	推拿治疗(第4版)	梅利民	针灸推拿专业
5	推拿手法(第4版)	那继文	针灸推拿专业
6	经络与腧穴(第4版)*	王德敬	针灸推拿专业

*为"十二五"职业教育国家规划教材

第四届全国中医药高职高专教育教材建设指导委员会

第四届全国中医药高职高专中医学专业教材评审委员会

前　言

　　《病理学》（第4版）是全国中医药高职高专院校教材、国家卫生健康委员会"十三五"规划教材之一。本教材重点阐述病理学的基本理论和基本技能，以及人体各器官、系统常见疾病的基本病理变化，旨在为后续临床课程的学习奠定理论基础。

　　本次教材编写是在总结汲取前三版教材成功出版和广泛应用的基础上，经过广泛地调研论证，征求全国各中医药高职高专院校病理学一线教师的使用意见和建议，对全书进行了重新审视和规划，按照第四届全国中医药高职高专教育教材建设指导委员会的指导思想组织本教材的编写修订工作。

　　本次教材的修订总体上延续了第3版教材的章节设置和编写体例，围绕中医药高职高专人才培养目标，按照定位准确、整体优化、内容先进、教考结合的原则进行编写。与第3版教材相比，本次修订编写突出以下特色：①继续采用形态学与功能学相结合的编排方式，有利于学生更好地学习掌握疾病发生发展的规律，做到内容前后衔接紧密；②针对病理学的快速发展，适时对部分章节进行了调整，力求体现病理学当前研究的新知识和新进展；③在教材内容上进行了整体优化，以求更加准确和严谨；④对教材中的图片、表格等进行修订，力争做到更加科学合理、准确精美。同时，为了提供优质的教育服务、紧跟教育信息化发展趋势，创新性地完成本套教材配套的数字教学资源建设，如书中增加了"扫一扫，知重点""扫一扫，测一测"等二维码，扫描后可获得更多知识内容，以更好地服务于广大读者。

　　本教材适用于中医院校高职高专层次的中医学专业、针灸推拿专业、护理专业以及康复治疗技术专业教学使用，也可作为其他专业教学及临床参考使用教材。教材在修订过程中，紧扣国家助理执业医师资格考试大纲要求，故同时也可作为助理执业医师资格考试的参考教材。

　　本教材编写分工为：绪论、第一章、第十二章由张宏泉编写；第二章由熊美燕编写；第三章由吕红梅编写；第四章、第七章由赵江波编写；第五章由周逢仓编写；第六章、第八章由龚明编写；第九章、第十章由苑光军编写；第十一章由鲜于丽编写；第十三章由彭微编写；第十四章由曹璋编写；第十五章由王枫编写。在教材修改、审定过程中，得到了赵国胜教授严谨、细致的审阅以及人民卫生出版社责任编辑的悉心指导,各参编单位也给予了大力支持,在此一并表示感谢!

　　为不断提高教材质量,跟上学科迅猛发展的步伐,对于本教材尚存在的不足之处,恳请广大师生提出宝贵意见,以便于再版修订。

《病理学》编委会

2018 年 4 月

目 录

绪　论

学习要点

1. 重要概念:病理学、尸体解剖、活体组织检查、细胞学检查、动物实验、组织培养和细胞培养。
2. 病理学的主要研究任务、常用的研究和观察方法及在医学中的地位。
3. 病理学的发展简史。

病理学是研究疾病的病因、发生机制、病理变化和转归,阐明疾病本质的医学基础学科。病理学的主要任务是研究疾病发生的原因、发病机制以及疾病过程中机体的形态结构、功能代谢的改变和疾病的转归,从而为疾病的预防、诊断和治疗提供科学的理论基础和实践依据。

一、病理学的基本内容及在医学中的地位

(一) 病理学的基本内容

本书共设十五章。第一章至第十一章为病理学总论部分,又称普通病理学,包括:疾病概论,细胞和组织的适应、损伤与修复,局部血液循环障碍,水、电解质代谢紊乱,休克,酸碱平衡紊乱,缺氧,发热,弥散性血管内凝血,炎症和肿瘤。总论部分主要研究和阐述各种不同疾病发生发展的共同规律,即基本病理变化。第十二章至第十五章为病理学各论部分,又称系统病理学或器官病理学。各论主要研究和阐述各器官、各系统疾病的特殊规律。如肺炎、胃炎、肠炎、肝炎等,其基本病理变化均为炎症,是这些疾病发生的共同规律;但由于各个器官自身在形态结构、功能、代谢上的不同,其病因、发病机制、病变特点以及转归等各有不同,构成每种疾病的特殊规律。在疾病的发生、发展过程中,机体的形态结构、功能和代谢改变是相互影响、不可分割的统一整体,学习时要注意联系,并加强局部与全身的整体观。病理学总论与各论之间有着十分密切的内在联系,学好总论是学习各论必要的理论基础,学习各论要经常联系总论,两者不可偏废。

病理学的学习,除了重点研究病理变化外,探讨疾病的病因、发病机制、疾病的转归以及病理与临床之间的联系也是病理学的重要内容。在病理学研究体系中,以研究患病机体组织器官的形态结构改变为重点的病理学又称为病理解剖学,以研究患病机体组织器官的功能代谢改变为重点的病理学又称为病理生理学。两者是从不同的研究方向探讨疾病发生发展变化规律的本质,例如大叶性肺炎在病变过程中,既存

1

在呼吸系统形态结构的实质改变,又存在呼吸系统功能代谢上的改变,因此在学习过程中以及临床上两者应该相互联系。

(二)病理学在医学中的地位

病理学属西医学基础学科,为基础医学和临床医学间的"桥梁"学科,在医学教育、临床实践及科学研究中都占有重要地位。要研究疾病过程中机体的形态结构、功能和代谢的改变,必须先了解正常机体的形态结构、功能和代谢规律。因此,要学好病理学,首先应以解剖学、组织胚胎学、生理学、生物化学、微生物学、寄生虫学和免疫学等学科为基础;而疾病过程中机体的形态结构、功能和代谢的改变,又决定了机体患病时的临床表现。因此,病理学又是学习临床医学的必要基础学科。在医学临床实践过程中,病理学是迄今为止诊断和确诊疾病最为可靠的方法之一,尤其是在肿瘤性疾病的多种诊断方法中,病理学诊断具有不可替代的作用。同时,临床医学的发展又不断向病理学提出新的研究课题,从而促进病理学的深入发展。在西医学科学研究中,病理学同样具有重要作用。因此,学好病理学知识助于科学地掌握西医学知识,也有助于临床医疗实践。

二、病理学的研究方法

(一)尸体解剖

对死者的遗体进行病理剖验并做出诊断,称为尸体解剖,简称尸检,是病理解剖学的基本研究方法之一。通过尸检:①可以查明死因,明确和验证诊断、治疗正确与否;②有利于提高医疗诊治水平、及时发现某些流行病、传染病、地方病以及新发生的疾病,也有利于为医学鉴定提供科学详实的依据;③通过收集和积累各种疾病的病理资料,对推动基础医学和临床医学发展起着重要作用。

(二)活体组织检查

采用局部切除、钳取、针吸、搔刮等方法获取病变组织,对活体组织进行病理检查,称为活体组织检查,简称活检,是目前临床诊断和研究疾病常采用的检查方法。通过活检能及时、准确地对患者做出疾病诊断;可指导治疗、估计预后;对术中患者,可帮助手术医生选择手术方式、决定手术范围等。

知识链接

病理组织制片技术

病理组织制片技术含两个环节:一是组织块的处理,有取材、固定(4%甲醛溶液)、脱水(乙醇)、透明(二甲苯)、浸蜡(石蜡)、包埋(石蜡)6个步骤;二是石蜡切片(4 ~ 6μm)。石蜡切片制作后,组织切片染色。

(三)细胞学检查

通过采集病变部位的自然分泌物、渗出物、排泄物中的脱落细胞或人工获取的各种脱落细胞,制成涂片进行染色观察,称为细胞学检查。细胞学检查多用于对肿瘤的协助诊断与普查,具有操作方便、费用低、痛苦少,易于为患者所接受等优点,但要确切诊断恶性肿瘤,一般还须进一步检查。

（四）动物实验

在适宜的动物身上复制人类疾病模型,用以研究疾病的病因、发病机制、病理改变、疾病转归以及药效学、药动学等方法,称为动物实验。动物实验可弥补人体病理学研究的受限和不足,但人与动物之间存在物种上的差异,动物实验的数据结果不能直接套用于人体,仅可作为研究人体疾病的参考。

（五）组织培养和细胞培养

将人体或动物的组织或细胞分离出来,用适宜的培养基在体外培养,称为组织培养和细胞培养。此法可建立组织细胞病理模型,也可研究在不同病因作用下病变发生发展的过程,因而在细胞学水平上揭示了某些疾病的发生发展规律,是对肿瘤研究十分重要的研究方法。这种方法的优点是周期短、见效快、费用低、因素单纯、条件可控。但体外培养与复杂的体内整体环境有很大不同,故体外培养的研究结果不能简单地等同于体内过程。

三、病理学的观察方法

（一）大体观察

是指运用肉眼或辅以量尺、放大镜等器材,对大体标本进行观察。观察的主要内容是病变组织的大小、范围、形状、颜色、质地、重量、外观情况以及表面、切面等情况。大体标本的观察需要规范有序、严谨细致。

（二）光学显微镜观察

是指将病变组织、细胞制作成切片或涂片,经染色后通过光学显微镜观察,以确定病变微观结构的性质、特点、范围,做出病理诊断。组织切片常用苏木素-伊红染色（HE 染色）。

（三）超微结构观察

用透射或扫描电子显微镜,对组织、细胞的内部或表面进行亚细胞结构或大分子水平上的观察,称为超微结构观察。电镜在确定恶性肿瘤的分化程度、类型及组织来源上有重要作用,可加深对疾病基本的病变、病因和发病机制的了解。但由于受观察的局限性等因素的影响,电子显微镜观察在研究、诊断时常需结合肉眼及光镜观察。

（四）组织化学及免疫组织化学观察

运用抗原-抗体特异性结合的原理等,使用化学试剂对组织细胞进行特殊染色,从而辨别组织、细胞内各种蛋白质、酶类、核酸、糖原等化学成分的方法,称为组织化学及免疫组织化学观察。此法可检测组织细胞内化学成分、判断组织起源,已广泛应用于疾病的临床诊断和研究。

近年来,许多新技术相继应用于病理学的研究,如放射自显影技术、显微分光光度技术、流式细胞术、图像分析术、聚合酶链反应技术、生物芯片技术和分子原位杂交等,进一步加深了人类对疾病本质的认识。目前,病理学已经超越传统的对病变组织形态学变化的研究阶段,形成了分子病理学、免疫病理学、遗传病理学、计量病理学等新的学科分支,极大提高了对疾病本质的认识,为诊断、治疗、预防疾病提供了更加广阔深入的空间。

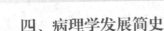
四、病理学发展简史

在人类社会发展的历程中，人与疾病的斗争贯穿始终。随着生产力的发展和对疾病的不断认识，人们开始探索疾病的原因和本质。1761 年意大利医学家 Morgagni 通过总结 700 余例尸体解剖的结果，认为不同疾病是由于相应器官的形态学改变引起的，并由此提出和创立了"器官病理学"的概念，奠定了医学和病理学发展的基础。19 世纪中叶，随着光学显微镜的发明和使用，人们对于疾病的认识深入到组织结构和细胞层面。德国著名病理学家 Rudolf Virchow 观察了大量的疾病组织切片后，提出"疾病是异常的细胞事件"的论断，并创立了"细胞病理学"。其理论和技术奠定了现代病理学的基础，同时也成为西医学的发展基础之一，对于病理学和医学的发展做出重大贡献。此后历经一个半世纪的探索和发展，病理学学科体系逐渐完善，并不断出现分支学科。如以肉眼观察病变器官的病理变化，被称之为"解剖病理学"；借助于光学显微镜观察病变器官组织或细胞改变的研究，被称之为"组织病理学"或"细胞病理学"；运用电子显微镜观察细胞超微结构改变的研究被称为"超微结构病理学"。

近 30 余年来，随着免疫学、细胞生物学、分子生物学、遗传学等学科的迅猛发展以及免疫组织化学、流式细胞仪、图像分析技术和分子生物学技术的广泛应用，传统的医学理论体系得以迅速发展，学科间相互交叉和学科分支不断形成，为病理学的发展提供了强有力的动力，出现免疫病理学、分子病理学、遗传病理学、计量病理学等众多分支学科，对于疾病的认识也从器官、组织、细胞发展到亚细胞水平、基因、蛋白质及分子水平，同时从单纯的形态学观察的定位、定性发展到定量观察，从而使病理学观察结果更加具有客观性、重复性和可比性。现代病理学的发展和新兴学科分支的建立，不仅拓宽了病理学的研究领域，而且加深人类对疾病本质的认识，为防治疾病开辟了新途径，拓展了新空间。随着人类基因组计划的完成以及功能基因组计划的开展，病理学将迎来更大的发展机遇。

我国的现代病理学始建于 20 世纪初，老一辈病理学家为我国的病理学学科建设、人才培养和科学研究呕心沥血、艰苦创业，功勋卓著。他们认真结合我国国情，创造性地编写具有中国特色的病理学教材和参考书目，并不断加以完善和提高；针对严重危害我国人民健康的传染病、地方病和恶性肿瘤等疾病进行深入广泛的研究，取得了丰硕的成果，同时也造就了大批献身于病理学事业的专业人才，对我国病理学的发展具有积极和深远的影响。

我国幅员辽阔，人口众多，多民族和饮食文化生活习惯等的多样性，导致我国的疾病谱具有自己的相对特点。因此运用西医学理论和医学技术的最新成果，积极开展病理学及其相关学科的科学研究和临床实践，深入揭示疾病的本质，对于病理学事业的发展，对我国人民的身心健康和全民族身体素质提高都具有极为重要的意义。

（张宏泉）

复习思考题

1. 试述病理学的主要研究任务。
2. 简述病理学的研究、观察方法。
3. 简述病理学的发展简史。

第一章

课件
01章PPT

疾 病 概 论

学习要点

1. 重要概念：疾病、脑死亡、病理过程、病理状态、病因、健康、亚健康、症状、体征。
2. 常见病因的分类、疾病的经过和转归、脑死亡的判断指标以及临床死亡的主要标志。
3. 疾病发生发展的基本规律和机制。

扫一扫
知重点

第一节　健康与疾病

健康与疾病是一组相对应的概念，为生命活动过程中的两种不同状态，可相互转化，至今尚无完整、准确的定义，两者之间缺乏明确判断界限。

一、健康

世界卫生组织（WHO）提出："健康不仅是没有疾病或病痛，而且是一种躯体上、精神上和社会适应方面处于完好的状态。"即包含了强健的体魄、健全的心理精神状态。因此，健康的人至少应具备：①身体健康（没有疾病和病痛）；②精神状态完好（含情绪、心理、学习、记忆与思维等）；③能进行有效的活动和劳动；④能够与环境保持协调关系。

二、疾病

（一）疾病的概念

目前认为，疾病是指机体在一定病因作用下，因自稳调节紊乱而发生的异常生命活动过程。表现为组织、细胞的功能、代谢和形态结构的变化，并引起各种症状、体征和社会行为的异常。疾病状态下，机体对环境的适应能力下降，劳动能力减弱甚至丧失。

症状是指病人主观上异常的自我感觉，如疼痛、恶心、头晕、胸闷等。体征是指医生对病人进行体格检查后获得的客观病理征象，如胸膜摩擦音、肝大、肢体水肿等。社会行为是指有效劳动、人际交往等一切作为社会成员的活动。

必须指出，疾病时机体的损伤和抗损伤都表现为功能、代谢和形态结构的改变，虽然这些变化是临床各种症状、体征和社会行为异常发生的基础,但并非所有的疾病都有临床表现,尤其在某些疾病的早期,如肿瘤早期、动脉粥样硬化症早期等,往往没有明显的临床症状,只有通过认真仔细的检查才有可能被发现。

(二) 病理过程和病理状态

1. 病理过程 是指不同疾病中所共同存在的、具有内在联系的功能、代谢和形态结构变化的综合过程。它既可以局部表现为主,如炎症、血栓形成、梗死等,也可以全身表现为主,如发热、休克等。一种疾病可以包含多种病理过程,如化脓性阑尾炎含炎症、发热等;多种不同的疾病也可发生相同的病理过程,如病毒性肝炎和流行性乙型脑炎都是以实质细胞变性、坏死为主的炎症性疾病。

2. 病理状态 是指相对稳定或发展极慢的局部形态变化,常为病理过程的后果。如烧伤后形成的皮肤瘢痕、类风湿关节炎后的关节强直等。

三、亚健康

亚健康是指机体处于健康与疾病之间的生理功能低下状态。其特点是表现出某些轻度不适的症状,如疲劳、失眠、注意力不集中等,但临床检查未发现明显的病理变化。随着生活和工作节奏的加快,处于亚健康状态的人群比例加大,应及时通过合理恰当的生活、饮食等调节予以纠正。

第二节 病 因 学

病因学主要研究疾病发生的原因和条件。

一、疾病发生的原因

致病原因是指能引起疾病并赋予该疾病特异性的因素,是引起疾病必不可少的、决定了疾病特异性的因素。如结核杆菌是引起结核病发生的原因,它能引起以结核结节和干酪样坏死为相对特征的结核病病变。病因按性质分以下几类:

1. 生物性因素 生物性因素是最常见的致病因素,包括各种致病微生物(细菌、病毒、真菌、立克次体、螺旋体、衣原体、支原体)和寄生虫(蠕虫、原虫、吸虫)等,其中由细菌导致的疾病最为常见。致病微生物能否引起机体发病,与其侵入的数量、毒力和侵袭力、途径、机体的防御功能以及机体对致病微生物的感受性有关。由生物性因素引起的疾病常有一定的特异性。

2. 物理性因素 主要包括各种机械力(引起骨折、创伤等)、温度(高温引起中暑、烧伤;低温引起冻伤)、大气压(如减压病)、电流、电离辐射、噪音等。这些因素是否引起发病,与其作用部位、强度和持续时间等因素有关。

3. 化学性因素 主要包括无机毒物(如强酸、强碱、氰化物、一氧化碳、汞、砷等)、有机毒物(如有机磷农药、甲醇、甲醛等)和生物性毒素(如蛇毒、蜂毒等)的损伤。化学性因素的致病性与其浓度、毒性、作用部位和持续时间等因素有关。

4. 营养性因素 各种营养素(糖、蛋白质、脂肪、维生素、无机盐等)、某些微量元素和植物纤维是维持生命活动的必需物质,如果缺乏或过多均可引起相应疾病。如营养物质过量摄入可引起肥胖症,维生素 D 缺乏可引起佝偻病,缺碘可引起甲状腺肿等。

5. **遗传性因素** 遗传因素对疾病发生的影响有两种情况：①遗传性疾病：指由于遗传物质改变直接引起的疾病。常见的有基因突变引起的分子病（如白化病、血友病等），常染色体畸变引起染色体病（如先天愚型等），性染色体畸变引起的性征发育不良等；②遗传易感性：指由于遗传物质的改变，使机体获得容易发生某种疾病的倾向。具有这种"遗传素质"的机体，在一定的环境因素作用下可发生相应的疾病（如高血压病、糖尿病、消化性溃疡、精神分裂症等）。

6. **先天性因素** 先天性因素是指能够损害正在发育中的胎儿的有害因素，其所引起的疾病称先天性疾病。如孕妇早期感染风疹病毒可致胎儿先天性心脏病，感染梅毒可致胎儿先天性梅毒等。

7. **免疫性因素** 是指异常的免疫反应。机体对一些抗原刺激所产生的、能造成组织损害和功能障碍的过高免疫反应，称为超敏反应，如对花粉、药物（青霉素、链霉素）、食物（鱼、虾）等过敏者，分别可引起支气管哮喘、过敏性休克、过敏性肠炎等；由自身抗原引发的免疫反应并造成组织损害的疾病，称为自身免疫性疾病，如类风湿关节炎、系统性红斑狼疮、原发性干燥综合征等；机体因免疫功能低下或缺陷所致疾病，称为免疫缺陷病，如艾滋病、先天性丙种球蛋白血症等。

8. **神经内分泌因素** 神经内分泌系统的功能状态与某些疾病的发生有关。如婴幼儿易发生热惊厥，是因为婴幼儿中枢神经系统发育不全，当体温升高时，引起大脑皮质下中枢兴奋性增强所致。消化性溃疡的发生与迷走神经兴奋性过高（引起十二指肠溃疡）或过低（引起胃溃疡）有关；胰岛素分泌不足可引起糖尿病等。

9. **心理和社会因素** 西医学已由传统的"生物医学模式"转向"生物 - 心理 - 社会医学模式"，心理和社会因素所引起的"心身疾病"越来越受到人们的广泛关注。情绪活动能影响机体内脏器官的功能和代谢活动；性格可通过自主神经功能强化躯体反应，从而引起器官功能紊乱。积极、乐观、坚强的心理状态有益于人体健康；消极、悲观、脆弱的心理状态如强度过大或时间过久，可导致神经功能失调，引发心身疾病。社会因素主要表现在环境对人的影响，社会因素包括工作和生活环境、经济状况、人际关系、文化教育水平、风俗习惯、家庭状况、社会制度等，均与疾病的发生发展密切相关。

二、疾病发生的条件

致病条件是指在致病原因作用于机体的前提下，促进疾病发生发展的体内外因素。致病条件本身不能直接引起疾病，但可以促进或阻止疾病的发生。如结核杆菌是发生结核病的病因，而营养状况就是结核病发生发展的外部条件。致病原因和致病条件是相对的，在疾病的发生发展过程中所起的作用也不同。同一因素在这种疾病中可能是原因，而对另一种疾病可能是条件。如寒冷是冻伤的原因，也是肺炎发生的条件。

危险因素是指某些与疾病明显相关，又难以区分是病因还是条件的因素。如吸烟是肺癌发生的危险因素。

第三节 发 病 学

发病学主要研究疾病发生发展的基本规律和机制。

一、疾病发生发展的基本规律

(一) 疾病时稳态的紊乱

正常机体通过神经体液等的各种调节,使体内各器官的功能和代谢活动在不断变化着的内外环境中保持动态平衡,即所谓"稳态"。疾病发生发展的一个基本环节,就是病因通过对机体的损害性作用而使体内稳态的某一方面遭到破坏,引起相应的功能和代谢障碍,并可通过连锁反应进一步引起稳态的其他方面也相继发生紊乱,从而导致更为严重的生命活动障碍。如某些病因所致的胰岛素分泌缺乏或延迟,引起糖尿病,出现糖代谢紊乱、血糖升高;而糖代谢紊乱又进一步引起脂肪代谢、蛋白质代谢和水、电解质代谢紊乱,甚至引发动脉粥样硬化症等。

(二) 疾病过程中的因果转化

疾病的因果转化规律是指在原始病因作用下,机体出现的某些变化(结果),这些改变又可作为发病学新的原因而引起新的结果,如此因果交替和转化,促使疾病不断发展。在因果转化中,每一种变化既是前一变化的结果,又是后一变化的原因。因果转化的结果使病情趋于恶化者,称为恶性循环;因果转化的结果使疾病向好的方向转化或康复者,称为良性循环。值得注意的是,在因果转化中,并非所有的环节都同等重要,其中起决定作用的环节称主导环节。抓住主导环节,并采取相应治疗措施,阻断因果转化的恶性循环、促进因果转化的良性循环,使疾病向着有利于康复方向发展,在临床防治疾病过程中具有十分重要的意义。

(三) 疾病过程中的损伤与抗损伤反应

在疾病发展过程中所出现的各种复杂变化,可分为两大类:①病因引起的损伤性变化;②机体对抗这些损伤的各种反应,统称为抗损伤反应。在疾病发展过程中,损伤与抗损伤的斗争贯穿于疾病的始终,两者力量的对比,决定疾病的发展方向和转归。当损伤占据优势时,疾病向恶化方向发展,甚至导致死亡;当抗损伤占据优势时,疾病向康复方向发展,直至痊愈。损伤与抗损伤反应,在一定条件下可互相转化。如失血性休克的早期,外周循环小动脉、微动脉的收缩,有利于动脉血压的维持和心、脑血液的供给,属抗损伤反应;但若持续时间过久,因缺血、缺氧导致的酸性代谢产物增多,引起微循环淤血,使休克加重,而转为损伤性因素。在医护工作中,要注意保护和支持抗损伤反应,去除和减轻损伤性变化,以促使疾病痊愈。

(四) 局部与整体的相互影响

任何疾病都有局部表现和整体反应,有些疾病的表现以局部为主,有些以全身为主。局部病变可通过神经 - 体液途径引起机体的整体反应,而机体的整体反应也可影响局部病变的发展。因此,在疾病过程中,局部表现与整体反应是相互影响、相互制约、相互转化的。如冠状动脉粥样硬化,局部病变可引起心肌缺血梗死,心肌缺血导致泵血功能障碍,引起全身血液循环障碍。所以要正确认识局部与整体的关系,才能采取积极、有效的治疗措施,促使疾病康复。

二、疾病发生发展的基本机制

(一)神经机制

神经系统对人体生命活动的维持和调控发挥主导作用,许多疾病的发生发展都可能与神经系统的变化有关。病因通过神经反射引起相应器官功能代谢或者结构的改变是常见的神经机制,如炎症初期通过神经调节的血管扩张机制;某些病因可以直接损伤神经系统而导致疾病,如乙型脑炎、脊髓灰质炎等;长期精神紧张、忧虑等因素可导致大脑皮质功能紊乱、皮质下中枢失去正常调控也可以引发如高血压病、胃溃疡等疾病。

(二)体液机制

体液是维持机体内环境稳定的重要因素,体液调节的物质称为体液因子,包括各种内分泌激素、神经递质以及细胞因子。在疾病状态时,通过影响体液因子的质、量、调节活性等条件导致疾病的发生。体液因子通常通过内分泌、旁分泌和自分泌作用引起组织细胞的损伤和功能代谢的改变。

体液因子的分泌与神经机制紧密相连,多受神经机制的调节。因此疾病的发生发展多有神经机制和体液机制的共同参与。

(三)细胞机制

细胞是构成生物体最基本的结构和功能单位。病因可以直接或间接作用于细胞,造成细胞损伤引起疾病。细胞机制可表现为:①直接无选择损伤细胞,如高温所致的烧伤;②病因直接有选择性地损伤组织细胞,如乙型脑炎病毒对于脑神经细胞的损伤;③病因引起细胞功能障碍,如缺氧时线粒体能量代谢障碍,导致 ATP 生成不足和细胞功能低下;④病因造成细胞膜功能障碍,如 ATP 减少导致细胞膜 Na^+-K^+-ATP 酶失活,引起细胞水肿。

(四)分子机制

当病因直接或间接作用于蛋白质、核酸时,可发生分子水平的改变,引起组织细胞的损伤,导致疾病发生。典型的有血浆蛋白缺陷的血浆蛋白病,如血友病是因遗传缺陷引起某些凝血因子缺乏,导致机体凝血功能障碍而出现易出血倾向;血红蛋白结构异常或合成障碍的血红蛋白病,如地中海贫血是因珠蛋白基因缺陷引起的血红蛋白合成障碍,使红细胞膜通透性和脆性发生改变,导致溶血性贫血等。

(五)信号转导机制

细胞通过细胞膜或胞内的受体感受细胞外信息分子的刺激,经过细胞内信号转导系统的转换传导达到调节其生物学功能的应答方式称为细胞信号转导。细胞信号转导的关键环节是特定的细胞释放信息物质到达相应的靶细胞,与靶细胞的特异性受体结合,激活靶细胞内的信使系统,引起靶细胞生物学效应表达。任何一个或多个环节的细胞信号转导障碍,均可以使调节信号转导的网络失衡,导致疾病的发生。常见的与细胞信号转导异常有关的疾病包括肿瘤、心血管系统疾病、糖尿病、某些神经精神性疾病等。

第四节 疾病的经过和转归

疾病的发生发展是一个过程,通常可将其分为以下四期。这四期在急性传染病中表现较明显,有些疾病的分期则不明显。

一、潜伏期

潜伏期是指从病因入侵到该病临床症状出现前的时期。潜伏期长短随病因的特异性、疾病的类型和机体本身的特征而不同。传染病的潜伏期比较明显,有一定的时间性。但有些疾病无潜伏期,如创伤、烧伤等。对疾病潜伏期长短的认识有助于临床诊断及早期隔离。

二、前驱期

前驱期是指从症状开始出现到发生典型症状前的时期。其主要表现为一些非特异性症状,如全身不适、食欲减退、头痛、乏力、发热等。及时发现处于此期的疾病有利于早期诊断和早期治疗。

三、临床症状明显期

临床症状明显期是指出现该病典型症状的时期。此期的特殊症状和体征是疾病诊断的重要依据。

四、转归期

疾病的结束过程称为疾病的转归或结局,疾病的转归可分为康复和死亡两种表现。

(一) 康复

康复分为完全康复和不完全康复两种类型。

1. 完全康复 是指致病因素的作用已停止或清除,疾病的损伤性变化完全消失,其结构得到修复,功能、代谢完全恢复正常,患者的症状和体征完全消退,机体重新恢复稳态,又称为痊愈。

2. 不完全康复 是指致病因素的作用基本得到控制,主要症状消失,机体的损伤性变化虽未完全恢复正常,但通过各种代偿机制可以维持相对正常的生命活动,并可能遗留下某些病理状态或后遗症。

(二) 死亡

死亡是指机体作为整体功能的永久停止,可以分为生理性死亡(衰老死亡或自然死亡)和病理性死亡。

1. 死亡的原因 病理性死亡的原因有:

(1)重要生命器官(如心、脑、肾、肺等)发生不可恢复性严重损伤。

(2)慢性消耗性疾病(如恶性肿瘤等)导致的全身极度衰竭。

(3)某些原因(如电击、溺水等)导致的急性呼吸、循环功能等衰竭。

2. 死亡过程 传统观念认为,死亡是一个渐进性过程,分以下三期:

(1)濒死期:指机体脑干以上的中枢神经处于深度抑制状态,各系统功能、代谢严重障碍,表现为意识模糊或丧失、血压下降、呼吸和循环功能进行性减弱等临床表现。

(2)临床死亡期:主要标志是心跳、呼吸停止,各种反射消失,瞳孔散大。此期一般持续 6 ～ 8 分钟,系指大脑血流完全停止后所能耐受缺氧的时间。在此期机体器官仍有微弱的代谢活动,经一系列急救措施有可能使患者复苏。

(3)生物学死亡期:是死亡过程的最后阶段。机体中枢神经系统及各器官的代谢活动相继停止,并不可逆。死者相继出现尸僵、尸斑和尸冷,最后尸体腐败、分解。

3. 脑死亡 是指全脑功能不可逆的永久性丧失。其主要判断标准是:

(1)自主呼吸停止,是脑死亡的首要指标。

(2)不可逆性深昏迷和对外界刺激无反应性。

(3)脑干神经反射消失(如瞳孔对光反射、角膜反射、吞咽反射等)。

(4)瞳孔散大或固定。

(5)脑电波消失。

(6)脑血管造影证实脑血液循环完全停止。

有些患者大脑皮质功能已不可逆,仅在人工呼吸和人工起搏的条件下处于皮质下生存状态,即植物状态。若医护条件好,植物状态的患者可"生存"相当长的时间。而脑死亡者整体已经死亡,不可能恢复意识,更不可能复活。所以,一旦确定为脑死亡,既意味着人的临床死亡,也意味着人的社会死亡。及时准确判断脑死亡,对于判定死亡时间、确定终止抢救的时间、签署器官捐献患者的器官摘取时间等都具有重要的临床意义和社会意义。

(张宏泉)

 复习思考题

1. 试述脑死亡的判定标准及其在死亡确定中的价值与应用前景。

2. 简述常见的致病因素。

3. 临床死亡期患者是否能抢救复苏?试述其理论基础。

第二章

细胞、组织的适应、损伤与修复

 学习要点

1. 重要概念：萎缩、肥大、增生、化生、变性、脂肪变、玻璃样变、坏死、坏疽、干酪样坏死、溃疡、瘘管、窦道、机化、再生、肉芽组织。

2. 萎缩的原因；变性的类型及病理变化；坏死的类型、病理变化及其结局；肉芽组织的结构和作用；创伤愈合的类型。

3. 肥大、增生、化生的类型；坏疽的类型；各种组织的再生能力；骨折愈合过程。

细胞的生命活动是在体内外环境的动态平衡中进行的。当体内外环境发生改变时，细胞和由其构成的组织、器官进行代谢、功能和结构调整而得以存活的过程称为适应。当细胞和组织受到不能耐受的有害因素刺激时，则可能引起损伤。细胞和组织损伤后，机体对所形成的缺损进行修补恢复的过程称为修复。

第一节　适　　应

一、萎缩

发育正常的实质细胞、组织和器官的体积缩小称为萎缩。通常因为萎缩的组织和器官的实质细胞体积缩小和（或）细胞数目减少所致。

（一）分类

萎缩分为生理性和病理性两类。生理性萎缩与年龄有关，如成年人胸腺萎缩、绝经后的性腺萎缩、老年人各器官的萎缩。病理性萎缩按其原因可分为以下类型。

1. 营养不良性萎缩　包括局部性和全身性。如脑动脉硬化时因慢性缺血引起的脑萎缩为局部性萎缩；长期饥饿或慢性消耗性疾病等，因蛋白质等摄入不足或消耗过多引起全身性萎缩。全身性萎缩首先发生于脂肪组织，之后依次为肌肉、脾、肝、肾、脑等。

2. 压迫性萎缩　如尿路梗阻时，因肾盂积水引起的肾实质受压而萎缩。

3. 失用性萎缩　因长期工作负荷下降和功能代谢低下所致的萎缩，如骨折固定后患侧的肢体长期不活动所致的骨骼肌萎缩等。

4. 去神经性萎缩 因运动神经元或轴突损伤引起的效应器萎缩,如脊髓灰质炎患者因脊髓前角运动神经元的损伤导致的肢体肌肉萎缩。

5. 内分泌性萎缩 为内分泌腺功能下降引起的靶器官萎缩,如垂体功能低下,导致肾上腺皮质萎缩。

此外,细胞老化和细胞凋亡也是细胞、组织和器官萎缩的常见原因。

（二）病理变化

肉眼观:萎缩的组织器官体积缩小、重量减轻;因胞质中脂褐素沉积而颜色变深;因间质增生而硬度增加。如心脏萎缩时,除上述表现外,还可见心壁变薄、心尖尖锐、冠状动脉迂曲呈蛇形弯曲。

光镜下:萎缩器官的实质细胞体积缩小和细胞数目减少。胞质内细胞器大量退化,自噬小体增多,可见大量未能被溶酶体酶降解、富含磷脂的残体(脂褐素)积聚。常见于心肌、肝细胞和神经节细胞。此外,萎缩器官的间质常增生,甚至造成器官和组织的体积增大,此时称为假性肥大(图2-1)。

图 2-1 心肌萎缩
左侧:正常心肌 右侧:萎缩心肌

（三）影响和结局

萎缩是可复性变化,原因消除后,萎缩的细胞可恢复正常。但持续性萎缩可导致细胞死亡。

二、肥大

细胞、组织和器官的体积增大称为肥大。肥大的组织、器官常伴有细胞数量的增多,即肥大常与增生并存。肥大可分为代偿性肥大与内分泌性肥大。

1. 代偿性肥大 指由器官和组织功能负荷增加引起的肥大。具有功能代偿作用,如高血压时引起的心肌病理性肥大、经锻炼的骨骼肌生理性肥大等。

2. 内分泌性肥大 指由内分泌激素引发效应器的肥大。如妊娠期的子宫平滑肌肥大、哺乳期的乳腺肥大等。

三、增生

由实质细胞数量增多所致的组织、器官体积增大称为增生。增生可分为生理性增生和病理性增生。常见的类型有:

1. 内分泌性增生 如雌激素过多时的子宫内膜过度增生、缺碘时可通过反馈机制障碍引起甲状腺滤泡上皮细胞增生等。

2. 代偿性增生 功能代偿也可引发增生,且常伴随代偿性肥大而出现,如低血钙引发的甲状旁腺增生。

3. 再生性增生 这是一类因组织损伤而进行的再生,属修复性损伤的一种反应性增生。如肝细胞、肾小管上皮细胞受损后的再生。

增生是细胞有丝分裂增加的结果,也与细胞凋亡受抑制有关,通常受增殖基因、凋亡基因、激素和生长因子的精细调控。增生与肥大的原因十分相似,故两者常相伴出现。

增生通常具有可复性,原因消除后可复原。但过度增生有可能演变为肿瘤。

四、化生

一种分化成熟的细胞类型因受刺激转化为另一种分化成熟细胞类型的过程称为化生。化生的细胞并非由原来的成熟细胞直接转变而来,而是由具有分裂增殖和多向分化能力的未分化细胞或干细胞横向分化的结果。化生常发生于同源细胞之间,即上皮细胞之间和间叶细胞之间。常见的化生类型有:

1. 鳞状上皮化生 常见于气管和支气管黏膜。如慢性支气管炎或支气管扩张时,支气管的假复层纤毛柱状上皮转变为鳞状上皮。鳞状上皮化生还可见于其他器官,如慢性胆囊炎及胆石症时胆囊黏膜上皮的鳞状化生;慢性子宫颈炎时宫颈黏膜上皮的鳞状化生等。

2. 肠上皮化生 慢性萎缩性胃炎时,部分胃黏膜上皮转变为肠型黏膜上皮。

3. 间叶组织的化生 间叶细胞有多向分化功能,如在压力作用下可转化为透明软骨;在骨化性肌炎时,肌肉组织内可形成骨。

化生对机体利害兼而有之。化生既是机体对内外环境改变的适应性变化,具有保护作用,又往往丧失了原有组织的结构和功能,有的甚至还可发展成为肿瘤。如胃黏膜的肠上皮化生也可发展为肠型胃腺癌;由被覆腺上皮的黏膜(例如肺内的支气管黏膜)的鳞状化生可成为鳞状细胞癌。

第二节 细胞和组织的损伤

一、损伤的原因

当机体内外环境改变超过组织和细胞的适应能力后,可引起受损细胞及其间质发生物质代谢、组织化学、超微结构乃至光镜和肉眼可见的异常变化,称为损伤,包括可逆性损伤和不可逆性损伤。引起细胞组织损伤的原因包括:缺氧、化学物质和药物、物理因素、生物因素、免疫反应、营养失衡、内分泌因素、遗传变异、衰老、社会 - 心理 -

精神因素及医源性因素等。

二、形态学变化

(一) 可逆性损伤

又称变性，是指细胞或间质受损后因代谢障碍而发生的一系列形态学改变。表现为细胞内或间质中出现异常物质或原有物质含量显著增加，常伴功能下降。

1. 细胞水肿　又称水样变性，是细胞轻度损伤后最常见的早期病变，好发于富含线粒体的心、肝、肾等器官实质细胞的胞质。

原因：缺血、缺氧、感染、中毒等导致细胞的能量供应不足，细胞膜上的钠泵功能障碍；或引起细胞膜直接受损，使细胞内钠、水增多。

病理变化：肉眼观，发生细胞水肿的组织器官颜色变淡、混浊而无光泽，器官体积增大，重量增加等。光镜下，弥漫性细胞肿胀，胞质淡染、清亮，轻者胞质内出现红染颗粒状物(为肿胀的线粒体和内质网)。进一步发展，则细胞肿大更加明显，细胞质高度疏松淡染呈空泡状，称为胞浆疏松化；极重者，细胞肿大呈球形，称为气球样变(见书后彩色插图 1)。

结局：病因去除后水肿的细胞可恢复正常；如细胞水肿原因持续存在，病变细胞内可出现脂肪沉积，严重的细胞水肿可发展为坏死。

2. 脂肪变　非脂肪细胞的细胞质内甘油三酯(中性脂肪)的异常蓄积或显著增多称为脂肪变。多发生于肝细胞、心肌细胞和肾小管上皮细胞。

原因：缺氧、感染、中毒和营养障碍等因素均可导致脂肪变。

病理变化：肉眼观，病变肝组织颜色淡黄、体积增大、边缘变钝、质软，切面有油腻感。光镜下，肝细胞内可见大小不等的脂肪空泡(因脂肪被有机溶剂溶解)。于冷冻切片中用苏丹Ⅲ染色显示脂肪为橘红色的圆形小滴。重度脂肪变的肝细胞，其胞核被蓄积融合的脂肪压向一侧，形似脂肪细胞(见书后彩色插图 2)。

结局：轻度脂肪变是可复性损伤，病因消除后即可恢复。显著弥漫性肝脂肪变称"脂肪肝"，肝细胞可发生坏死，并可继发肝硬化。

知识链接

脂肪肝

脂肪肝是指由于各种病因引起的肝细胞脂肪变和脂肪储积。正常肝脏含脂量 2% ~ 4%。当肝细胞内脂质蓄积超过肝湿重的 5%，或组织学上见肝组织的 1/3 以上肝细胞脂肪变时，称为脂肪肝。脂肪肝的发生多因长期饮酒或酗酒、肥胖、糖尿病、高脂血症、药物、短期内体重迅速下降和病毒性肝炎导致。

当心肌发生脂肪变时，肉眼观病变心肌处呈黄色条纹，与暗红色心肌相间排列，形成类似虎皮样的斑纹，又称为"虎斑心"。

3. 玻璃样变　泛指纤维结缔组织、血管壁或细胞内在 HE 染色中呈现均质、红染、无结构、半透明的蛋白质蓄积，称玻璃样变或透明变。常见的玻璃样变有三种。

结缔组织玻璃样变：常见于瘢痕组织、动脉粥样硬化斑块和纤维化的肾小球等处。肉眼观:灰白色、半透明、质坚韧、缺乏弹性(见书后彩色插图3)。光镜下:纤维细胞明显减少、胶原纤维增粗,融合成梁状、带状或片状均质的玻璃样物质。

血管壁玻璃样变:常见于缓进型高血压和糖尿病时的肾、脑、脾及视网膜等器官的细动脉壁。由于细动脉持续性痉挛,使内膜通透性增加,血浆蛋白渗入内膜并沉积于管壁,加之内膜下的基膜样物质增生,这些病变使细动脉壁增厚、变硬、管腔狭窄甚至闭塞,又称细动脉硬化。

细胞内玻璃样变:蓄积于细胞质内的异常蛋白质形成均质、红染的圆形小体。常见于肾小管上皮细胞的玻璃样小滴变性(蛋白尿时由原尿中重吸收的蛋白质)、酒精性肝病时肝细胞质中的 Mallory 小体等。

4. 淀粉样变 细胞间质内,特别是小血管基膜出现淀粉样蛋白质和黏多糖复合物蓄积,因具有淀粉染色特征而得名。HE 染色其镜下特点为淡红色均质状物,并显示淀粉样呈色反应。刚果红染色为橘红色,遇碘则为棕褐色,再加稀硫酸便呈蓝色。

淀粉样蛋白成分来自于免疫球蛋白轻链、肽类激素、降钙素前体蛋白和血清淀粉样 A 蛋白等。淀粉样蛋白的新生多肽链由核糖体组成,可被排列为 α 链或者 β 链。因机体不含消化大分子的 β- 折叠结构的酶,故 β- 淀粉样蛋白及其前体物质易积存在组织之中。

局部性淀粉样变主要发生于皮肤、结膜、舌、喉和肺等处,也可见于阿尔茨海默病的脑组织及霍奇金病、多发性骨髓瘤、甲状腺髓样癌等肿瘤的间质内。全身性淀粉样变可分为原发性和继发性两类,前者主要累及肝、肾、脾和心等多个器官;后者主要见于老年人和结核病等慢性炎症及某些肿瘤的间质中。

5. 黏液样变 细胞间质内黏多糖(葡萄糖聚糖、透明质酸等)和蛋白质的蓄积,称为黏液样变,常见于间叶组织肿瘤、动脉粥样硬化斑块、风湿病灶、营养不良的骨髓和脂肪组织等。光镜下:疏松的间质内,有多突起的星芒状纤维细胞,散在于灰蓝色黏液基质中。甲状腺功能低下时,透明质酸酶活性减弱,使含有透明质酸的黏液样物质及水分在皮肤及皮下的间质中蓄积,形成黏液性水肿。

6. 病理性色素沉着 正常人体内有含铁血黄素、脂褐素、黑色素及胆红素等多种内源性色素;炭尘、煤尘和文身色素等外源性色素有时也会进入体内。病理情况下,上述某些色素会增多并聚于细胞内外,称为病理性色素沉着。

7. 病理性钙化 在骨和牙齿之外的组织中有固态钙盐沉积称病理性钙化。钙化处为白色坚硬物,可刺激周围纤维组织增生将其包裹。X 线检查显示为不透光的高密度阴影。HE 染色切片,钙盐显示为蓝色颗粒状或片状。

(二) 不可逆性损伤——细胞死亡

当细胞因受严重损伤而累及胞核时,呈现代谢停止、结构破坏和功能丧失等不可逆性变化称细胞死亡。分坏死和凋亡两种类型。

1. 坏死 活体内局部组织、细胞的死亡称为坏死。坏死的细胞代谢停止、功能丧失,逐渐出现一系列形态学改变。细胞坏死可因强烈的病因作用迅即发生,也可由变性逐渐发展而来。

基本病变:细胞死亡几小时至十几小时后才能在光镜下见到形态改变。其主要的形态标志是细胞核的改变:①核固缩:核缩小、染色质浓缩呈深蓝染色,提示 DNA 停止转录;②核碎裂:核膜破裂,染色质崩解成致密蓝染的碎屑,散在胞质中;③核溶解:染色质中的 DNA 和核蛋白被 DNA 酶和蛋白酶分解,核淡染,最后消失(图 2-2)。

图 2-2　细胞坏死时细胞核的变化(模式图)

此时胞质红染、胞膜破裂、坏死细胞进而解体消失;间质内胶原纤维肿胀、崩解,与基质共同液化。最后坏死组织呈现一片模糊的、无结构的、红染的物质。

(1)坏死的类型:坏死分为凝固性坏死、液化性坏死和特殊类型的坏死。

1)凝固性坏死:蛋白质变性凝固且溶酶体酶水解作用减弱时,坏死区呈灰黄、干燥、固体状态,称为凝固性坏死。多见于心肌、肝、脾、肾等实质器官。坏死区与健康组织间有明显的分界,镜下特点为细胞微细结构消失,而组织结构轮廓可较长时间保存,坏死区周围形成充血、出血和炎症反应带。

2)液化性坏死:指坏死组织因酶性分解而变为液态。液化性坏死主要发生于含可凝固的蛋白少和含脂质多(如脑)、含蛋白酶多(如胰腺)的组织。化脓性炎症时,坏死灶内含大量中性粒细胞,可释放出水解酶将坏死组织溶解液化。脑和脊髓因含蛋白少,含水分和脂质多,坏死后发生溶解液化,又称脑软化。化脓、脂肪坏死、由细胞水肿而来的溶解坏死都属于液化性坏死。脂肪坏死分为创伤性和酶解性两类。前者好发于皮下脂肪组织,严重的钝挫伤可使大量脂肪细胞破裂,脂肪外溢,并常形成肿块。酶解脂肪坏死常见于急性胰腺炎,与胰脂酶外溢消化胰腺周围组织有关。

3)特殊类型的坏死

干酪样坏死:是凝固性坏死的特殊类型,为结核病的特征性病变。肉眼观:坏死组织呈白色或微黄,细腻,状如奶酪,故名干酪样坏死。光镜下:原有结构的轮廓消失,呈无结构颗粒状红染物质。

坏疽:是指较大范围的组织坏死并继发腐败菌感染而产生的特殊形态改变。由于坏疽处细菌分解坏死组织而产生的硫化氢与红细胞破坏后游离出来的铁离子结合产生硫化铁,常使坏疽组织变成黑色。坏疽分为干性坏疽、湿性坏疽和气性坏疽三种:①干性坏疽:多见于动脉阻塞,静脉仍通畅(如动脉粥样硬化、血栓闭塞性脉管炎和冻伤等),腐败菌感染较轻的肢体末端,由于水分易蒸发,故病变部位干枯皱缩,呈黑褐色,与周围正常组织有明显分界线,全身中毒症状轻。②湿性坏疽:多见于与外界相通的内脏器官(如子宫、肺、肠管等),也可见于有淤血、水肿的四肢。由于坏死组织含水较多,因此腐败菌感染严重,使坏疽组织明显肿胀,呈深蓝、暗绿或污黑色,与周围正常组织分界不清,有恶臭,且可引起严重的全身中毒症状。③气性坏疽:常继发于深在的开放性创伤(特别是战伤),合并厌氧菌(如产气荚膜杆菌等)感染时。由于细菌分解坏死组织产生大量气体,使坏疽组织呈蜂窝状,按之有捻发音,可伴有奇臭。气性坏疽也属于湿性坏疽,往往发展迅速,毒素吸收多,后果严重。

纤维素样坏死:旧称纤维素样变性,是结缔组织和小血管壁常见的坏死形式。病变部位形成细丝状、颗粒状或小条块状无结构物质,由于其与纤维素染色相似,故名。常见于结缔组织疾病(如风湿病)、急进型高血压的细动脉、胃溃疡底部动脉等。其发生机制与抗原-抗体复合物引发的胶原纤维肿胀、崩解,结缔组织中免疫球蛋白沉积,或血液中渗出的纤维蛋白原转变为纤维蛋白、变性有关。

(2)坏死的结局

1)溶解吸收:坏死组织在蛋白水解酶的作用下溶解,并由淋巴管、血管吸收,或被巨噬细胞吞噬清除。小范围坏死可被完全吸收、清除;较大范围坏死灶液化后可形成囊腔。

2)分离排出:坏死灶较大难以完全溶解吸收时,由于周围的炎症反应,仅在坏死灶边缘发生溶解吸收,使坏死组织与健康组织分离。皮肤黏膜的坏死组织被分离,可形成组织缺损,浅表者称为糜烂,较深者称为溃疡;有自然管道与外界相通的内脏器官(如肾、肺等),其坏死组织可经自然管道排出后,局部残留的腔,称为空洞;组织坏死后形成的开口于皮肤黏膜表面的深在性盲管称窦道;连接两个或两个以上内脏器官或从器官通向体表的具有两个或两个以上开口的病理性管道,称为瘘管。

3)机化:由新生的肉芽组织吸收、取代坏死组织的过程称机化。最终形成瘢痕组织。

4)包裹、钙化:坏死灶较大,如不能完全机化,则由周围增生的纤维组织将其包裹。坏死组织、异物等如不能溶解吸收,可继发营养不良性钙化。

2. 凋亡 凋亡是活体内单个细胞或小团细胞的死亡。是由有关基因调控、自身启动的程序性死亡过程。它出现在许多生理和病理过程中,与胚胎发生发展、个体形成、器官的细胞平衡稳定等密切相关,并在肿瘤、自身免疫性疾病、病毒性疾病等的发生上具有重要意义,并非仅仅是细胞损伤的产物。

凋亡细胞最初的形态改变为胞膜皱缩、胞质致密、细胞器密集、染色质边集、进而胞核裂解,与胞质及细胞器等共同形成许多凋亡小体,因强嗜酸性又称嗜酸性小体。如病毒性肝炎中所见的嗜酸性小体。在整个凋亡过程中,凋亡细胞的质膜不破裂、不引发死亡细胞的自溶,也不引起炎症反应。最终,凋亡小体可被局部巨噬细胞和邻近的其他细胞(如上皮细胞)吞噬降解。

第三节 损伤的修复

机体对由损伤所形成的缺损进行修补恢复的过程称为修复。修复过程可概括为两种不同的形式,即再生和纤维性修复。多数情况下,由于多种组织同时发生损伤,故上述两种修复过程常同时存在。在组织损伤和修复过程中,常有炎症反应出现。

一、再生

由损伤周围的同种细胞分裂增殖来完成修复的过程称再生。再生分为生理性再生和病理性再生。生理性再生是指在生理过程中,机体常有某些细胞衰老死亡,又被同类细胞再生、补充。如血细胞定期衰老死亡而需不断再生、补充;表皮的基底细胞不断增生分化以补充不断角化脱落的表层细胞;子宫内膜周期性脱落后又被新生内膜代替等。生理性再生始终保持着原有的结构和功能。

本节仅介绍病理状态下细胞、组织缺损后发生的再生,即病理性再生。

(一) 各种组织的再生能力

通常低等动物比高等动物再生能力强,幼稚组织比高分化组织再生能力强,易受损、常更新的组织再生能力强。按再生能力强弱,可将人体细胞分为三类。

1. 不稳定细胞　这类细胞总在不断地增生以代替衰亡或被破坏的细胞,如表皮细胞、黏膜的被覆上皮细胞、淋巴及造血细胞、间皮细胞等。这些细胞具有强大的再生能力。干细胞的存在是这类组织不断更新的必要条件,干细胞在每次分裂后,子代之一继续保持干细胞的特性,另一子代则分化为相应的成熟细胞,表皮的基底细胞和胃肠道黏膜的隐窝细胞为典型的成体干细胞。

2. 稳定细胞　这类细胞在正常情况下不表现出再生能力。见于各种腺体或腺样器官的实质细胞(如肝、胰、内分泌腺、汗腺、皮脂腺等)、肾小管上皮细胞、成纤维细胞、血管内皮细胞、骨膜细胞、结缔组织中的原始间叶细胞等。后者还有很强的分化能力,可向许多特异的间叶细胞分化,如分化为骨细胞、软骨细胞、脂肪细胞、成纤维细胞等。平滑肌细胞亦属于稳定细胞,但再生能力弱。

3. 永久性细胞　这类细胞有神经细胞、骨骼肌细胞以及心肌细胞。中枢神经细胞和神经节细胞均不能再生,受损后由神经胶质瘢痕补充。但这不包括神经纤维,在神经细胞存活的前提下,受损的神经纤维有活跃的再生能力。心肌、横纹肌再生能力很微弱,受损后基本通过瘢痕修复。

(二) 各种组织的再生过程

1. 上皮组织的再生　①鳞状上皮缺损时,由创缘或基底部的基底层细胞分裂增生,向缺损中心迁移,先形成单层上皮,以后增生分化为鳞状上皮。黏膜如胃肠黏膜的上皮修复亦如此,新生的上皮细胞由扁平变为立方,最后形成柱状上皮。②腺上皮再生情况依损伤的状态而异。如腺体的基膜未被破坏,可由残存细胞分裂补充而完全再生。如腺体结构被完全破坏,则难以完全再生。

2. 纤维组织的再生　损伤后局部静态的纤维细胞或未分化的间叶细胞分化为成纤维细胞,后者再进行分裂增生。成纤维细胞胞质中含有大量粗面内质网和核蛋白体,有很强的合成前胶原蛋白的能力。当成纤维细胞停止分裂后,开始合成并分泌前胶原蛋白,在细胞周围形成胶原纤维,细胞逐渐成熟,变成长梭形,胞质越来越少,核越来越深,成为纤维细胞。

3. 血管的再生　①毛细血管再生:称血管形成,由内皮细胞分裂增生形成突起的幼芽,在血流的冲击下出现管腔,形成毛细血管,进而彼此吻合构成毛细血管网。根据功能需要,部分毛细血管关闭、消失;部分管壁逐渐增厚改建为小动脉或小静脉。②大血管修复:大血管断裂后需手术吻合,吻合处两端内皮细胞分裂增生覆盖断裂处,肌层由结缔组织增生予以连接。

4. 神经组织的再生　神经细胞破坏后不能再生,由神经胶质细胞及其纤维修补,形成胶质瘢痕。外周神经纤维断离时,如果与其相连的神经细胞存活,可完全再生。首先断处远端的神经纤维髓鞘及轴突崩解吸收,断处近端发生同样变化。然后两端神经膜细胞增生,将断端连接并产生磷脂,形成髓鞘,神经细胞轴突向远端髓鞘生长至末梢。此过程需数月以上才能完成。若断端相隔太远或断端间有血块及瘢痕相隔,或因截肢失去远端,再生的轴突与增生结缔组织混杂成团,称为创伤性神经瘤,可引起顽固性疼痛(图 2-3)。

图 2-3 神经纤维再生(模式图)

二、纤维性修复

纤维性修复是指由肉芽组织清除坏死组织、异物,填补缺损后转化为以胶原纤维为主的瘢痕组织的过程,又叫瘢痕性修复。常发生在伴有坏死的炎症中,并作为慢性炎症的特征。

(一)肉芽组织

由新生的毛细血管以及增生的成纤维细胞构成的幼稚的结缔组织称为肉芽组织。肉眼观:表现为鲜红色、颗粒状、柔软湿润、触之易出血、无痛觉,形似鲜嫩的肉芽,故而称之为肉芽组织。

1. 肉芽组织的结构 光镜下可见大量新生毛细血管向着创面垂直生长,其周围有许多新生的成纤维细胞,此外常有大量渗出液及巨噬细胞、中性粒细胞和淋巴细胞浸润。巨噬细胞及中性粒细胞能吞噬细菌及组织碎片,这些细胞可释出各种水解酶分解坏死组织及纤维蛋白。

肉芽组织中一些成纤维细胞的胞质中含有肌细丝,故还有平滑肌收缩功能,被称为肌成纤维细胞。成纤维细胞早期产生基质较多,以后则胶原越来越多。肉芽组织早期无神经纤维,故无痛觉(图 2-4)。

图 2-4　肉芽组织（模式图）
1.新生毛细血管　2.中性粒细胞　3.巨噬细胞　4.成纤维细胞
5.淋巴细胞　6.胶原纤维　7.纤维细胞

2. 肉芽组织的作用及结局　肉芽组织的作用有：①抗感染保护创面；②填补伤口及其他组织缺损；③机化或包裹坏死组织、血栓、炎性渗出物及其他异物。

肉芽组织的结局：肉芽组织在损伤 2 ～ 3 天内即可出现，自下而上或自周围向中心生长并填补伤口或机化异物。1 ～ 2 周时，肉芽组织按其生长的先后顺序，逐渐成熟。其主要形态标志为：间质水分逐渐吸收减少；炎性细胞减少并逐渐消失；毛细血管减少或改建；成纤维细胞转化为成熟的纤维细胞并产生大量的胶原纤维，最后形成瘢痕组织。

（二）瘢痕组织

瘢痕组织是指肉芽组织经改建成熟、老化所形成的纤维结缔组织。

肉眼观：颜色苍白或灰白、半透明、质地坚韧、缺乏弹性。光镜下：主要由均质红染（玻璃样变）的胶原纤维束组成，纤维细胞及血管少。瘢痕组织对机体的影响概括为两个方面：

1. 对机体有利方面　①填补伤口或缺损，保持组织的完整性；②大量的胶原纤维使瘢痕组织比肉芽组织的抗拉力强，保持了组织、器官的坚固性。

2. 对机体不利方面　①瘢痕收缩：可致关节挛缩、功能受限；在腔室器官可引起管腔狭窄，如胃溃疡瘢痕收缩可致幽门梗阻。②瘢痕性粘连：多见于器官之间或器官与体腔壁之间发生的纤维性粘连，常不同程度地影响其功能。③瘢痕组织过度增生，可引起广泛的纤维化、玻璃样变性，导致组织器官硬化。④瘢痕疙瘩（蟹足肿）：瘢痕组织过度增生并突出于皮肤表面所致。⑤瘢痕膨出：瘢痕组织胶原形成不足，抗拉力强度降低以及内压增加,可使愈合口向外膨出。在腹壁可形成腹壁疝,在心壁可形成室壁瘤。

第四节　创伤愈合

因外力的作用使组织连续性中断或出现缺损后,由再生和纤维性修复的协同作用而产生的愈合过程称创伤愈合。

一、皮肤软组织的创伤愈合

(一) 愈合的基本过程

1. 伤口早期变化　伤口局部有不同程度的组织坏死和血管断裂出血,数小时内便出现炎症反应,局部红肿。伤口中的血液和渗出液中的纤维蛋白原很快凝固成纤维素凝块,干燥后形成痂皮,有保护伤口的作用。

2. 伤口收缩　2 ~ 3 日后,炎症消退,创缘的整层皮肤及皮下组织向中央移动,伤口缩小。伤口收缩与伤口边缘新生的肌成纤维细胞的牵拉作用有关。

3. 肉芽组织增生和瘢痕形成　约第 3 天开始,伤口底部及边缘长出肉芽组织填平伤口。第 5 ~ 6 天起成纤维细胞产生胶原纤维,随着胶原纤维越来越多,出现瘢痕形成过程,在伤后一个月左右,瘢痕完全形成。

4. 表皮及其他组织再生　创伤发生 24 小时内,伤口边缘的基底细胞分裂增生,逐渐覆盖创面。健康的肉芽组织对表皮的再生十分重要,因为它可提供上皮再生所需的营养及生长因子。肉芽组织生长延缓、肉芽组织生长过度以及伤口过大(直径超过 20cm),则再生表皮很难将伤口完全覆盖,往往需要植皮。

皮肤附属器(毛囊、汗腺、皮脂腺等)如完全被破坏则不能完全再生,形成瘢痕修复。肌腱断裂后,初期也是瘢痕修复,但随着功能锻炼而不断改建,胶原纤维可按原来肌腱纤维方向排列,达到完全再生。

(二) 愈合的常见类型

根据损伤程度及有无感染,创伤愈合可分为三种类型。

1. 一期愈合　见于组织缺损少、创缘整齐、无感染、缝合严密的伤口(如手术切口)。这种伤口中只有少量血凝块,炎症反应轻,愈合时间短,形成瘢痕少(图 2-5)。

图 2-5　创伤一期愈合(模式图)

2. 二期愈合　见于组织缺损较大、创缘不整、无法整齐对合或伴有感染的伤口。这种伤口愈合时间长,形成瘢痕多,常影响组织和器官的外形及功能(图 2-6)。

图 2-6　创伤二期愈合（模式图）

3. 痂下愈合　见于表皮擦伤。伤口内的渗出物、血液和坏死组织凝固干燥后形成硬痂,覆盖伤口,愈合过程在痂下进行,上皮再生完成后,硬痂脱落。其愈合时间较无硬痂者长,一般不形成瘢痕。

二、骨折愈合

骨的再生能力很强,其愈合过程分为以下几个阶段:

1. 血肿形成　骨折后,其断端及周围出血,常形成血肿,数小时内血肿的血液凝固,并出现轻度的炎症反应。

2. 纤维性骨痂形成　骨折后 2～3 天,血肿开始由肉芽组织取代机化,继而发生纤维化形成纤维性骨痂(临时性骨痂)。骨折局部呈梭形肿胀,约 1 周时间,上述增生的肉芽组织及纤维组织进一步分化成透明软骨。

3. 骨性骨痂形成　上述纤维性骨痂逐渐分化出骨母细胞,形成骨样骨痂;出现钙盐沉积,转变为骨性骨痂。软骨组织也经软骨内化骨过程演变为骨性骨痂。

4. 骨痂改建　骨性骨痂还需进一步改建成板层骨,并重新恢复骨皮质和骨髓腔的正常结构,才能实现功能要求。改建是在破骨细胞的骨质吸收及骨母细胞新骨质形成的协调作用下完成的。

三、影响创伤愈合的因素

影响创伤愈合的主要因素是损伤的程度与组织再生能力,也与机体的全身与局部因素有密切关系。

(一)全身因素

1. 年龄　青少年的组织再生能力强,愈合快。老年人的组织再生能力低,血管硬化,血液供应减少,愈合慢。

2. 营养　严重的蛋白质缺乏可致肉芽组织及胶原形成不足,愈合延缓;维生素 C 缺乏时影响胶原的形成和创伤愈合;微量元素锌的缺乏也会影响创伤的愈合。钙、磷在骨折愈合中起重要作用,二者缺乏使骨折愈合障碍。

3. 药物　肾上腺皮质激素和促肾上腺皮质激素均可抑制炎症反应而不利于清除伤口感染。同时两者还可抑制肉芽组织生长和胶原的合成、加速胶原的分解,从而对伤口愈合不利。青霉胺和抗癌药中的细胞毒药物也可延缓愈合。

4. 疾病的影响　许多全身性疾病(如糖尿病、心力衰竭、尿毒症、肝硬化、免疫缺陷病等)均影响再生与修复的过程,从而影响伤口的愈合。

(二)局部因素

1. 感染与异物　局部感染会严重妨碍再生修复。许多细菌产生毒素和酶,能引起组织坏死、基质或胶原溶解、加重组织损伤。同时,伤口感染引起的多量渗出物增加了局部伤口的张力,常使正在愈合的伤口或已缝合的伤口裂开,或者导致感染扩散加重损伤。此外伤口中有坏死组织及异物也妨碍愈合并容易引起感染,故应行清创术(清除坏死组织和异物),以促进愈合、缩小创面。

2. 局部血液循环 局部血液循环不但保证组织再生所需的氧和营养,而且对坏死组织的吸收和控制局部感染也起重要作用。因此,良好的局部血液循环,有利于促进愈合。局部血液循环不良时,伤口愈合延缓。

3. 神经支配 完整的神经支配对组织再生有一定的作用。如麻风引起的溃疡不易愈合,是因为神经受累致使局部神经性营养不良之故。自主神经的损伤,影响局部血管的舒缩功能使局部血液供应发生变化,对再生不利。

4. 电离辐射 能破坏细胞、损伤小血管、抑制组织再生,因此影响创伤的愈合,但也能阻止瘢痕过度生长。

骨折愈合时,除了上述影响因素外,还与能否及时而正确的复位、牢固的固定、全身与局部功能锻炼等密切相关。此外,如损伤过重(粉碎性骨折)、骨膜撕裂过多、骨断端间有异物嵌入等均可影响骨折愈合。

(熊美燕)

复习思考题

1. 试述脂肪变、坏死的病理表现。
2. 简述肉芽组织的形态结构、作用和结局。
3. 比较凝固性坏死与液化性坏死的区别。
4. 三种坏疽的鉴别。

第三章

局部血液循环障碍

 学习要点

1. 重要概念：充血、淤血、血栓形成、栓塞、梗死、心力衰竭细胞。
2. 动脉性充血、常见器官淤血的病理变化；血栓形成的过程和形态；淤血的结局。
3. 栓塞、梗死的类型以及贫血性梗死的病理表现。

正常血液循环是保持机体内环境稳定和器官、组织、细胞的代谢和功能活动正常运行的基本条件。如果血液循环发生障碍，将会引起相应组织器官的代谢障碍、功能失调和形态改变。

血液循环障碍可分为全身血液循环障碍和局部血液循环障碍两类，两者既有区别又相互影响。全身血液循环障碍是整个心血管系统功能失调的结果，常见于心力衰竭、休克等疾病。局部血液循环障碍是某个器官或局部组织的循环异常。

本章主要叙述局部血液循环障碍，包括局部充血、出血、血栓形成、栓塞和梗死。

第一节 充 血

局部器官或组织的血管内血液含量增多，血管扩张，称为充血。可分为动脉性充血和静脉性充血两类。

一、动脉性充血

凡由于动脉输入到局部器官或组织血管内的血液含量增多，称为动脉性充血，又称为主动性充血，简称"充血"。

（一）原因

任何能引起细小动脉扩张的原因，都可导致局部组织或器官发生动脉性充血。生理情况下也可出现动脉性充血，如妊娠时的子宫充血、进食后的胃肠道充血、情绪激动时颜面部的充血以及运动后的骨骼肌充血等，称为生理性充血。

病理性充血常见的原因有：

1. 炎症性充血 炎症早期由于致炎因子的刺激和炎症介质的作用，导致血管舒

25

张神经兴奋性升高,引起局部细动脉扩张所导致的充血。

2. 侧支性充血　当某一动脉阻塞而引起局部组织缺血时,缺血组织周围的吻合支动脉扩张充血。这种充血可改善局部血液供应,具有一定的代偿作用。

3. 减压后充血　局部组织器官的动脉长期受压,当压力迅速解除时,受压组织的小动脉可反射性扩张充血,称为减压后充血。如快速大量抽取腹腔积水或摘除腹腔的巨大肿瘤后,可致腹腔器官发生减压后充血而引起脑缺血,严重时可导致晕厥。

（二）病理变化

肉眼观:充血的组织器官体积增大,重量增加,颜色鲜红。局部动脉血含量增加,代谢加强,使温度略升高。充血的组织、器官功能活动有所增强。光镜下:可见发生动脉性充血的组织器官内的细小动脉和毛细血管扩张,含血量增加。

（三）结局

动脉性充血多数情况下对机体有利,可以使局部氧及营养物质增加,促进代谢,使局部组织器官功能活动增强。但过度充血可造成头痛、头晕,严重的充血可引起已有病变的血管破裂,造成出血。

二、静脉性充血

由于静脉回流受阻,血液淤积在小静脉及毛细血管内,局部组织器官内静脉血液含量增多,称为静脉性充血,又称为被动性充血,简称淤血。

（一）原因

1. 静脉受压　压迫可使静脉管腔狭窄或闭塞,血液回流受阻而发生组织器官淤血。如绷带包扎过紧引起肢体淤血;妊娠后期子宫压迫髂静脉导致的下肢淤血;肠扭转、肠套叠时肠系膜静脉受压发生的肠淤血等。

2. 静脉管腔阻塞　如静脉内血栓形成、栓塞、静脉内膜炎性增厚等引起的静脉管腔狭窄或闭塞。

3. 心力衰竭　心力衰竭时,心排出量减少,静脉回流受阻而发生淤血。左心衰竭时,肺静脉血液回流受阻而发生肺淤血;右心衰竭时,体循环血液回流受阻发生体循环淤血;全心衰竭时,可发生全身淤血。

（二）病理变化

肉眼观:淤血的组织器官体积增大,重量增加,包膜紧张,质地变实。淤血的组织器官内代谢低下,产热减少,故局部温度降低。淤血的组织血管内还原血红蛋白增多,故局部颜色紫红或暗红色,在皮肤黏膜处则呈青紫色,称为"发绀"。

光镜下:组织内细小静脉及毛细血管扩张,充满血液,周围组织可伴有水肿。

（三）影响及结局

淤血的后果主要取决于淤血发生的部位、持续时间、程度以及侧支循环建立的情况。如果淤血持续存在,则可引发下列变化:

1. 淤血性水肿　淤血时局部毛细血管流体静压升高,毛细血管壁通透性增高,血液中水、盐和少量蛋白质漏出。漏出液可积聚于组织或体腔内,形成淤血性水肿。

2. 淤血性出血　严重淤血时,毛细血管壁损伤加重,血液中的红细胞可随之漏出,形成淤血性出血。

3. 淤血性硬化　长期淤血时,因组织长期缺氧及细胞崩解产物的刺激,使局部纤维结缔组织增生,间质网状纤维胶原化,致使病变组织器官质地变硬,称为淤血性硬化。

4. 实质细胞萎缩、变性、坏死　由于长期的缺血缺氧,局部组织细胞因代谢障碍和代谢产物堆积而发生不同程度的萎缩、变性,严重者可引起坏死。

（四）重要器官的淤血

1. 慢性肝淤血　主要由右心衰竭引起。

（1）肉眼观:病变肝脏体积增大,重量增加,颜色暗红,包膜紧张,质地较实。切面可见暗红色淤血区和黄色脂肪变区相互交错,呈红黄相间的花纹状结构,类似槟榔切面,故又称为"槟榔肝"。

（2）光镜下:肝小叶中央静脉及其周围的肝窦扩张、淤血;小叶中央区肝细胞因受压和缺氧而发生萎缩、变性、坏死,甚则消失;小叶周边区肝细胞因缺血缺氧可发生脂肪变。长期慢性肝淤血时,肝小叶中央区肝细胞广泛萎缩、变性或坏死消失,导致网状纤维网架塌陷而胶原化,同时汇管区纤维结缔组织增生,致使肝脏质地变硬,形成"淤血性肝硬化"。

2. 慢性肺淤血　多由左心衰竭引起。

（1）肉眼观:肺体积稍大,重量增加,颜色暗红,质地变实,切开时切面可流出血性或淡红色泡沫状液体。

（2）光镜下:肺泡壁毛细血管高度扩张充血;肺泡腔内可见有漏出的淡红色水肿液,内含少量漏出的红细胞及巨噬细胞;巨噬细胞在吞噬红细胞后,将血红蛋白分解转化为棕黄色含铁血黄素颗粒,这种含有含铁血黄素的巨噬细胞称为"心力衰竭细胞"（见书后彩色插图4）。长期肺淤血时,肺间质纤维结缔组织增生和网状纤维胶原化,使肺组织质地变硬。含铁血黄素的大量沉积,使肺颜色呈棕褐色,称"肺褐色硬化"。

第二节　出　血

血液自心脏或血管腔流出到体外、体腔或组织间隙,称为出血。如果血液流出至体表外称为外出血,血液流出到组织间隙或体腔内时,称为内出血。

一、原因和类型

（一）破裂性出血

是由于心脏或血管破裂引起的出血。常见的原因有创伤、炎症引起的血管壁损伤、恶性肿瘤、溃疡病、结核病对血管壁的侵蚀破坏以及心血管壁本身的病变,如室壁瘤、主动脉瘤等。

（二）漏出性出血

由于毛细血管通透性升高,血液通过扩大的毛细血管内皮细胞间隙和损伤的血管基膜漏出到血管外,称为漏出性出血。常见原因包括缺氧、感染、中毒、维生素 C 缺乏等引起的毛细血管内皮细胞及血管壁损害。血小板减少或血小板功能障碍以及凝血因子缺乏等导致的血液凝固障碍,导致出血倾向。

二、病理变化

新鲜的出血呈红色或暗红色,以后随红细胞降解形成含铁血黄素而呈现棕黄色。内出血时,如血液蓄积于体腔内,称为体腔积血;血液进入组织间隙,形成局限性血液蓄积,称血肿;外出血时,皮肤、黏膜的点状出血,称为瘀点;直径 1～2cm 以上较大的出血斑点,称为瘀斑;全身密集点状出血,呈弥漫性紫红色,称为紫癜。此外,还有咯血、呕血、尿血、便血、衄血、血崩等病理表现。

 知识链接

呕血与便血

呕血见于上消化道出血,出血颜色与血液在胃内停留时间有关,时间久的出血呈暗红色或咖啡色,时间短的出血多为鲜红色。便血颜色可呈鲜红、暗红或黑色。鲜红色便血为结肠、直肠或肛门周围出血,黑便出血部位来自上消化道,外观黑亮,形似柏油,故又称之为柏油样便。幽门以上的部位出血既有呕血又出现黑便,而幽门以下的部位出血多无呕血。因此,黑便的病人不一定有呕血,而呕血的病人多数伴有黑便。

三、后果

出血对机体的影响程度与出血的部位、出血的速度以及出血的量等因素有关。漏出性出血较缓慢,出血量相对较少。小量持续性的或反复的出血,如溃疡病、钩虫病等,可引起缺铁性贫血。大血管破裂性出血短时间内出血量达循环血量的20%～25%时,即可引起失血性休克。发生于重要器官的出血,如心脏破裂出血、脑出血等,即使出血量不多,也可引起严重后果(见书后彩色插图5)。

第三节　血栓形成

活体心脏或血管腔内血液或血液中某些成分发生凝固,形成固体质块的过程称为血栓形成。所形成的固体质块称为血栓。

正常血液中存在相互拮抗的两个系统,即凝血系统和抗凝血系统。生理状态下,凝血因子不断、有限地被激活,少量纤维蛋白被沉积于血管内膜上,随即可被激活的纤溶系统中的纤维蛋白溶解酶所溶解,凝血因子也被单核巨噬细胞不断地吞噬。存在于凝血系统和纤溶系统的这种动态平衡,既保证了血液潜在的可凝固性,又能保持血液的流体状态。如果这种动态平衡遭到破坏,凝血机制得到加强,血液在心血管内就可以发生凝固,从而形成血栓。

一、血栓形成的条件和机制

(一) 心血管内膜的损伤

心血管内膜的内皮细胞具有抗凝和促凝两种特性。正常情况下,完整的内皮细胞以抗凝作用为主:①屏障作用:内皮细胞覆盖在血管内表面,形成薄膜屏障,把血液中的凝血因子、血小板同能促发凝血的内皮下胶原纤维隔离开来;②抗血小板黏集作用:内皮细胞能合成前列环素(PGI₂)、二磷酸腺苷酶(ADP酶)等抗血小板黏集的物质;③抗凝血作用:内皮细胞能合成膜相关肝素样分子、凝血酶调节蛋白等物质,灭活凝血酶和部分凝血因子;④促进纤维蛋白溶解:内皮细胞合成组织型纤溶酶原活化因子,促进纤维蛋白溶解。

内皮细胞的促凝作用有:①内皮细胞损伤时释放组织因子,激活外源性的凝血过程;②内皮损伤时释放血管性假血友病因子(vWF),介导血小板与内皮下胶原的黏附;③分泌纤溶酶原激活物的抑制因子,抑制纤维蛋白溶解。

当心血管内膜损伤时,内膜表面粗糙不平,血小板在损伤部位黏附、聚集,受损处内膜下胶原纤维暴露,激活内源性凝血系统。损伤的内膜释放组织因子,激活外源性凝血系统,从而引发血液凝固形成血栓。

临床常见的心血管内膜损伤包括心血管壁的损伤、心血管内膜的炎症、动脉粥样硬化、心肌梗死等病变。另外,缺氧、免疫反应、细菌毒素等也可损伤心血管内膜,导致血栓形成。

（二）血流状态的改变（涡流形成）

正常血液流动时,血液中的有形成分如红细胞、白细胞在血管的中轴流动(轴流),其外层为血小板,最外层是血浆(称边流)。这种血流分层的形式可以减少血小板与血管内膜接触机会,防止血小板与内膜接触和激活,避免形成血栓。当血流缓慢或有涡流形成时,血小板可进入边流,血小板与血管内膜接触机会增加;同时缓慢的血流导致局部凝血因子和凝血酶浓度升高,从而易于形成血栓。临床血栓多发生于静脉,约是发生于动脉的四倍,且下肢静脉血栓多于上肢静脉血栓,主要原因是下肢静脉血流缓慢,并且静脉瓣处的血流易于形成涡流所致。

久病卧床、术后卧床或心力衰竭的患者,因血流缓慢常有下肢静脉或盆腔静脉血栓形成。二尖瓣狭窄时,左心房内易出现涡流;动脉瘤内或血管分支处,也容易形成涡流,往往造成血栓形成。

（三）血液凝固性增高

血液凝固性增高多指血小板的数量和凝血因子的含量增多、血小板黏性增强或纤溶系统的活性降低。

血液凝固性增高临床多见于大手术、大出血、严重创伤、烧伤或产后的病人,其血液中幼稚血小板增多,黏性增高,易于黏集;同时,凝血酶原、纤维蛋白原及一些凝血因子的含量也增多,使血液凝固性增高。此外,高脂血症、妊娠、吸烟、恶性肿瘤等也可因血小板增多或黏性增高而诱发血栓形成。

临床有极少数属于原发性遗传性高凝状态,主要为凝血因子 V 基因突变,其编码蛋白可抵抗蛋白 C 的降解,使得蛋白 C 失去抗凝活性,血液中呈现高凝状态。其次是由抗凝血酶Ⅲ、蛋白 C、蛋白 S 的缺乏引起。

在血栓形成过程中,以上因素常同时存在,共同发挥作用,其中可能以某一种因素为主。如创伤骨折后卧床患者的血栓形成,既有血管内膜的损伤,又有因失血等因素导致的血液凝固性增高,同时兼有长期卧床造成的血流缓慢等因素共同作用形成血栓。

二、血栓形成的过程及形态

血栓形成包括血小板析出黏集和血液凝固两个基本过程。根据血栓形成先后及主要的组成成分,一般把血栓分为以下几种类型(图3-1):

血管内膜粗糙,血小板黏集成堆,使局部血流形成漩涡

血小板继续黏集形成多数小梁,小梁周围有白细胞黏附

小梁间形成纤维素网,网眼中充满红细胞

血管腔阻塞,局部血流停滞,血液凝固

图 3-1 血栓形成过程示意图

(一) 白色血栓

血栓形成过程中,血小板首先从血流中析出,黏附并聚集于受损伤而裸露的胶原纤维表面,发生肿胀变形,并被胶原纤维激活,释放出 ADP 和血栓素 A_2(TXA_2)。血小板不断积聚,形成血小板堆或血小板小梁并逐渐增大。

此时血栓呈灰白色,质地较坚实,表面粗糙,与瓣膜或血管壁连接紧密,不易脱落,称之为白色血栓。在静脉性血栓中,白色血栓位于延续性血栓的起始部位,故又称为延续性血栓的头部。白色血栓也常单独发生于血流较快的心瓣膜、心腔内和动脉内,如发生于风湿性心脏病的二尖瓣瓣膜闭锁缘处的白色血栓。

(二) 混合血栓

白色血栓形成后,突起于血管腔,血液流经此处时流速减慢,其下游发生涡流,使血小板不断黏集延伸,形成珊瑚状突起,称为血小板小梁,其表面黏附很多白细胞。同时,被激活的凝血因子浓度逐渐加大,大量纤维蛋白原转变为纤维蛋白,在血小板小

梁间形成网状结构,网眼中含大量红细胞和少量白细胞。

此时的血栓呈红白相间的层状结构,称为混合血栓(见书后彩色插图6)。发生在静脉中的混合血栓又称为延续性血栓的体部。位于心腔内、动脉粥样硬化部位及动脉瘤内的混合血栓又称为附壁血栓。二尖瓣狭窄时,在扩大的左心房内可形成球状血栓。

(三) 红色血栓

随着混合血栓的不断延长和增大,逐渐堵塞血管腔,形成闭塞性血栓。其下游血流停滞,局部血液凝固形成红色血凝块,称为红色血栓,构成延续性血栓的尾部。红色血栓亦称为凝固性血栓,其主要成分是红细胞和纤维蛋白。新鲜的红色血栓较湿润,有一定弹性。陈旧的红色血栓因水分被吸收,变得干燥易碎、易脱落,并容易成为栓子而造成血栓栓塞。

(四) 透明血栓

透明血栓主要见于弥散性血管内凝血(DIC),发生于微循环的毛细血管内,只能在显微镜下观察到,又称为微血栓。透明血栓由纤维蛋白和少量血小板构成,光镜下呈均质红染的微小血栓。

三、血栓的结局

(一) 软化、溶解或脱落

血栓形成一定时间后,局部组织可释放活性物质,产生大量纤维蛋白溶解酶;同时,血栓内的白细胞崩解释放蛋白水解酶,可将血栓软化溶解。小的血栓可被完全溶解,形成的细小颗粒可被吞噬细胞所吞噬。较大的血栓部分溶解、软化,在血流冲击下,未被溶解的部分可脱离血管壁,形成血栓栓子,并随血流运行而堵塞于其他血管腔,形成血栓栓塞。

(二) 机化、再通

血栓较大,不能被软化、溶解时,在血栓形成后的1~2天,新生的肉芽组织即可从血栓附着部位的血管壁内膜下向血栓内生长,将血栓成分逐渐溶解吸收,并取代血栓,这一过程称为血栓机化。机化后的血栓与血管壁粘连紧密,不易脱落。

血栓机化后期,血栓内水分被吸收而逐渐干燥、收缩,血栓内或血栓与血管壁之间出现裂隙,新生的内皮细胞长入并覆盖裂隙的内表面,形成新的血管并相互沟通,可使阻塞的血管部分恢复血流,这种现象称为再通(见书后彩色插图7)。

(三) 钙化

陈旧的血栓未完全机化时,则可发生钙盐沉积,形成"静脉石"或"动脉石"。

四、血栓对机体的影响

血栓形成对机体的影响可分为有利和不利两方面。

血栓形成对破裂的血管有堵塞裂口和防止出血的作用。如胃溃疡、肺结核空洞出血时,由于病变区血栓形成而达到止血效果。炎症灶小血管内的血栓形成,可阻止细菌及其毒素的蔓延扩散。

血栓形成对机体的不利影响,与血栓形成的部位、程度等因素有关:①如果在动脉内形成血栓,其侧支循环尚未有效建立,可引起局部组织因缺血而发生萎缩甚则坏死;②发生于静脉的血栓,可导致局部组织淤血、水肿、出血,甚则坏死;③若血栓发生部分或整体脱落,栓子随血流运行,可引起栓塞;④发生于心瓣膜上的血栓机化,可引起瓣膜增厚、变硬、粘连,形成瓣膜病;⑤广泛的透明血栓在微循环中形成,消耗大量凝血因子和血小板,可引起广泛性出血或休克,常危及生命。

第四节 栓 塞

循环血流中的异常物质,随血液运行而阻塞血管腔的现象,称为栓塞。引起栓塞的异常物质称为栓子。栓子既可以是固体物质,也可以是不溶于血液的液体或气体物质。

一、栓子的运行途径及栓塞部位

栓子的运行途径多与血流方向一致,栓塞于血管直径较栓子直径稍小或相当的部位(图3-2)。

图3-2 栓子运行途径及栓塞部位

1. 来自右心及体静脉系统的栓子,随血流运行进入肺动脉主干及其分支,可引起肺动脉栓塞。

2. 来自左心、肺静脉及体循环动脉系统的栓子,随动脉血流运行,阻塞于各器官的小动脉及其分支,引起脑、脾、肾、肢体等器官的栓塞。

3. 来自门静脉的栓子,随血流进入肝内,可引起肝内门静脉或其分支的栓塞。

4. 交叉栓塞 有房间隔或室间隔缺损的患者,心腔内的栓子可随压力通过缺损进入另一侧心腔,再随动脉血流栓塞于相应分支,这种情况称为交叉栓塞。

5. 逆行性栓塞 此种栓塞很少见。下腔静脉的栓子,在强烈的呕吐、咳嗽时,因胸、腹部压力骤增,可逆血流方向栓塞于某处,称逆行性栓塞。

二、栓塞的类型及对机体的影响

(一) 血栓栓塞

由血栓脱落引起的栓塞称为血栓栓塞,临床90%以上的栓塞属于血栓栓塞,是各种栓塞类型中最常见的一种。

1. 肺动脉栓塞 多数栓子来自下肢深静脉,少数栓子来自盆腔静脉和右心。患者多因肢体运动、按摩不当或血栓因治疗而软化脱落,造成栓塞。因肺有双重动脉血液供应,肺动脉小分支的栓塞一般不会引起严重后果。若栓塞前已经发生肺淤血或左心衰竭,则可导致肺出血性梗死。如栓子较大,栓塞于肺动脉主干或大分支;或栓子数量众多,广泛栓塞于肺动脉分支,使肺循环受阻,肺动脉压急剧增高,引起急性右心室扩张和右心衰竭。患者可突发呼吸困难、发绀、休克,多因呼吸、循环衰竭而死亡。

2. 体循环动脉系统栓塞 栓子多来自左心,常见的有心肌梗死时的附壁血栓、亚急性感染性心内膜炎时的瓣膜赘生物和二尖瓣狭窄时的左心房血栓。动脉栓塞以心、脑、肾、脾常见,易导致局部组织发生梗死。

（二）脂肪栓塞

脂肪滴进入血管,随血流运行并引起栓塞的现象,称为脂肪栓塞。多见于长骨粉碎性骨折或严重脂肪组织挫伤时,由于脂肪细胞破裂,游离出的脂肪滴经破裂的静脉血管进入血流,随血液运行到肺循环,引起肺小动脉和毛细血管的栓塞。脂肪栓塞还可以发生于高血脂、酗酒、糖尿病以及慢性胰腺炎患者,可能与血脂的乳化状态不稳定,游离形成脂肪滴有关。

脂肪栓塞的后果取决于栓塞的部位、脂滴大小、脂滴数量等。少量脂滴入血,可被巨噬细胞所吞噬或由血管内皮细胞分泌的脂酶所分解,对机体影响不大。如果大量或直径较大的脂滴入血,肺部血管广泛受阻,肺循环总面积可显著减少,引起呼吸功能衰竭,导致患者死于窒息或急性右心衰竭。

（三）气体栓塞

大量空气迅速进入血液循环或原来溶解于血液中的气体迅速游离成气泡,阻塞于血管腔所引起的栓塞,称为气体栓塞。常见有两种类型。

1. 空气栓塞 多发生于颈静脉、锁骨下静脉、胸壁内静脉受损破裂,空气可在吸气时因静脉腔内的负压吸引而进入血液循环。如果进入的空气量超过100ml时,空气在右心内聚集,因心脏搏动将空气和血液搅拌形成可压缩的泡沫血,阻塞于右心和肺动脉口,可导致循环中断而猝死。

2. 氮气栓塞 又称为减压病,是指当气压骤减时,原来溶解于血液中的氧、二氧化碳和氮气迅速游离,形成气泡。其中氧、二氧化碳气泡易再溶解于血液中,而氮气溶解迟缓,在血管内造成气体栓塞。这种情况多发生于潜水员从深水迅速升至水面或飞行员急速升空时,从高气压环境迅速转到低气压环境的压力骤减过程。轻者可出现肢体、肌肉和关节等部位的疼痛,重者可引起心、脑、肺等器官功能严重障碍而死亡。

（四）羊水栓塞

羊水栓塞是孕妇在分娩过程中,或因胎盘早期剥离,羊膜破裂,子宫强烈收缩,尤其伴有胎儿阻塞产道时,羊水可能被挤压入破裂的子宫壁静脉窦内,进入肺循环,阻塞于肺动脉分支及毛细血管,引起羊水栓塞。光镜下:在肺小动脉和毛细血管内可见羊水成分,如角化上皮、胎毛、胎脂、胎粪及纤维素性血栓。

本病较少见,起病急,后果严重。临床表现为突发咳嗽、呼吸困难、发绀、休克、抽搐、昏迷等,多数患者于分娩过程中或产后死亡,为产科少见的严重并发症之一。

（五）其他栓塞

恶性肿瘤细胞呈浸润性生长,可侵入血管内并继续生长形成细胞团,随血流运行而造成栓塞;寄生虫、虫卵、细菌和其他异物等也可进入血液循环造成栓塞。

第五节 梗 死

局部器官或组织因动脉血流迅速中断而发生的缺血性坏死,称为梗死。

一、梗死的原因

梗死通常发生于动脉管腔闭塞,同时侧支循环又不能有效建立时。

(一) 血栓形成和栓塞

是梗死最常见的原因,如冠状动脉粥样硬化合并血栓形成可引起心肌梗死;脑动脉粥样硬化合并血栓形成可引起脑梗死;趾、指的血栓闭塞性脉管炎引起的趾、指梗死等。在肾、脾和肺梗死中,由动脉栓塞引起者比血栓形成更多见。

(二) 动脉受压

常见于肿瘤、肠扭转、肠套叠、嵌顿性疝及其他机械性压迫,引起局部血管管腔闭塞,发生缺血性坏死。

(三) 动脉痉挛

在已有动脉粥样硬化致使管腔狭窄的基础上,又因情绪激动、寒冷等因素引发动脉血管强烈持续痉挛,可造成血管腔闭塞,发生梗死。

二、梗死的类型及病理变化

根据梗死区含血量的多少和有无合并细菌感染,将梗死分为以下两种类型。

(一) 贫血性梗死

贫血性梗死多发生于组织结构比较致密,侧支循环不丰富的器官,常见的器官如心、脾、肾等。这些器官的动脉或其分支血管发生阻塞时,其下分支动脉血管即反射性痉挛,将血液挤出病灶区,使病变局部组织缺血,梗死灶内由于含血量少而呈现灰白色,故又称白色梗死。

贫血性梗死灶的形状与该器官内的动脉血管分布相关。如脾、肾的血管分布呈锥形,其梗死灶切面也呈锥形,锥尖指向被阻塞的血管处,锥底朝向该脏器的表面(见书后彩色插图8)。冠状动脉分支分布不规则,心肌梗死时梗死灶形状亦不规则或呈地图形。

新鲜的梗死灶常略肿胀,表面稍隆起,梗死区与正常组织间界线较清楚,并因炎症反应在交界处可见一红色充血出血带。后期病灶表面凹陷、干燥、变硬,梗死灶由肉芽组织取代,最后形成瘢痕组织。

(二) 出血性梗死

出血性梗死多发生于组织疏松,具有双重血液供应的器官。常见的器官如肺、肠。出血性梗死除了具备动脉血流中断外,还须具备以下条件:

1. 严重的静脉淤血 器官内有严重淤血,影响建立有效的侧支循环,所以局部出现缺血性坏死。局部组织坏死后,淤积于静脉的血液,由坏死的血管壁进入坏死组织内,造成弥漫性出血。

2. 双重血液供应 肺具有肺动脉和支气管动脉双重血供,两条动脉之间有丰富的吻合支;肠虽然无双重血供,但其吻合支非常丰富,这些器官不易发生梗死。只有在器官严重淤血时,一支动脉阻塞,另一支动脉不足以克服静脉淤血的阻力以维持血液供给,致使局部组织梗死。血液经损伤的血管壁漏出到血管外,局部压力下降,外周血液通过吻合支流入梗死区,造成弥漫性出血。

3. 组织疏松 肺和肠的组织结构比较疏松,富有弹性,当局部动脉血管阻塞、动脉反射性痉挛及坏死组织膨胀时,均不能将血液挤出梗死灶外,所以梗死组织内血液存留较多,进而发生出血性梗死。

出血性梗死除局部组织坏死外,还有明显的弥漫性出血,梗死区与正常组织间界线不清楚,肉眼观呈暗红色,故又称为红色梗死(图3-3)。

图3-3 肺出血性梗死

此外,如果梗死是由含细菌的栓子阻塞动脉血管引起的,这种梗死又称为败血性梗死。多见于急性感染性心内膜炎时细菌栓子脱落引起。梗死灶内可见大量细菌及炎细胞浸润,严重时可形成脓肿。

三、梗死的结局及对机体的影响

梗死灶形成后,病灶周围的血管扩张、充血,有白细胞和巨噬细胞渗出,继而形成肉芽组织。梗死后24~48小时,肉芽组织从周围向病灶内长入,梗死灶逐渐被肉芽组织所替代,后期形成瘢痕。小的梗死灶可完全机化,大的梗死灶不能完全机化,则由纤维组织将其包裹,病灶内可发生钙化。

梗死对机体的影响与梗死的部位、梗死的范围以及梗死后伴随情况有关。脾、肾的小范围梗死,对机体的影响较轻,如肾梗死可有血尿,脾梗死可有局部刺痛。肺、肠或肢体的梗死,易诱发腐败菌感染而产生坏疽。心和脑较大范围的梗死,常引起严重后果。

(吕红梅)

 复习思考题

1. 简述淤血发生的常见原因。
2. 叙述慢性肺淤血的病理表现。
3. 简述血栓形成条件、血栓形成过程及血栓形态特点。
4. 简述栓塞的类型。
5. 简述梗死的类型及引起出血性梗死的条件。

扫一扫
测一测

第四章

水、电解质代谢紊乱

 学习要点

> 1. 水肿的发生机制及各种类型水、电解质代谢紊乱的特点。
> 2. 各种类型的水、电解质代谢紊乱对机体的影响。

第一节　水、钠代谢紊乱

一、正常水、钠代谢

体液是由水和溶解于其中的电解质、低分子有机化合物以及蛋白质等组成,广泛分布于组织细胞内、外。组织间液和血浆等共同构成细胞外液,为人体的内环境,是沟通组织细胞之间和机体与外界环境之间的媒介。水、电解质平衡紊乱可导致体液容量、分布、电解质浓度和渗透压的变化,从而对机体造成危害。

（一）体液的容量和分布

成人体液总量约占体重的 60%,其中细胞内液约占 40%,细胞外液约占 20%,细胞外液中的血浆约占体重的 5%,其余 15% 为组织间液。组织间液中有极少部分分布于一些密闭的腔隙,称第三间隙液。

（二）体液中电解质的分布特点和功能

1. **体液中电解质的分布特点**　①体液中的电解质一般以离子形式存在,细胞内液和细胞外液电解质的组成和含量有很大差异,细胞外液的主要阳离子是 Na^+,其次是 K^+、Ga^{2+}、Mg^{2+} 等,阴离子主要是 Cl^-,其次是 HCO_3^-、HPO_4^{2-}、SO_4^{2-} 等;细胞内液中,K^+ 是重要的阳离子,其次是 Na^+、Ga^{2+}、Mg^{2+};主要的阴离子是 HPO_4^{2-} 和蛋白质,其次是 HCO_3^-、Cl^-、SO_4^{2-} 等。各部分体液中阴离子和阳离子电荷总数相等并保持电中性,且细胞内、外液的渗透压基本相等。②血浆和细胞间液的电解质组成与含量很接近,但细胞间液中蛋白质含量低,对维持血浆容量、防止水肿的发生有重要意义。

2. **体液中电解质的功能**　①维持体液的渗透压和酸碱平衡;②维持神经、肌肉、心肌细胞的静息电位并参与其动作电位形成;③参与新陈代谢等生理活动。

（三）静水压和渗透压

1. 静水压　两个相邻的体液腔隙间，若其溶质成分和浓度相同，压力不同，促使水从压力高的腔隙向压力低的腔隙转移的压力，称为静水压。

2. 渗透压　溶液的渗透压取决于溶质的分子或离子的数目，体液内起渗透作用的溶质主要是电解质。体液的渗透压由胶体渗透压和晶体渗透压组成。胶体渗透压取决于蛋白质等大分子胶体颗粒的数量，晶体渗透压取决于无机离子和其他小分子有机分子及其离子的数量。

（四）水平衡及其生理功能

正常人每天水的摄入与排出处于动态平衡。水的来源有饮水、食物水和代谢水；水的排出途径有肾、皮肤、肺和消化道等。健康成人每天最低排水量为1500ml；水日需要量1500～2000ml。

水的生理功能主要有促进物质代谢、调节体温、润滑及结合水的复杂的生理功能作用。

（五）钠的平衡

正常成人每日需钠4～6g，成人体内钠总量为40～50mmol/kg，其中50%存在于细胞外液，10%存在于细胞内液，为可交换钠；40%与骨骼基质结合，为不可交换钠。血清钠正常浓度为130～150mmol/L。

（六）水和钠的平衡调节

1. 渴感　渴感中枢位于下丘脑视上核侧面，刺激因素有：①血清钠浓度增高，血浆晶体渗透压上升；②有效循环血量降低和血管紧张素Ⅱ（Ang Ⅱ）增高。

2. 抗利尿激素（ADH）　ADH可促使肾远曲小管和集合管上皮细胞对水的重吸收；且有使血管收缩的作用，又称血管加压素（VP）。ADH的刺激因素有：

（1）渗透性刺激：渗透压感受器位于下丘脑视上核和室旁核，血浆晶体渗透压增高，刺激渗透压感受器，促使ADH释放增加。

（2）非渗透性刺激：血容量和血压的变化，通过左心房与胸腔大静脉处的容量感受器和颈动脉窦与主动脉弓的压力感受器，影响ADH释放。当血容量降低、血压明显下降时，可同时出现血浆晶体渗透压降低（抑制ADH释放），ADH释放仍增多，说明机体优先维持正常的血容量。

（3）其他因素：精神紧张、剧痛、恶心、Ang Ⅱ增高及环磷酰胺等药物，促使ADH释放增加。

渴感和ADH主要通过对水的调节维持细胞外液的渗透压平衡，故称为细胞外液的等渗性调节。

3. 肾素 - 血管紧张素 - 醛固酮系统（RAAS）　有效循环血量减少和血压降低能激活RAAS，醛固酮促使肾远曲小管和集合管上皮细胞对Na^+的重吸收，提高细胞外液的晶体渗透压；Ang Ⅱ促进ADH释放以增加水的重吸收，使减少的血容量得以恢复。血清Na^+降低和K^+增高也能直接刺激醛固酮分泌，促进Na^+-K^+交换和Na^+-H^+交换。

4. 心房钠尿肽（ANP）　由心房肌细胞合成的ANP分泌受血容量、血压和血钠含量的调节，具有利钠、利尿、扩血管和降低血压等作用。当血容量或有效循环血量下降时，可引起ANP分泌减少，对肾近曲小管重吸收钠、水的抑制作用减弱，使减少的血容量得以恢复。

醛固酮和 ANP 主要通过对钠、水的调节维持细胞外液的容量平衡,故称为细胞外液的等容性调节。

二、水、钠代谢紊乱

(一) 低渗性脱水

低渗性脱水的主要特点是失钠多于失水,血清钠浓度 <130mmol/L,血浆渗透压 <280mmol/L,同时伴有体液容量的明显减少。

1. 原因和机制

(1) 肾性原因:①长期、大量使用排钠利尿药(如呋塞米等),抑制了髓袢升支对钠的重吸收;②肾上腺皮质功能不全,如 Addison 病,因醛固酮分泌不足,肾小管对钠重吸收减少;③肾实质性疾病,如急性肾衰竭多尿期等,可引起肾排钠过多;④过度渗透性利尿,如严重糖尿病等,导致水、钠经肾丢失过多。

(2) 肾外性原因:①经消化道失液,如呕吐、腹泻、肠吸引术等;②体液在第三间隙积聚,如大量胸、腹水形成;③经皮肤大量失液,如大量出汗或大面积烧伤。

2. 对机体的影响

(1) 细胞外液明显减少:低渗性脱水的主要特点是细胞外液明显减少,易发生休克。其机制为:①原发病因引起体液大量丢失;②细胞外液向细胞内转移,使细胞外液进一步减少;③细胞外液低渗抑制 ADH 分泌,使尿量增加或不减少(图 4-1)。患者有直立性眩晕、血压降低、脉搏细速、四肢厥冷等症状。

(2) 明显的脱水体征:由于体液减少最明显的是组织间液,因此患者有皮肤弹性降低,眼窝凹陷、婴幼儿囟门凹陷和舟状腹("三凹"体征)。

(3) 其他表现:因细胞外液低渗,患者早期无口渴感。轻度低渗性脱水时,血容量减少不明显,由于细胞外液低渗,ADH 分泌减少,故尿量降低不明显;当血容量明显减少时,尽管细胞外液低渗,但 ADH 分泌增多,故明显少尿。肾性原因失钠者,尿钠含量增多;肾外性原因失钠者,因血钠降低和低血容量致使 RAAS 激活,故尿钠含量减少。

图 4-1 脱水时体液分布变化示意图
左图:低渗性脱水 右图:高渗性脱水

（二）高渗性脱水

高渗性脱水的主要特点是失水多于失钠,血清钠浓度 >150mmol/L,血浆渗透压 >310mmol/L,同时伴有体液容量明显减少。

1. 原因和机制

(1) 单纯失水:①经呼吸道失水,如代谢性酸中毒等引起的过度通气;②经皮肤失水,如高热和甲状腺功能亢进等;③经肾失水,如中枢性尿崩症时 ADH 产生和释放不足。

(2) 丧失低渗体液:①经胃肠道丧失低渗液,如呕吐、腹泻及消化道引流等;②大量出汗;③反复使用甘露醇或高渗葡萄糖引起渗透性利尿。

通常情况下不易引起高渗性脱水。但在一些特定的情况下,如水源断绝、饮水困难或患者丧失口渴感,机体不能及时补充丢失的水,才会导致高渗性脱水。

2. 对机体的影响

(1) 口渴:为突出的临床表现,由细胞外液高渗刺激口渴中枢所致。

(2) 尿少、尿比重增高:由于细胞外液高渗使 ADH 分泌增多所致。

(3) 细胞内脱水:由于细胞外液高渗,细胞内液向细胞外转移。脑细胞严重脱水时,可出现程度不同的中枢神经系统功能障碍、脑静脉破裂出血和蛛网膜下腔出血。

(4) 脱水热:血容量降低使皮肤血管收缩,细胞内脱水使汗腺分泌减少,机体散热功能障碍。多见于小儿。

（三）等渗性脱水

等渗性脱水的主要特点是水和钠以等渗丢失,血清钠浓度 130 ～ 150mmol/L,血浆渗透压 280 ～ 310mmol/L,同时伴有体液容量明显减少。

1. 原因和机制

(1) 等渗的体液丢失:如呕吐、腹泻及消化道引流等引起接近等渗的消化液丢失。

(2) 血浆丢失:如大量胸、腹水形成,大面积烧伤和严重创伤等。

2. 对机体的影响 等渗性脱水兼有低渗性脱水和高渗性脱水的临床表现。

（四）水中毒

水中毒的特点是血钠下降,血清钠浓度 <130mmol/L,血浆渗透压 <280mmol/L,但体内钠总量正常或增多,患者有水潴留,体液量明显增多。

1. 原因和机制

(1) 摄入或输入过多不含电解质的液体:持续大量饮水、精神性饮水过多或无盐水灌肠等,超过肾脏的排水能力,可能引起水中毒。

(2) 水排出减少:见于急、慢性肾衰竭和疼痛、恐惧等引起的 ADH 分泌过多,摄入正常水量或较多水量时,易引起水中毒。

2. 对机体的影响

(1)细胞内液容量增大或细胞水肿:是水中毒突出的表现,由于细胞外液低渗,大量水进入细胞内所致。

(2)脑水肿和颅内高压:脑细胞水肿和脑组织水肿使颅内压增高,对机体影响最大、危害最重。还可出现稀释性低钠血症。

(五)水肿

体液在组织间隙或体腔中积聚过多称为水肿。体腔内液体积聚过多一般称为积水,如胸腔积液、脑积水、腹腔积水等。

水肿是一种病理过程,而不是一个独立的疾病。水肿按水肿液分布范围分为全身性水肿(如心性水肿、肾性水肿)和局部性水肿(如炎性水肿);按发生部位分为肺水肿、脑水肿、皮下水肿、喉头水肿等;按发生原因分为心性水肿、肝性水肿、肾性水肿、营养不良性水肿等;有的全身性水肿至今原因不明,称"特发性水肿"。

1. 水肿的发生机制 正常人体组织液的总量相对恒定,这主要依赖于血管内外液体交换的平衡和体内外液体交换的平衡。一旦这种动态平衡失调,导致组织液的生成大于回流和(或)钠水潴留时则可引起水肿。

(1)血管内外液体交换平衡失调:组织间液和血浆之间通过毛细血管壁不断进行着液体交换,使组织液生成和回流保持着动态平衡(图4-2)。这种平衡主要取决于:①血管内外两种力量的平衡作用:一种是促使组织液生成的力量,称有效流体静压(25mmHg)= 毛细血管平均血压(23mmHg) – 组织间液流体静压(–2mmHg);另一种是促使组织液回流至毛细血管的力量,称有效胶体渗透压(17mmHg)= 血浆胶体渗透压(25mmHg) – 组织胶体渗透压(8mmHg)。有效流体静压减去有效胶体渗透压之差为有效滤过压(8mmHg)。正常情况下组织液的生成略大于回流。②淋巴回流:组织液剩余部分经淋巴回流入血。另外,淋巴管壁的通透性较高,可把毛细血管漏出的蛋白质、细胞代谢产生的大分子物质回吸收入血,可见淋巴回流具有重要的抗水肿作用。

1)毛细血管流体静压升高:常见于右心衰竭、静脉管腔内阻塞或静脉管腔受压导致的淤血所引起的静脉压升高,可使有效流体静压增高,平均有效滤过压增大,组织液生成增多,当超过淋巴回流的代偿能力时,引起水肿。

2)微血管壁通透性增加:常见于各种炎症、感染、缺氧、酸中毒等。微血管壁通透性增加时,在毛细血管有效流体静压作用下,可直接引起液体滤出增多;同时可引起血浆蛋白滤出增多、组织间胶体渗透压升高、血浆胶体渗透压降低,促进组织液生成增多。这类水肿的特点是蛋白含量较高。

3)血浆胶体渗透压降低:血浆胶透

图 4-2 血管内外液体交换示意图

压的大小,主要取决于血浆白蛋白的含量。血浆白蛋白含量减少的原因主要有:①蛋白质摄入不足,见于禁食、消化道疾病时消化吸收障碍等;②蛋白质合成障碍,见于肝硬化等,白蛋白合成减少;③蛋白质消耗或丢失过多,见于慢性消耗性疾病、肾病综合征等;④稀释性低蛋白血症,见于大量水、钠潴留或输入大量非胶体溶液等。

4)淋巴回流受阻:常见于淋巴管阻塞、压迫、广泛摘除等。淋巴回流受阻时,含蛋白的水肿液在组织间积聚,导致淋巴性水肿。丝虫成虫阻塞引起的下肢和阴囊慢性水肿,称为象皮病。

(2)体内外液体交换平衡失调:正常人体在神经-体液的调节下,通过肾小球的滤过和肾小管的重吸收功能来调节水、钠的摄入与排出之间的动态平衡。任何原因使肾小球滤过率降低和(或)肾小管重吸收增强,引起球-管失衡,均可导致水、钠潴留,引发水肿(图 4-3)。

1)肾小球滤过率降低:常见的原因有:①广泛肾小球病变:如急、慢性肾小球肾炎,肾小球的有效滤过面积减少,使肾小球滤过率降低;②有效

图 4-3 球-管失衡基本形式示意图

循环血量减少,引起肾血流量减少,使肾小球滤过率降低。

2)肾小管髓袢对水、钠的重吸收增多:有效循环血量减少时,肾内血流发生重新分布,皮质肾单位血流量减少而髓旁肾单位血流量增多,导致肾小管髓袢对水、钠的重吸收增多。

3)肾近曲小管对水、钠的重吸收增多:当有效循环血量减少时,肾近曲小管对水、钠的重吸收增多:① ANP 分泌减少:有效循环血量减少时,ANP 分泌减少,对近曲小管重吸收水、钠的抑制作用减弱,从而导致水、钠潴留;②肾小球滤过分数增高:有效循环血量减少时,由于出球小动脉收缩比入球小动脉收缩明显,使肾小球滤过率相对升高,肾小球滤过分数增高,无蛋白滤液由肾小球滤出相对增多,近曲小管周围毛细血管内的血浆蛋白浓度相对增高而流体静压下降,从而促进了近曲小管重吸收水、钠增多。

4)肾远曲小管和集合管对水、钠的重吸收增多:主要受醛固酮和 ADH 调节;①醛固酮增多。醛固酮具有促进肾远曲小管对钠的重吸收作用,从而引起水、钠潴留。醛固酮增多的原因是有效循环血量减少导致的醛固酮分泌增多或肝硬化等导致的醛固酮灭活减少。② ADH 增多。ADH 具有促进肾远曲小管和集合管对水的重吸收作用。ADH 增多常见的原因是有效循环血量减少时容量感受器所受的刺激减弱,反射性地引起 ADH 分泌增多;或者是有效循环血量减少时 RAAS 激活、Ang Ⅱ 生成增多、醛固酮分泌增多,引起血浆渗透压增高,刺激渗透压感受器,导致 ADH 的分泌与释放增多。

以上是水肿发生机制中的一些基本因素。临床上常见的水肿,大多是上述几种因素共同或相继作用的结果。

2. 水肿的临床表现

(1)皮下水肿的皮肤特点:①凹陷性水肿:皮肤苍白、肿胀、皱纹变浅变平、弹性差,手指按压皮肤可出现凹陷,称凹陷性水肿或显性水肿;②隐性水肿:由于组织间隙中胶体网状物(胶原、透明质酸和黏多糖等)的亲水性使增多的水被吸附,游离的液体增多不明显,指压无凹陷,称隐性水肿。

(2)全身性水肿的分布特点与下列因素有关:①重力效应;②皮下组织结构的致密性、皮肤厚度与伸展性;③局部静脉及毛细血管血流动力学的特点。如心性水肿,发生机制的主要因素是毛细血管流体静压升高,受重力效应因素影响,水肿首先出现在身体的下垂部位;肾性水肿,发生机制的主要因素是血浆胶体渗透压降低,受组织结构因素影响,水肿首先出现在眼睑或颜面等组织疏松部位;肝性水肿,发生机制的主要因素是门静脉高压,水肿的分布特点是腹水。

3. 水肿对机体的影响

(1)对机体的有利作用:①全身性水肿时,组织间液的增多有利于避免血容量增加;②炎性水肿液有利于稀释毒素,形成的纤维素可限制细菌扩散;③运送抗体或药物至炎症局部。

(2)对机体的不利作用:取决于水肿的部位、程度、发生速度及持续时间。①细胞营养障碍:组织间液的增多使细胞与毛细血管间的距离增大,导致细胞营养障碍;②影响器官组织的功能:如胸腔积液影响肺的呼吸,心包腔积液影响心泵功能,喉头水肿可引起呼吸困难甚则窒息,导致患者死亡。

4. 常见水肿类型及其临床特点

(1)心性水肿:由心力衰竭而引起的水肿,称为心性水肿。心性水肿分左心衰竭引起的肺水肿和右心衰竭引起的全身性水肿两种,通常由右心衰竭引起的全身性水肿统称为心性水肿,其发生机制主要是流体静压升高。

临床主要体征是皮下水肿,首发于身体下垂部(如足、内踝和胫前区或卧床者的骶部等)。受重力因素影响,距心脏越远的部位,其毛细血管流体静压升高越重,故心性水肿首发于身体下垂部。甚至可发展为全身性水肿。

(2)肝性水肿:由肝脏原发疾病引起的体液异常积聚,称为肝性水肿。其发生机制主要是静脉回流受阻、血浆蛋白减少、水、钠潴留等。

临床主要表现为腹水。大量腹水形成时,其体征是腹部膨隆,腹壁皮肤紧张发亮,状如蛙腹。当腹压显著增高时可发生脐疝,因横膈抬高可出现端坐呼吸,临床检查可有液波震颤和移动性浊音等体征。

(3)肾性水肿:肾脏原发疾病引起的全身性水肿,称为肾性水肿,分肾病性水肿和肾炎性水肿两种。肾病性水肿由肾病综合征引起,其发生机制主要是:血浆胶体渗透压下降及水、钠潴留。肾炎性水肿由急、慢性肾小球肾炎引起,其发生机制主要是:急性肾小球肾炎时,肾小球血流量减少和肾小球滤过压降低;慢性肾小球肾炎时,肾小球滤过面积极度减少和血浆胶体渗透压下降。

临床主要特征是晨起面部水肿,尤以眼睑明显,以后扩展至全身。严重时可出现胸水或腹水。

(4)肺水肿:肺间质有过多液体积聚和(或)溢入肺泡腔内,统称为肺水肿。其中液体积聚于肺间质者称肺间质性水肿,液体溢入肺泡腔内者称肺泡性水肿。各种原因引起的肺水肿,其发生机制不尽相同,概括有以下四个方面:①肺毛细血管流体静压增高;②肺泡壁毛细血管通透性增高;③血浆胶体渗透压降低;④肺淋巴回流受阻。

临床主要表现为呼吸困难和咯粉红色泡沫样痰。急性肺水肿时,可引起进行性呼吸困难,出现端坐呼吸和呼气性喘鸣。临床检查,肺部可闻及明显的水泡音。

第二节　钾代谢紊乱

一、钾正常代谢

(一)钾的体内分布与生理功能

正常成人含钾量为 50 ~ 55mmol/kg 体重。其中 90% 存在于细胞内液,骨钾约占 7.6%,跨细胞钾约占 1%,约 1.4% 的钾存在于细胞外液。血清钾的正常浓度为 3.5 ~ 5.5mmol/L。

钾具有参与细胞新陈代谢、保持细胞静息电位、调节细胞内外的渗透压和酸碱平衡等多种生理功能。

(二)钾的平衡调节

1. 钾的摄入与排出　成人每天由食物摄入钾为 50 ~ 120mmol,其中约 90% 的钾经肾随尿排出,其余 10% 随粪便排出。肾排钾的特点是"多吃多排,少吃少排,不吃也排"。因此,长期禁食或不能进食者,容易发生低钾血症。

2. 细胞内、外液之间的钾平衡　细胞内、外液的钾平衡主要通过 Na^+-K^+-ATP 酶的作用,维持细胞内 K^+ 的高浓度;其次,通过细胞内外 H^+-K^+ 交换调节。

3. 肾对钾排泄的调节　从肾小球滤过的钾 90% ~ 95% 在近曲小管和髓袢重吸收,尿中排出的钾是由远曲小管和集合管上皮细胞分泌的。

二、低钾血症

血清钾浓度低于 3.5mmol/L,称为低钾血症。缺钾是指细胞内钾和机体总钾量的缺失。低钾血症和缺钾常同时发生,也可分别发生。

(一)原因和机制

1. 钾的摄入不足　见于不能进食、术后禁食或长期输液未注意补钾的病人。

2. 钾向细胞内转移增加

(1)碱中毒:碱中毒时,H^+ 逸出细胞外、K^+ 进入细胞内;同时肾小管上皮细胞泌 K^+ 增多,使血钾降低。

(2)胰岛素的使用:使用胰岛素能促使细胞利用葡萄糖合成糖原及增强 Na^+-K^+-ATP 酶活性,均促使 K^+ 进入细胞内,使血钾降低。

(3)低钾血症型周期性瘫痪症:是一种常染色体显性遗传病。发作时出现一时性骨骼肌瘫痪和低钾血症。

(4)某些毒物中毒:钡中毒、粗制棉籽油中毒,由于钾外流通道被阻滞,使钾外流减少。

(5)β- 肾上腺能受体活性增强:如肾上腺素能 β- 受体兴奋剂、沙丁胺醇(舒喘灵)等,通过 cAMP 机制激活 Na^+-K^+-ATP 酶,促使 K^+ 进入细胞内。

3. 钾丢失过多

(1)经肾丢失过多

1)利尿药物:使用利尿药物,引起远曲小管的原尿流速增大或继发性醛固酮分泌增多,促使钾随尿排出增多。

2)肾小管性酸中毒:引起肾小管上皮细胞泌 H^+ 和重吸收 K^+ 障碍,钾随尿排出增多。

3)盐皮质激素过多:见于原发和继发性醛固酮增多症,钾随尿排出增多。

4)低镁血症:引起髓袢升支粗段上皮细胞的 Na^+-K^+-ATP 酶失活,对钾的重吸收障碍,钾随尿排出增多。

(2)经胃肠道失钾:呕吐、腹泻、胃肠减压、肠瘘等,引起含钾消化液的丢失,或继发性醛固酮增多。

(3)经皮肤失钾:大量出汗可引起失钾。

(二) 对机体的影响

1. 与细胞代谢障碍有关的损害

(1)骨骼肌损害:严重缺钾患者,可引起缺血缺氧性肌痉挛、坏死和横纹肌溶解。其机制为:①诱发舒血管反应的丧失;②肌肉内糖原合成减少,能源储备不足等。

(2)肾损害:主要表现为集合管上皮细胞的肿胀、增生,引起尿浓缩功能障碍而出现多尿。其机制为:①远曲小管和集合管上皮细胞受损,cAMP 生成不足,对 ADH 的反应性降低;②髓袢升支粗段对 NaCl 的重吸收障碍,妨碍了肾髓质渗透压梯度的形成,影响了对水的重吸收等。

2. 与细胞膜电位异常相关的障碍

(1)低钾血症对心肌的影响

1)心肌电生理的变化:①自律性增高;②兴奋性增高;③传导性降低;④收缩性增强。

2)心电图的变化:特征性改变是,S-T 段压低、T 波低平、U 波明显、Q-T 间期延长。

3)心肌功能损害:表现为期前收缩、房室传导阻滞、心室颤动等心律失常和对洋地黄类强心药物的敏感性增高等。

(2)低钾血症对神经 - 肌肉的影响

1)骨骼肌:以下肢肌肉最为常见,最突出的表现是骨骼肌松弛无力,甚至引起弛缓性麻痹。

2)平滑肌:主要表现为胃肠蠕动功能减弱。

3)神经:表现为肌肉酸痛或感觉异常,肌张力降低,腱反射减弱或消失。

3. 对酸碱平衡的影响　低钾血症引起代谢性碱中毒。机制是:① H^+ 进入细胞增多;②肾小管上皮细胞泌 H^+ 增多。此时尿液呈酸性,称反常性酸性尿。

三、高钾血症

血清钾浓度高于 5.5mmol/L,称为高钾血症。

(一)原因和机制

1. 钾摄入过多　主要见于处理不当。如静脉补钾浓度过高、速度过快,输入大量库存血,或对肾功能不全者静脉补钾。

2. 钾向细胞外转移增加

(1)酸中毒:酸中毒时,H^+ 进入细胞内、K^+ 逸出细胞外,使血钾升高。

（2）严重创伤或溶血：如淋巴瘤和白血病放疗或化疗后,细胞释放大量 K^+。

（3）缺氧：组织严重缺氧时,细胞 Na^+-K^+-ATP 酶活性降低,使血钾升高。

（4）糖尿病酮症酸中毒：①胰岛素不足,K^+ 进入细胞内减少;②高血糖造成的高渗,引起细胞脱水和细胞内高 K^+,促使 K^+ 逸出细胞外;③酸中毒。

（5）高钾血症型周期性瘫痪症：也是一种常染色体显性遗传病。发作时 K^+ 逸出细胞外,引起高钾血症。

（6）某些药物的使用：如 β- 受体阻滞剂等,通过干扰 Na^+-K^+-ATP 酶的活性,妨碍细胞摄 K^+。

3. 肾排钾减少　是引起高钾血症的主要原因。

（1）肾小球滤过率显著下降：见于急性肾衰竭少尿期或慢性急性肾衰竭末期,由于钾排出受阻,使血钾升高。

（2）肾远曲小管和集合管分泌钾减少：见于各种原因引起的：①醛固酮合成障碍(如先天酶缺乏);②原发性或继发性醛固酮分泌不足(如间质性肾炎);③肾小管对醛固酮反应性降低(如肾移植后的早期);④肾上腺皮质功能不全(如 Addison 病)。

4. 假性高钾血症　指体内实际血浆钾浓度正常,但是测得的血清钾浓度高。见于：①采血时发生溶血,K^+ 自红细胞逸出;②血小板或白细胞计数过高,在放置或形成血清期间释放 K^+,使血钾升高。

（二）对机体的影响

1. 高钾血症对心肌的影响

（1）心肌电生理的变化：①自律性降低;②轻度高钾血症时心肌兴奋性增高,重度高钾血症时心肌兴奋性降低;③传导性降低;④收缩性减弱。

（2）心电图的变化：主要改变是 T 波高耸,P-R 间期延长,P 波、QRS 波增宽和 Q-T 间期缩短。

（3）心肌功能损害：急性高钾血症可引起致死性的心律失常,如心室颤动、心搏骤停等。

2. 高钾血症对神经 - 肌肉的影响

（1）急性轻度高钾血症：兴奋性增高。表现为手足感觉异常,肌痛或肠绞痛等。

（2）急性重度高钾血症：兴奋性降低。表现为肌肉软弱,弛缓性麻痹等。

（3）慢性高钾血症：很少出现神经 - 肌肉方面的症状。

3. 对酸碱平衡的影响　高钾血症引起代谢性酸中毒。机制是：① H^+ 逸出细胞增多;②肾小管上皮细胞泌 H^+ 减少。此时尿液呈碱性,称反常性碱性尿。

（赵江波）

复习思考题

1. 简述引起高钾血症、低钾血症的原因。
2. 简述心性水肿的发生机制。
3. 列表比较三种脱水的主要特征、诊断标准及突出的临床表现。
4. 阐述引起体内外液体交换平衡失调的因素。

第五章

休　克

学习要点

1. 重要概念：休克、急性呼吸窘迫综合征、多器官功能障碍综合征。
2. 微循环的结构、功能调节；休克的分期和发病机制。
3. 休克的病因和分类；休克时细胞代谢和器官功能改变。

休克(shock)是机体在多种强烈有害因子作用下，有效循环血量急剧减少，组织微循环(MIC)血液灌流量严重不足，导致多器官功能代谢紊乱和结构损害等严重后果的复杂的全身性病理过程。休克是临床各科许多疾病常见的合并症，严重威胁病人的生命。其典型临床主要表现为面色苍白、皮肤湿冷、血压下降、脉压差减小、心率加快、脉搏细速、尿量减少、烦躁不安或表情淡漠甚至昏迷等。

第一节　休克的病因与分类

一、休克的病因

1. **失血与失液**　大量失血可引起失血性休克，常见于外伤出血、消化道出血（胃溃疡出血、食管静脉曲张出血等）、产后大出血、动脉瘤破裂等。快速失血超过总血量的20%时，超过机体代偿能力，可引起休克；失血量超过总血量的45%～50%可迅速导致死亡。剧烈呕吐、严重腹泻、大汗淋漓及肠梗阻等，如果未能及时补充体液，引起血容量与有效循环血量锐减而发生休克。

2. **烧伤**　大面积烧伤可引起烧伤性休克。早期多由疼痛及大量血浆渗出导致的有效循环血量减少而引起休克，晚期因继发感染而发展为感染性休克。

3. **创伤**　各种严重的创伤可导致创伤性休克，休克的发生与失血和疼痛有关。

4. **感染**　细菌、病毒、立克次体等引起的严重感染，特别是革兰阴性细菌感染常可引起感染性休克。其中细菌内毒素中的有效成分脂多糖(LPS)和其他毒素起重要作用。感染性休克常伴有败血症，故又称败血症休克。

5. **过敏**　注射某些药物（如青霉素）、血清制剂或疫苗，或进食某些食物、接触某些物品时可致过敏体质的人发生过敏性休克。此类休克引起组胺、缓激肽大量释放入血,造成外周血管舒张、血管床容量增加及毛细血管通透性增加,导致有效循环血量减少。

6. 心脏和大血管病变　常见于大面积心肌梗死、心包压塞、急性心肌炎及严重的心律失常(心房颤动与心室颤动)等。患者出现心排出量显著减少,有效循环血量和灌流量下降,发生休克。

7. 神经刺激　中枢神经系统损伤或抑制可导致血管运动中枢功能障碍,引起神经源性休克。常见于高位脊髓麻醉、中枢镇静药过量或剧烈疼痛等。

二、休克的分类

休克的种类很多,分类方法也不一样,常用的分类方法有以下三种。

(一) 按病因分类

休克按病因分类为:失血与失液性休克、烧伤性休克、创伤性休克、感染性休克、过敏性休克、心源性休克和神经源性休克等。休克按病因分类有助于及时消除病因,临床广泛应用。

(二) 按休克发生的始动环节分类

虽然导致休克的原因很多,但是休克发生的共同基础是通过以下三个始动发病学环节使有效循环血量锐减,组织灌注量减少。

1. 低血容量性休克　是指由于血容量减少引起的休克。是失血、失液因素所致休克的起始环节。急性大出血或大量液体丢失,造成血容量急剧减少而导致休克。此类休克患者典型的临床表现为"三低一高",即中心静脉压(CVP)、心排出量、动脉血压降低,总外周阻力增高。

2. 心源性休克　是指由于心脏泵血功能衰竭,心排出量急剧减少,导致组织灌注量减少所引起的休克。见于急性心肌梗死、瓣膜性心脏病等心脏病变引起;也可由心包压塞、心脏射血受阻等心外原因所致。

3. 血管源性休克　由于大量血液淤滞在舒张的小血管内,导致外周血管容量扩大,引起有效循环血量减少而导致的休克称为血管源性休克。常为过敏性、感染性、神经源性休克的起始环节。

(三) 按血流动力学特点分类

1. 低排高阻型休克(低动力型休克)　血流动力学特点是心排出量降低,总外周血管阻力高,中心静脉压下降,脉压差明显缩小。是临床最常见的类型。由于皮肤血管收缩,皮肤温度降低,又称"冷休克"。失血失液性、心源性、创伤性和大多数感染性休克均属此型。

2. 高排低阻型休克(高动力型休克)　血流动力学特点是总外周血管阻力降低,心排出量增高,脉压差可增大。临床较为少见。由于皮肤血管扩张,血流量增多,皮肤温度可增高,故亦称"暖休克",多见于感染性休克的早期。

3. 低排低阻型休克　血流动力学特点是心排出量降低,总外周阻力也降低,血压明显降低,实际上是失代偿的表现。常见于各种类型休克的晚期阶段。

第二节 休克的分期与发病机制

虽然各类休克发生的病因与起始环节不同,但休克发生的共同病理生理学基础是微循环功能障碍。以典型的失血性休克为例,其过程可分为三期(图 5-1)。

图 5-1 正常微循环和休克各期微循环变化示意图

一、休克早期(微循环缺血性缺氧期、休克代偿期)

(一)微循环变化的特点

此期微循环的变化以缺血为主,特点是:微循环血流少灌少流、灌少于流。由于微动脉、后微动脉和毛细血管前括约肌收缩,使毛细血管前阻力增加,真毛细血管网血流量减少,血流速度显著减慢。血液通过直捷通路和开放的动 - 静脉吻合支回流,微循环出现少灌少流、灌少于流或无灌的现象,组织呈现缺血、缺氧状态。

(二)微循环变化的机制

1. 儿茶酚胺大量释放 各种原因引起的有效循环血量减少导致交感 - 肾上腺髓质系统强烈兴奋,儿茶酚胺大量释放入血。儿茶酚胺可刺激 α 受体引起皮肤、腹腔内脏和肾的毛细血管前阻力血管持续痉挛收缩,导致少灌或无灌;引起毛细血管后阻力血管收缩,导致少流。儿茶酚胺也可刺激 β 受体引起动 - 静脉吻合支开放,导致灌少于流。

2. 其他体液因子的释放 低血容量、交感神经兴奋以及儿茶酚胺大量释放,可刺激机体产生较多体液因子,如血栓素(TXA_2)、血管紧张素 Ⅱ、加压素、内皮素等,都有缩血管作用。

（三）微循环变化的代偿意义

休克早期的微循环变化对机体有一定的代偿意义，主要表现在：

1. 保证心、脑重要器官的血液供应　不同器官的血管对儿茶酚胺反应不同：皮肤、腹腔内脏和肾的血管 α 受体分布密度较高，对儿茶酚胺比较敏感，收缩明显；冠状动脉虽有 α 受体及 β 受体双重支配，但以 β 受体为主，且交感神经兴奋时心脏活动增强，代谢产物中扩血管物质增多，所以冠状动脉可扩张；脑动脉血管的 α 受体与 β 受体大致相等，舒缩无明显变化。在全身循环血量减少的情况下，微循环反应的不均一性，使血液重新分布，起到了"移缓救急"的作用，保证了重要生命器官心脑的血液供应。

2. 动脉血压的维持　本期动脉血压可不降低，或略有升高。其机制主要包括：①回心血量增加：儿茶酚胺等缩血管物质使微静脉、小静脉及肝脾等储血库收缩，回心血量得以快速增加，此为"自身输血"作用；微循环灌流量不足，毛细血管中流体静压下降，使组织液进入血管，增加血浆容量，起到"自身输液"的作用；肾素 - 血管紧张素 - 醛固酮系统的激活，使肾小管对水钠重吸收增加，有助于血容量的恢复。②心排出量增加：交感神经兴奋、儿茶酚胺释放增多以及静脉回流量增加，可使心率加快、心肌收缩力增强（心源性休克除外），心排出量增加。③外周阻力增高：许多器官内小动脉、微动脉收缩所致。

通过上述各种途径的代偿，休克早期动脉血压能保持相对恒定，心脑血液供应得到基本保证。

（四）主要临床表现

本期主要临床表现为：面色苍白、四肢厥冷、心率加快、脉搏细速、血压基本正常或略有升高、脉压差减小、少尿或无尿、烦躁不安等。

此期为休克的可逆期，如能及时消除引起休克的原因、补充血容量、解除微循环障碍，可防止休克进一步发展至休克进展期。

二、休克期（微循环淤血性缺氧期、休克进展期、可逆性失代偿期）

（一）微循环变化的特点

此期微循环的变化以淤血为主，特点是：微循环血流多灌、少流。休克代偿期持续一段时间后，微循环血管痉挛减轻甚至转为舒张；血液由弛张的毛细血管前括约肌大量涌入毛细血管内。而微静脉端因血细胞嵌塞、血流缓慢和血黏度增加，使血液的流出道阻力增加、毛细血管后阻力大于前阻力，故微循环出现灌入多而流出少、灌大于流的现象，组织处于严重淤血。

（二）微循环变化的机制

1. 酸中毒　缺血缺氧导致组织酸性代谢产物堆积，毛细血管前阻力血管对儿茶酚胺反应性降低，引起多灌；而微静脉、后微静脉对酸性环境耐受性较强，继续处于收缩状态，引起少流。

2. 局部舒血管物质增多　因组织缺血、缺氧、酸中毒刺激肥大细胞释放组胺过多，通过 H_2 受体使小动脉和毛细血管舒张、毛细血管壁通透性升高，引起血液浓缩；ATP 分解产物腺苷堆积、激肽类物质生成增多和细胞内释出的 K^+ 增多等，均具有舒血管作用。

3. 内毒素的作用　除感染性休克时机体存在内毒素(有效成分 LPS)外,其他类型休克时肠道内细菌(如大肠杆菌)及其产生的内毒素,也可通过缺血损伤的肠黏膜吸收入血。内毒素和其他毒素可与血液中的白细胞发生反应,导致多肽类物质生成增多,使血管舒张。内毒素还可激活凝血因子Ⅻ或补体系统,使毛细血管壁舒张、通透性升高。

4. 血液流变学的改变　休克进展期微循环血液流速明显降低;组胺引起毛细血管通透性增加、血浆外渗、血液黏度增高;灌流压下降,导致白细胞滚动、贴壁、黏附于内皮细胞,并嵌塞于毛细血管内,使血流受阻。黏附和激活的白细胞通过释放氧自由基和溶酶体酶,导致内皮细胞和组织损伤;红细胞和血小板聚集,使血细胞压积增大等,都使微循环血流进一步变慢,血液淤滞。

此期微血管反应性低下,丧失参与血流调节的能力,促使整个心血管系统功能恶化,机体由代偿逐渐转向失代偿。由于微循环血管床大量开放,血液淤滞在皮肤和腹腔内脏等组织器官中,导致有效循环血量锐减,回心血量减少,心排出量和血压进行性下降。交感 - 肾上腺髓质系统的持续兴奋进一步加重了组织灌流量的减少,组织缺氧更趋严重,形成恶性循环。

(三) 主要临床表现

本期主要临床表现为:血压进行性下降、脉压小,脉搏细速,静脉充盈不良和静脉压下降,心搏无力、心音低钝;皮肤由苍白转为发绀,并出现花斑(周围循环衰竭);尿量进一步减少或无尿;表情淡漠、反应迟钝。

此期的初期,如积极救治仍可使病情逆转,故又称为可逆性失代偿期,为临床抢救的关键时期。若持续时间较长,则进入休克难治期。

三、休克晚期(微循环衰竭期、弥散性血管内凝血期、休克难治期)

(一) 微循环变化的特点

休克晚期淤血更加严重,微血管平滑肌对血管活性物质反应进行性下降出现麻痹性扩张,毛细血管大量开放,血液进一步浓缩,凝固性增高,此期特点是:微循环血流停止,不灌不流。易发生弥散性血管内凝血。组织细胞处于更加严重的缺血缺氧状态,可发生变性、坏死。

(二) 微循环变化的机制

休克晚期发生 DIC 主要与下列因素有关:

1. 血液流变学改变　微循环淤血不断加重,血液浓缩,血浆黏度增大,血细胞压积增大,纤维蛋白原浓度增加,血小板和红细胞较易于聚集,血液处于高凝状态。

2. 凝血系统的启动　创伤、烧伤、大手术、严重缺氧、酸中毒或内毒素等常导致大量组织破坏、血管内皮细胞损伤,从而启动外源性和内源性凝血系统。

3. TXA2-PGI2 平衡失调　组织缺氧、感染等因素可促使血小板合成 TXA_2 增多;血管内皮细胞损伤使 PGI_2 生成减少,使 TXA_2-PGI_2 平衡失调,促进血小板聚集。

休克一旦并发 DIC,对微循环和各器官功能产生严重影响:①微血管阻塞,回心血量锐减;②凝血物质消耗、继发纤溶活性增高等因素易引起出血,使循环血量进一步减少;③纤维蛋白(原)降解产物和某些补体成分可增加血管壁通透性,加重微血管功能紊乱;④缺氧、酸中毒不断加重,许多酶系统活性降低或丧失,并可使细胞内溶酶体膜破裂释出溶酶体酶,引起细胞损伤。

此外,由于肠道严重缺血、缺氧,屏障和免疫功能降低,肠道细菌和内毒素入血,可导致全身炎症反应综合征和代偿性抗炎反应综合征,从而引起重要器官功能衰竭,甚至发生多系统器官衰竭。

(三)主要临床表现

本期主要临床表现为:血压进行性下降,甚至不能测出;全身多部位出血;微血管病性溶血性贫血;脉搏细弱而频数,中心静脉压降低,静脉塌陷,出现循环衰竭;有时即使大量输血和补液使血压回升,仍不能恢复毛细血管血流,称为无复流现象;各重要实质器官坏死、功能衰竭,病情迅速恶化甚至死亡。

第三节 休克时细胞代谢和器官功能改变

一、细胞代谢改变

(一)物质代谢障碍

物质代谢变化总趋势是氧耗减少,糖酵解加强,脂肪和蛋白质分解增加而合成减少。表现为一过性的高血糖和糖尿;血中游离脂肪酸和酮体增多;负氮平衡。ATP生成减少和酸性产物堆积可使溶酶体膜破裂而导致细胞自溶和坏死;蛋白和酶的合成不足使细胞不能维持其正常的结构和功能。

(二)能量不足、钠泵失灵

休克时由于 ATP 生成减少,细胞膜 Na^+-K^+-ATP 酶活性降低,导致细胞水肿和高钾血症。

(三)酸碱平衡紊乱

休克时由于组织缺氧,细胞内无氧酵解加强,酸性物质生成增多,导致代谢性酸中毒。酸中毒又可进一步加重微循环障碍,是休克加重的重要因素。

二、主要器官功能改变

休克时,由于血液灌注减少和(或)细胞直接受损,可出现重要生命器官功能障碍甚至衰竭而死亡,急性肾衰竭和急性肺功能衰竭曾经是主要的死亡原因。

(一)肾功能的改变

肾是休克时最易受损伤的器官之一。休克早期即可发生急性肾衰竭,临床表现为少尿或无尿、高钾血症、代谢性酸中毒和氮质血症等。早期发生的肾衰竭属于功能性肾衰竭,以肾灌流不足、肾小球滤过率降低为主要原因,此时的肾衰竭属于可逆性。随着休克进展,肾持续缺血,可导致肾单位发生缺血性坏死,肾衰竭则难以逆转。

(二)肺功能的改变

休克早期,由于出血、创伤、感染等刺激使呼吸中枢兴奋,呼吸加深加快、过度通气,引起呼吸性碱中毒。病情恶化时,部分患者可发生急性呼吸窘迫综合征(ARDS)(又称休克肺),临床表现为进行性呼吸困难和缺氧,是休克致死的原因之一。病理上可见严重的间质性肺水肿、肺不张、肺毛细血管内微血栓形成和肺泡内有透明膜形成。

（三）心功能的改变

非心源性休克早期，由于代偿活动保证了冠脉血流量，因此心功能一般不受明显影响。随着休克的发展，血压进行性下降，冠状动脉血流量减少，加上休克时产生的有害因素作用于心肌，导致心功能发生障碍。其机制是：①休克时血压下降和心率加快导致心舒张期缩短，冠脉血流量不足，而交感-肾上腺髓质系统兴奋使心率加快，心肌耗氧量增加，更加重了心肌缺氧；②酸中毒及高钾血症对心肌的损害作用；③心肌抑制因子（MDF）使心肌收缩性能减弱；④心肌内 DIC 形成对心肌的损害；⑤内毒素及氧自由基对心肌的损害等。

（四）肝功能的改变

休克时常有肝功能障碍。主要表现为黄疸和肝功能不全，多由创伤和全身感染引起。肝脏的库普弗细胞受到来自肠道的 LPS 的作用而活化，可引起炎症全身反应综合征（SIRS），进而出现多器官功能障碍综合征（MODS）。肝功能障碍导致肝脏的解毒能力下降，能量产生障碍。如同时导致黄疸，可影响某些胆盐中和内毒素的作用，会使静脉血中内毒素水平升高，毒性增强。在感染引起的 MODS 中，患者如有严重肝功能障碍，则病死率较高。

（五）脑功能的改变

休克早期，因血流重新分布，脑血流量可无明显减少，患者神志清楚或因应激出现烦躁不安。随着休克发展，血压进行性下降，出现 DIC，脑组织严重缺血、缺氧，大脑皮质处于抑制状态，病人表现为表情淡漠、意识模糊，甚至昏迷，严重者死亡。

（六）多器官功能障碍综合征

多器官功能障碍综合征是指在严重创伤、感染和休克时，原无器官功能障碍的患者在 24 小时内有 2 个或 2 个以上的器官系统相继或同时发生功能障碍，以致机体内环境的稳定必须靠临床干预才能维持的综合征。其发生与器官微循环灌注障碍、创伤后的高代谢状态、缺血-再灌注形成的大量氧自由基损伤有关，以感染性休克的 MODS 发生率最高。MODS 多见于急性危重患者，如能得到及时救治可获逆转，否则病情进一步加重，甚至死亡。

（周逢仓）

 复习思考题

1. 简述休克各期微循环血流动力学的变化特点。

2. 简述休克各期典型的临床表现。

3. 引起休克常见的原因有哪些？

4. 叙述休克早期机体的代偿方式及其意义。

扫一扫
测一测

第六章

酸碱平衡紊乱

学习要点

1. 酸碱平衡紊乱的概念,各项酸碱指标的含义、正常值及其意义。
2. 各型单纯性酸碱中毒的原因、机制、机体的代偿及对机体的影响。
3. 体内酸碱的来源及机体对酸碱平衡的调节作用。

机体各组织、器官的代谢活动必须在适当的酸碱度的体液环境中进行,正常情况下,机体体液的酸碱度保持相对恒定,以动脉血 pH 表示,其正常值是 7.35 ~ 7.45。这种维持机体体液的酸碱度相对平衡状态的过程,称为酸碱平衡。当体液中的酸性或碱性物质数量变化,超过机体的调节能力,使血浆 pH 超过正常范围,这种变化称之为酸碱平衡紊乱。酸碱平衡紊乱的及时发现和正确处理对患者预后有重要意义。本章主要讨论细胞外液的酸碱平衡紊乱。

第一节　酸　碱　平　衡

一、体内酸性和碱性物质的来源

酸是指能释放出 H^+ 的化学物质,例如 H_2SO_4、NH_4^+、H_2CO_3、CH_3COOH 等;反之,碱是指能接受 H^+ 的化学物质,如 SO_4^{2-}、HCO_3^-、NH_3、CH_3COO^- 等。体液中的酸性和碱性物质可以来自分解代谢,也可以从体外摄入。酸性物质主要通过体内代谢产生,碱性物质主要来自食物。

（一）酸性物质的来源

机体在代谢过程中产生的酸,可分为挥发酸和固定酸。

1. **挥发酸**　体内糖、脂肪和蛋白质等在分解代谢过程中氧化的最终产物是 CO_2,CO_2 与水结合生成碳酸(H_2CO_3)。碳酸可释出 H^+,也可以形成气体 CO_2,从肺排出体外,所以称为挥发酸。

2. **固定酸**　是指不能变成气体由肺呼出,而只能通过肾由尿排出的酸性物质,又称非挥发酸,指 H_2CO_3 以外的酸。如蛋白质分解代谢产生的硫酸、磷酸、尿酸;糖、脂肪代谢过程中产生有机酸,如乳酸、β-羟丁酸、乙酰乙酸等。

(二)碱性物质的来源

体内碱性物质主要来自食物,特别是蔬菜、瓜果中所含的有机酸盐,如柠檬酸盐、苹果酸盐和草酸盐,均可与 H^+ 发生反应,分别转化为柠檬酸、苹果酸和草酸,Na^+ 或 K^+ 则可与 HCO_3^- 结合生成碱性盐。体内代谢过程中也可产生碱性物质,如氨基酸脱氨基所产生的氨,这种氨经肝脏代谢后生成尿素,肾小管上皮细胞泌氨以中和原尿中的 H^+。

二、机体对酸碱平衡的调节

虽然机体在正常情况下不断生成和摄取酸性或碱性物质,但机体并没有因这些因素的存在而发生酸碱平衡紊乱,主要原因是机体依靠体液和细胞内的化学缓冲系统及肺和肾的调节作用来维持正常的酸碱平衡状态。

(一)血液缓冲系统在酸碱平衡调节中的作用

血液的缓冲系统主要包括碳酸氢盐缓冲系统、磷酸盐缓冲系统、血红蛋白缓冲系统、血浆蛋白缓冲系统和氧合血红蛋白缓冲系统 5 种(表 6-1,表 6-2)。

碳酸氢盐缓冲系统由 HCO_3^-/H_2CO_3 组成,可以缓冲所有的固定酸,不能缓冲挥发酸。正常值为 20 ∶ 1。该缓冲对在血液中的浓度高,缓冲能力最强。其中 HCO_3^- 是维持酸碱平衡的重要物质,临床常将血浆中 HCO_3^- 的含量称为"碱储备"。

磷酸盐缓冲系统主要由 $HPO_4^{2-}/H_2PO_4^-$ 组成,在细胞内发挥缓冲作用。

氧合血红蛋白缓冲系统由 $HbO_2^-/HHbO_2$ 组成,血红蛋白缓冲系统由 Hb^-/HHb 构成,两者主要在缓冲挥发酸中起作用。

血浆蛋白缓冲系统由 Pr^-/HPr 构成。只有当其他缓冲系统都被调动后,其作用才显示出来。

表 6-1 全血的五种缓冲系统

缓冲酸	缓冲碱
H_2CO_3	$HCO_3^- + H^+$
$H_2PO_4^-$	$HPO_4^{2-} + H^+$
HPr	$Pr^- + H^+$
HHb	$Hb^- + H^+$
$HHbO_2$	$HbO_2^- + H^+$

表 6-2 全血中各缓冲系统的含量与分布

缓冲体系	占全血缓冲系 %
血浆 HCO_3^-	35
细胞内 HCO_3^-	18
HbO_2 及 Hb	35
磷酸盐	5
血浆蛋白	7

(二)肺在酸碱平衡调节中的作用

肺通过改变呼吸运动频率和幅度来调节 CO_2 排出量,控制血液 H_2CO_3 水平,维持血浆 $[HCO_3^-]/[H_2CO_3]$ 的比值,以保持 pH 相对恒定。呼吸运动的调节是通过中枢和外周两方面来进行的。动脉血二氧化碳分压($PaCO_2$)升高使脑脊液和脑间质液 $[H^+]$ 增高,从而刺激位于延髓腹外侧浅表部位对 $[H^+]$ 敏感的中枢化学感受器,使呼吸中枢兴奋。但如果 $PaCO_2$ 超过 80mmHg,呼吸中枢反而被抑制。位于颈动脉体和主动脉体的外周化学感受器能感受 $PaCO_2$、PaO_2 和 $[H^+]$ 的变化,反射性的兴奋呼吸中枢,最终都使呼吸加深加快,排出 CO_2。

（三）肾在酸碱平衡调节中的作用

机体在代谢过程中产生大量酸性物质,需要不断消耗 $NaHCO_3$ 和其他碱性物质来中和。肾主要调节固定酸,通过排酸或保碱的作用,调节体液 HCO_3^- 的浓度,维持 pH 的相对恒定。肾小管和集合管通过 H^+-Na^+ 交换和质子泵将 H^+ 分泌到小管液中,且泌 H^+ 和 HCO_3^- 的重吸收相耦联。另外,肾脏还通过泌 NH_4^+ 和 NH_3 一方面降低小管液中 H^+ 浓度,使泌 H^+ 能够持续进行,另一方面也能促进 HCO_3^- 的重吸收。肾小管和集合管对 H^+ 的分泌随体内酸碱平衡状态而改变。酸中毒时,肾小管和集合管加速 H^+-Na^+ 交换、质子泵泌 H^+ 和小管上皮细胞泌 NH_4^+ 和 NH_3,从而维持酸碱平衡(图 6-1)。

(a) H^+-Na^+交换,促进HCO_3^-的重吸收

(b) NH_4^+-Na^+交换

CA:碳酸酐酶

图 6-1 肾对酸碱平衡的调节示意图

（四）细胞内外离子交换在酸碱平衡调节中的作用

细胞内外可进行 H^+ 和 K^+、Na^+ 的交换，HCO_3^- 和 Cl^- 也可通过细胞膜进行交换，从而缓冲细胞外液 $[H^+]$ 的变动。红细胞、肌细胞和骨组织均能发挥这种作用。如酸中毒时，细胞外液 H^+ 可弥散入细胞内，细胞内 K^+ 则移出细胞外，从而使细胞外液 $[H^+]$ 得以降低，但常导致血 K^+ 升高；碱中毒时则相反，会导致血 K^+ 降低。

上述调节共同维持体内的酸碱平衡。血液缓冲系统反应迅速，但缓冲作用不能持久；肺的调节效能快而大，30 分钟作用即达最高峰，但仅对 CO_2 有调节作用；细胞的缓冲能力较强，3 ~ 4 小时发挥作用，但可以致血钾异常；肾脏调节作用强而持久，但作用发挥比较慢。

三、反映机体酸碱平衡的常用指标及意义

（一）血液的 pH

pH 是反映溶液中 H^+ 浓度的指标。医学上常采用动脉血检测血液 pH，其正常值是 7.35 ~ 7.45。pH 低于 7.35 为失代偿性酸中毒；pH 高于 7.45 为失代偿性碱中毒；pH 在正常范围内，可以表示酸碱平衡，也可表示处于代偿性酸、碱中毒阶段，或同时存在程度相近的混合性酸、碱中毒。判断酸碱平衡紊乱的具体类型不能单独依靠 pH 的情况，需要做进一步检测才能判断。

（二）血浆 CO_2 结合力

血浆 CO_2 结合力（CO_2CP）指的是血浆中呈化学结合状态的 CO_2 的含量，反映体内的碱储备量，其临床意义基本与标准碳酸氢盐（SB）相当，正常值为 22 ~ 31mmol/L。如血浆 CO_2CP 超过 31mmol/L，属于代谢性碱中毒，或代偿后的呼吸性酸中毒；血浆 CO_2CP 低于 22mmol/L，属于代谢性酸中毒，或代偿后的呼吸性碱中毒。

（三）动脉血 CO_2 分压

动脉血 CO_2 分压（$PaCO_2$）是指血浆中呈溶解状态的 CO_2 所产生的张力，反映血浆中 H_2CO_3 的浓度。$PaCO_2$ 正常值为 4.39 ~ 6.25kPa（33 ~ 46mmHg），平均为 5.32kPa（40mmHg）。$PaCO_2$ 是反映呼吸性酸、碱中毒的重要指标。$PaCO_2$ 高于正常值，表示肺通气不足，有 CO_2 潴留，见于呼吸性酸中毒或代偿后代谢性碱中毒；$PaCO_2$ 低于正常值，表示肺通气过度，CO_2 排出过多，见于呼吸性碱中毒或代偿后的代谢性酸中毒。

（四）标准碳酸氢盐和实际碳酸氢盐

标准碳酸氢盐（SB）指全血在标准条件下（温度 38℃、血红蛋白的氧饱和度为 100%、$PaCO_2$ 为 40mmHg），所测得的血浆 HCO_3^- 的含量。SB 已经排除了呼吸因素的影响，故可作为判断代谢因素的指标。正常值为 22 ~ 27mmol/L，平均为 24mmol/L。SB 升高表示代谢性碱中毒，SB 降低表示代谢性酸中毒。

实际碳酸氢盐（AB）是全血标本在隔绝空气的情况下，在实际 $PaCO_2$、体温和血氧饱和度条件下测得的血浆 HCO_3^- 的含量。AB 反映了血浆中 HCO_3^- 的实际浓度，包含呼吸性因素和代谢性因素双重影响。正常人 AB=SB，两者数值均低表明有代谢性酸中毒，均高表明有代谢性碱中毒。AB 与 SB 数值之差反映呼吸性因素对机体酸碱平衡情况的影响。若 SB 正常，AB<SB，表明 CO_2 排出过度，为呼吸性碱中毒；AB>SB，表明有 CO_2 潴留，为呼吸性酸中毒。

（五）缓冲碱

缓冲碱（BB）是指血液中具有缓冲作用的所有负离子碱的总和。包括血浆和红细胞中的 Hb^-、HCO_3^-、HbO_2^-、Pr^-、HPO_4^{2-}。正常值为 45 ～ 52mmol/L，平均值为 48mmol/L。BB 也是反映代谢性因素的指标。BB 减少表示代谢性酸中毒，BB 增加表示代谢性碱中毒。

（六）碱剩余

碱剩余（BE）是指在标准条件下（$PaCO_2$ 为 40mmHg，体温 38℃，Hb 的氧饱和度为 100%），用酸或碱滴定全血标本，使之 pH 到 7.40 时所需酸或碱的量。

全血 BE 正常值范围是（0±3）mmol/L，BE 值是反映代谢性因素的指标。代谢性酸中毒时，血液中酸性物质过多，需用碱滴定，其负值增加；代谢性碱中毒时，血液中碱性物质过多，需用酸滴定，其正值加大。

（七）阴离子间隙

阴离子间隙（AG）是指血浆中未测定的阴离子（UA）与未测定的阳离子（UC）的差值，即 AG=UA － UC。血浆中的阳离子由 UC 和可测定阳离子（Na^+）组成，阴离子由 UA 和可测定阴离子（Cl^- 和 HCO_3^-）组成。而细胞外液阴阳离子总当量数相等，两者保持电中性，即 $UC + Na^+ = UA + Cl^- + HCO_3^-$，故 AG 可用血浆中可测定阳离子（$Na^+$）与可测定阴离子（$Cl^-$ 和 HCO_3^-）的差算出，即 AG=UA － UC = Na^+ － （Cl^- + HCO_3^-）= 140 － （24 + 104）= 12mmol/L，波动范围是（12±2）mmol/L。

AG>16mmol/L 可作为判断是否有 AG 增高代谢性酸中毒的界限。常见于固定酸增多的情况：如磷酸盐、硫酸盐和乳酸堆积、酮体过多、水杨酸、甲醇中毒等。AG 降低在诊断酸碱失衡方面意义不大。

第二节　单纯型酸碱平衡紊乱

由于器官或细胞功能、代谢障碍，使机体体液中以 pH、HCO_3^- 和 H_2CO_3 浓度为主的指标发生变动，机体发生相应的代偿调节作用，引发酸碱平衡紊乱。单纯型酸碱平衡紊乱分为代谢性酸中毒、呼吸性酸中毒、代谢性碱中毒和呼吸性碱中毒四种。

一、代谢性酸中毒

由于血浆中 HCO_3^- 原发性减少，使 pH 降低，所导致的酸碱平衡紊乱，称为代谢性酸中毒，是临床常见的一种类型。

（一）原因

1. 碱性物质丢失过多　常见于严重的腹泻、胆瘘、小肠瘘或长期肠道引流时，含 HCO_3^- 的碱性消化液大量丢失；肾上腺皮质功能减退时，由于醛固酮分泌减少，使肾小管上皮细胞对 HCO_3^- 的重吸收减少，丢失增多。

2. 酸性物质增多　酸性物质摄入过多，如大量服用水杨酸等酸性药物；酸性物质生成过多，如机体缺氧时产生的乳酸性酸中毒；糖尿病、酒精中毒、饥饿时引起的酮症酸中毒。

3. 酸性物质排出减少　严重肾衰竭患者，机体酸性物质排出减少，同时伴有 HCO_3^- 的重吸收减少。

（二）分类

根据阴离子间隙（AG）值的变化，可将代谢性酸中毒分为两类，即 AG 正常型代谢性酸中毒和 AG 增高型代谢性酸中毒。

1. AG 正常型代谢性酸中毒 其特点为 AG 正常，血浆 HCO_3^- 降低，而同时伴有血氯代偿性增高。常见于碱性物质丢失过多，肾脏排酸保碱的功能降低，输入过多含氯酸性药物或碳酸酐酶抑制剂等原因造成的代谢性酸中毒。肾与肠道重吸收 Cl^- 增加及血液浓缩都与血 Cl^- 增高有关，常称为高血氯性代谢性酸中毒。

2. AG 增高型代谢性酸中毒 是指除了含氯以外的任何固定酸的血浆浓度增大时的代谢性酸中毒。常见于体内固定酸生成过多，如乳酸酸中毒、酮症酸中毒，也可见于摄入过多不含氯盐的酸性药物如阿司匹林（乙酰水杨酸）、磷酸和硫酸在体内蓄积等原因造成的代谢性酸中毒。因固定酸的 H^+ 被 HCO_3^- 缓冲，其酸根（乳酸根、$H_2PO_4^-$、SO_4^{2-}、水杨酸根）增高。这部分酸根均属未测定的阴离子（UA），因而 AG 增高，并不伴高氯血症，故又称正常血氯性代谢性酸中毒。

（三）机体的代偿调节作用

1. 血浆缓冲系统的调节 发生代谢性酸中毒后，血液中 H^+ 浓度升高，血液中的 HCO_3^- 与 H^+ 结合，形成 H_2CO_3，H_2CO_3 进一步分解成 H_2O 和 CO_2，完成对酸的调节。此时，血液中的 HCO_3^- 大量消耗而浓度降低。

2. 肺的代偿调节 血液中 H^+ 浓度升高，pH 降低，$PaCO_2$ 增高，反射性地引起呼吸中枢兴奋，使呼吸加深加快，排出大量 CO_2，从而使血浆中 H_2CO_3 的含量减少，使 HCO_3^-/H_2CO_3 比值趋于正常。

3. 肾的代偿调节 代谢性酸中毒时，肾小管上皮细胞中的碳酸酐酶活性增强，排泌 H^+ 和 NH_4^+ 作用及对 Na^+ 和 HCO_3^- 的重吸收作用加强，使血浆 HCO_3^- 中的含量增加。

代谢性酸中毒时，酸碱平衡指标变化为：血液 pH 降低，血浆中 H_2CO_3 的含量减少，CO_2CP、AB、SB 均降低，BE 负值加大，AB<SB。

（四）代谢性酸中毒对机体的影响

1. 心血管系统

(1)室性心律失常：酸中毒时多伴有血清 K^+ 浓度升高，可导致房室传导阻滞及心肌兴奋性消失，发生室性心律失常或心跳停止。

(2)心肌收缩力减弱：由于 H^+ 浓度的升高，竞争性地抑制心肌的兴奋 - 收缩耦联，同时影响 Ca^{2+} 内流，使心肌收缩力降低，心排出量下降。

(3)血管系统对儿茶酚胺的反应性降低：以毛细血管前括约肌对儿茶酚胺的反应性降低最为明显，使血管容量加大，回心血量减少，血压下降。

2. 中枢神经系统 代谢性酸中毒时，患者常因中枢系统功能障碍出现意识障碍、嗜睡或昏迷等症状，严重者可出现呼吸中枢和血管运动中枢麻痹而死亡。

3. 骨骼系统 慢性代谢性酸中毒，尤其是慢性肾衰竭引起的代谢性酸中毒，因骨骼中的磷酸钙和碳酸钙释出，成人可发生骨软化症。小儿则影响骨骼发育，延迟生长，严重者可发生肾性佝偻病和纤维性骨炎。

二、呼吸性酸中毒

由于血浆中 H_2CO_3 浓度原发性增高，使 pH 降低，所导致的酸碱平衡紊乱，称为呼吸性酸中毒。

（一）原因

呼吸性酸中毒的主要发生原因是 CO_2 排出减少，包括脑炎、颅脑损伤、呼吸中枢抑制剂等引起的呼吸中枢抑制；重症肌无力、多发性神经根炎、急性脊髓灰质炎等导致的呼吸肌麻痹以及呼吸道、胸廓和肺部疾病导致的通气障碍等，均可引起 CO_2 排出减少，血浆 H_2CO_3 浓度原发性增高，发生呼吸性酸中毒。

（二）机体的代偿调节作用

呼吸性酸中毒时，血浆内 H_2CO_3 浓度增高，使 HCO_3^-/H_2CO_3 小于 20：1。由于呼吸性酸中毒多有呼吸功能障碍，所以肺的代偿作用减弱或丧失。而肾的代偿作用发挥缓慢，常于酸中毒后数小时才开始，数日后方达到最大效能。因此在急性呼吸性酸中毒时，机体主要通过细胞内外离子交换和细胞内缓冲进行调节和代偿，而这种代偿作用有限，所以急性呼吸性酸中毒常表现为失代偿状态。

在急性呼吸性酸中毒时，血浆中的 H_2CO_3 浓度增高，并解离为 H^+ 和 HCO_3^-，H^+ 与细胞内的 K^+ 交换，进入细胞内的 H^+ 可被细胞内的蛋白质缓冲，血浆中的 HCO_3^- 浓度有所上升，使 $[HCO_3^-]/[H_2CO_3]$ 接近 20：1；同时，血液中的 CO_2 可弥散进入红细胞，在碳酸酐酶的作用下生成 H_2CO_3，H_2CO_3 分解为 H^+ 和 HCO_3^-，H^+ 被血红蛋白和氧合血红蛋白缓冲，而 HCO_3^- 进入血浆与 Cl^- 交换，从而增加血浆中的 HCO_3^-。

慢性呼吸性酸中毒时，由于肾的代偿作用，可以呈代偿性的。由于 $PaCO_2$ 和 H^+ 浓度升高，可促进肾小管上皮排泌 H^+、NH_4^+ 和对 HCO_3^- 的重吸收增加，有利于维持 $[HCO_3^-]/[H_2CO_3]$ 正常。这种作用的发挥常需要 3～5 天才能完成。

呼吸性酸中毒时，酸碱平衡指标变化为：血液 pH 降低，血浆中 HCO_3^- 和 H_2CO_3 的浓度升高，CO_2CP、AB、SB、BB 均升高，BE 正值加大，AB>SB。

（三）呼吸性酸中毒对机体的影响

呼吸性酸中毒对机体的影响类似于代谢性酸中毒，也可引起心律失常、心肌收缩力减弱、血钾升高等，除此之外，还会由于 $PaCO_2$ 升高引起血管运动和神经精神方面的障碍。

1. CO_2 直接舒张血管的作用 CO_2 的潴留可引起脑血管扩张，脑血流量增加，颅内压增高，导致患者持续性头痛。

2. 对中枢神经系统的作用 高碳酸血症可导致神经系统功能异常，主要表现有头痛、焦虑、震颤、精神错乱、嗜睡、甚至昏迷，临床称之为肺性脑病。

三、代谢性碱中毒

由于血浆中 HCO_3^- 原发性增多，使 pH 升高，所导致的酸碱平衡紊乱，称为代谢性碱中毒。

（一）原因

1. 酸性物质丢失过多 包括严重的呕吐、胃减压引流等导致的胃液大量丢失、肾上腺皮质激素分泌过多或使用利尿剂，导致肾小管对 H^+ 的排泌作用加强，均可引起代谢性碱中毒。

2. 碱性物质摄入过多 在肾功能受损时，服用碱性药物过多，超过肾脏排泄能力，可引起代谢性碱中毒。

3. **低钾血症**　由于长期摄入不足或消化液大量丢失,可致低钾血症。因细胞外液 K^+ 浓度降低,细胞内 K^+ 向细胞外转移时,与细胞外 H^+ 交换,引起细胞内酸中毒和细胞外碱中毒。

（二）机体的代偿调节作用

1. **血液缓冲作用及细胞内外离子交换的代偿**　代谢性碱中毒时,血浆中的 H^+ 浓度降低,HCO_3^- 浓度升高,缓冲系统中的 H_2CO_3、$HHbO_2$ 等弱酸中和 HCO_3^-,使血浆中的 HCO_3^- 浓度下降;因细胞外液 H^+ 浓度降低,细胞内 H^+ 逸出,使细胞外 H^+ 升高。

2. **肺代偿调节**　由于 H^+ 浓度降低,使呼吸中枢受到抑制,呼吸变慢变浅,肺通气量减少,CO_2 排出量随之下降,血液中 H_2CO_3 的含量增加,使 HCO_3^-/H_2CO_3 的比值接近 20：1。

3. **肾的代偿调节**　由于血浆中 H^+ 减少和 pH 升高,肾小管上皮细胞的碳酸酐酶活性受到抑制,对 H^+ 和 NH_4^+ 的分泌减少,对 HCO_3^- 的重吸收也减少,使血浆中 HCO_3^- 浓度下降。

代谢性碱中毒时,酸碱平衡指标变化为:血液 pH 升高,CO_2CP、AB、SB、BB 均升高,BE 正值加大,AB>SB。

（三）代谢性碱中毒对机体的影响

1. **中枢神经系统**　严重的代谢性碱中毒患者常有烦躁不安、意识障碍、精神错乱、谵妄,甚至昏迷。

2. **低钾血症**　碱中毒时,由于细胞外钾离子向细胞内转移;同时肾小管上皮细胞泌钾增多,产生低钾血症。患者可出现肌无力、肠麻痹及心律失常等症状。

3. **血浆游离钙减少**　由于血液 pH 增高,游离钙易转为结合钙,使血浆中的游离钙减少,引起神经肌肉的应激性增高,发生手足搐搦、惊厥等。

四、呼吸性碱中毒

由于血浆中 H_2CO_3 浓度原发性降低,使 pH 升高,所导致的酸碱平衡紊乱,称为呼吸性碱中毒。

（一）原因

凡能引起肺通气过度的因素均可导致呼吸性碱中毒。中枢神经系统疾病,如脑膜炎、脑肿瘤、颅脑损伤等,可刺激呼吸中枢,使呼吸加深加快,引起呼吸过度;低氧血症时,可反射性引起呼吸加深加快,造成呼吸过度;某些药物可直接兴奋呼吸中枢,引起通气增强。以上诸因素可导致 CO_2 排出过多,血浆中 H_2CO_3 的含量和 $PaCO_2$ 迅速降低,发生呼吸性碱中毒。

（二）机体的代偿调节作用

1. **细胞内外离子交换**　急性呼吸性碱中毒时,细胞内的 H^+ 与细胞外液中的 Na^+、K^+ 交换,移出细胞外的 H^+ 与 HCO_3^- 结合,产生 H_2CO_3,使血浆中 H_2CO_3 浓度升高。

2. **肾代偿**　慢性呼吸性碱中毒时,肾小管上皮细胞对 H^+ 和 NH_3 的分泌减少,对 HCO_3^- 的排出增加,使血浆中 HCO_3^- 浓度降低。

（三）呼吸性碱中毒对机体的影响

呼吸性碱中毒比代谢性碱中毒更容易出现眩晕、口唇及四肢感觉异常、抽搐、意识障碍等症状,此外,还可以出现低钾血症的表现。

几种常见的酸碱平衡紊乱的比较见表 6-3。

表 6-3　几种常见的酸碱平衡紊乱比较

	代谢性酸中毒	呼吸性酸中毒	代谢性碱中毒	呼吸性碱中毒
原因	酸性物质产生过多;酸性物质排出障碍;碱性消化液丢失过多;高钾血症	CO_2 排出减少,CO_2 吸入过多	胃液丢失过多;肾排酸过多;碱性物质摄入过多;低钾血症	通气过度使 CO_2 排出过多
机体代谢调节	HCO_3^- 的缓冲作用,呼吸加深加快使 CO_2 排出 ↑,肾泌 H^+ 和 NH_4^+ ↑、重吸收 HCO_3^- ↑,细胞内外离子交换	细胞内外离子交换和细胞内缓冲;肾泌 H^+ 和 NH_4^+ ↑、重吸收 HCO_3^- ↑	呼吸抑制;细胞内外离子交换肾泌 H^+ 和 NH_4^+ ↓、重吸收 HCO_3^- ↓	细胞内外离子交换和细胞内缓冲;肾泌 H^+ 和 NH_4^+ ↓、重吸收 HCO_3^- ↓
酸碱平衡紊乱指标变化	pH ↓,SB、AB、BB 均↓,BE 负值增大,$PaCO_2$ ↓	pH ↓,$PaCO_2$ ↑,SB、AB、BB 均↑,AB>SB,BE 正值增大	pH ↑,SB、AB、BB 均↑,BE 正值增大,$PaCO_2$ ↑	pH ↑,$PaCO_2$ ↓,SB、AB、BB 均↓,AB<SB,BE 负值增大
对机体的影响	心肌收缩性减弱,心律失常;中枢神经系统功能障碍	心肌收缩性减弱,心律失常;肺性脑病	血浆 pH ↑,血中游离钙 ↓ 引起神经 - 肌肉兴奋性 ↑,出现腱反射亢进、肢体麻木、手足抽搐,中枢神经系统功能障碍	与代谢性碱中毒相似,但呼吸性碱中毒症状更易出现,表现更为严重

（龚　明）

复习思考题

1. 试述呼吸性酸中毒对机体的影响。
2. 试述血液、肺、肾对机体酸碱平衡的调节作用。
3. 试比较四种单纯性酸碱平衡紊乱的主要血气变化。
4. 案例分析:患者,男,58 岁,患有肺心病合并呼吸衰竭,检测血气指标如下:pH 7.28,$PaCO_2$ 68mmHg,HCO_3^- 41mmol/L。该患者是否存在酸碱平衡紊乱? 如果存在,是哪种酸碱平衡紊乱? 为什么?

扫一扫
测一测

第七章

缺　氧

学习要点

1. 重要概念：缺氧、血氧分压、血氧容量、血氧含量、血氧饱和度、动-静脉血氧含量差。
2. 血氧指标的正常值及意义；缺氧的病因及机体的代偿调节。
3. 各类缺氧的发病机制及缺氧时细胞和各系统主要功能、代谢的变化。

氧是正常生命活动所必需的物质，正常成年人在静息状态下每分钟的耗氧量约为250ml，而人体内储氧量为1500ml，在无氧供给的情况下仅能维持6分钟静息状态下的代谢需氧。因此一旦呼吸、心跳停止，数分钟即可因缺氧而危及生命。

缺氧是指由于氧的供应不足或组织细胞利用氧的能力障碍，引起机体组织器官的功能代谢、形态结构异常变化的病理过程。

第一节　常用的血氧指标

机体摄取、运输和利用氧是个复杂的过程，血氧的变化是反映组织供氧和耗氧的重要指标，组织供氧量＝动脉血氧含量×组织血流量；组织耗氧量＝(动脉血氧含量-静脉血氧含量)×组织血流量。常用的血氧指标有以下几项(表7-1)：

一、血氧分压

血氧分压(PO_2)是指以物理状态溶解于血液中的氧所产生的张力。正常动脉血氧分压(PaO_2)约为100mmHg(13.3kPa)，主要取决于吸入气体的氧分压和外呼吸功能状态。静脉血氧分压(PvO_2)约为40mmHg(5.33kPa)，主要取决于组织摄氧和利用氧的能力，反映内呼吸状态。

二、血氧容量

血氧容量(CO_{2max})是指在标准条件下(即在氧分压为150mmHg，温度38℃)100ml血液中的血红蛋白(Hb)最大携氧量。正常每100ml血液中含15g血红蛋白，CO_{2max}约为200ml/L，它主要取决于血液中血红蛋白的质和量，反映血液携氧的能力。

三、血氧含量

血氧含量（CO_2）是指 100ml 血液中的实际带氧量，包括血红蛋白实际结合氧的量和极少量溶解于血浆中的氧（正常约 3ml/L）。正常时，动脉血氧含量（CaO_2）约为 190ml/L，静脉血氧含量（CvO_2）约为 140ml/L，它们均取决于氧分压和血红蛋白的质和量。

四、血氧饱和度

血氧饱和度（SO_2）是指血液中结合氧的血红蛋白占总血红蛋白的百分比，SO_2=（血氧含量－物理溶解的氧量)/血氧容量×100%。正常动脉血氧饱和度约为 95%，静脉血氧饱和度为 70%。

SO_2 主要取决于血氧分压，两者之间关系可用氧合血红蛋白解离曲线（ODS）表示（图 7-1）。P_{50} 指在一定体温和血液 pH 条件下，血红蛋白氧饱度为 50% 时的氧分压。P_{50} 反映血红蛋白与氧的亲和力，正常值为 26 ~ 27mmHg。当红细胞内 2,3- 二磷酸甘油酸（2,3-DPG）增多、酸中毒、二氧化碳增

图 7-1 氧合血红蛋白解离曲线及其主要影响因素

多及血温增高时，血红蛋白与氧的亲和力降低，在相同氧分压下血氧饱和度降低，氧解离曲线右移，P_{50} 增大。反之，氧解离曲线左移，P_{50} 减小，血红蛋白与氧的亲和力增大，血红蛋白结合的氧则不易释出。

五、动 - 静脉血氧含量差

动 - 静脉血氧含量差（$A\text{-}VdO_2$）是指动脉血氧含量减去静脉血氧含量的差值，即 $A\text{-}VdO_2=CaO_2 - CvO_2$，正常值约为 50ml/L，表明 1L 血液流经组织细胞时约有 50ml 的氧被利用。该值主要反映组织摄氧和耗氧能力。

表 7-1 常用血氧指标及其意义

血氧指标	英文缩写		定义	正常值	意义
血氧分压	动脉血	PaO_2	溶解于动脉血中的氧产生的张力	100mmHg (13.3kPa)	取决于吸入气氧分压和外呼吸功能
	静脉血	PvO_2	溶解于静脉血中的氧产生的张力	40mmHg (5.33kPa)	反映细胞内呼吸状况
血氧容量		CO_{2max}	Hb 最大携氧量	200ml/L	取决于血液 Hb 的质和量，反映血液携氧能力

血氧指标	英文缩写		定义	正常值	意义
血氧含量	动脉血	CaO_2	动脉血中 Hb 实际结合氧的量	190ml/L	取决于 PaO_2 和 Hb 的质和量
	静脉血	CvO_2	静脉血中 Hb 实际结合氧的量	140ml/L	反映细胞内呼吸状况结合氧的量
氧饱和度	动脉血	SaO_2	动脉血中 1g 血红蛋白被氧饱和的程度	95%	取决于 PaO_2
	静脉血	SvO_2	静脉血中 1g 血红蛋白被氧饱和的程度	70%	取决于 PvO_2
动 - 静脉血氧含量差		$A\text{-}VdO_2$	动、静脉血氧含量的差值	50ml/L	反映组织摄氧和耗氧能力

第二节 缺氧的类型、原因及发生机制

空气中的氧通过呼吸道进入肺泡,进入肺泡的氧通过呼吸膜进入肺泡壁毛细血管,并与血液中血红蛋白相结合,经血液循环运输到达全身毛细血管网,携带氧的红细胞释放氧供给组织细胞,组织细胞氧化利用氧,整个过程可概括为外呼吸、气体的运输和内呼吸三个环节,任何一个环节异常均可导致机体缺氧。

一、低张性缺氧

低张性缺氧又称乏氧性缺氧,是指因动脉血氧分压降低导致组织供氧不足。即氧通过呼吸道进入肺泡并通过呼吸膜进入血液与红细胞血红蛋白结合这个外呼吸过程出现异常所致。

（一）原因

1. 吸入气体氧分压过低 多发生于高原、高空、通气不良的矿井、坑道或吸入低氧的混合气体、麻醉气体等。由于吸入气体中氧分压过低,致使 PaO_2 降低,故又称大气性缺氧。

2. 外呼吸功能障碍 因气道异物、喉头水肿、气胸、呼吸中枢抑制等导致阻塞性或限制性通气障碍,使氧气无法进入肺泡。肺实变、肺水肿、肺动脉栓塞等引起的换气功能障碍,均可导致 PaO_2 和血氧含量降低。外呼吸功能障碍引起的缺氧又称呼吸性缺氧。

3. 静脉血分流入动脉血 多见于存在右向左分流的先天性心脏病患者。

（二）血氧变化的特点及组织缺氧发生机制

1. 血氧变化的特点 动脉血氧分压、血氧含量、血氧饱和度均降低,动 - 静脉氧含量差减小或接近正常,血氧容量正常或增高。

2. 发生机制 低张性缺氧时,由于动脉血氧分压下降,可直接使血氧含量和血氧饱和度降低,但只有 PaO_2 降低到 60mmHg 以下时,才会使 CO_2 和 SO_2 显著降低。血液中的氧弥散入细胞的速度取决于血液与细胞内氧分压差,当 PaO_2 和 CO_2 严重减少时,使氧弥散速度减慢可引起细胞缺氧,此时组织细胞用氧减少,使 $A\text{-}VdO_2$ 减小,但

若为慢性缺氧,组织利用氧的能力可代偿性增强,故 A-VdO$_2$ 可接近正常。急性低张性缺氧时因血红蛋白的质和量无变化,故 CO$_{2max}$ 不变,但在慢性缺氧时红细胞数目可代偿性增多,使 CO$_{2max}$ 增高。

(三)皮肤、黏膜颜色的变化

低张性缺氧时,动脉血与静脉血的氧合血红蛋白浓度均降低,毛细血管中氧合血红蛋白减少,还原性血红蛋白增加。当毛细血管中还原性血红蛋白平均浓度增加至 50g/L 以上,可使皮肤和黏膜呈青紫色,称为发绀。在慢性低张性缺氧很容易出现发绀。

二、血液性缺氧

血液性缺氧又称等张性缺氧,是指因血红蛋白的数量或性质异常,使氧不能被血红蛋白携带或血红蛋白结合的氧不易释出所致的缺氧。

(一)原因

1. 血红蛋白数量减少　各种原因引起的严重贫血,由于单位容积内的血红蛋白数量减少,携氧能力减弱,导致组织缺氧,又称贫血性缺氧。

2. 血红蛋白性质异常

(1)一氧化碳(CO)中毒:俗称"煤气中毒"。CO 与 Hb 结合生成碳氧血红蛋白(HbCO),使 Hb 丧失运氧能力。因 CO 与 Hb 的亲和力是 O$_2$ 与 Hb 亲和力的 210 倍。故吸入气只要含 0.1% 的 CO,就可使血液约 50% 的 Hb 转变为 HbCO。此外,CO 还可抑制红细胞内糖酵解过程,使 2,3-二磷酸甘油酸生成减少,氧离曲线左移,氧合血红蛋白难以释放 O$_2$。所以 CO 中毒既阻碍 O$_2$ 与 Hb 的结合,又阻碍 O$_2$ 的解离,造成组织严重缺氧。

(2)高铁血红蛋白形成:血液中血红蛋白中的 Fe^{2+} 在硝基苯、亚硝酸盐、奎宁、非那西汀等氧化剂的作用下,大量被氧化成 Fe^{3+},称高铁血红蛋白。Fe^{3+} 与羟基牢固结合使 Hb 丧失携氧能力,而剩余的 Fe^{2+} 与 O$_2$ 的亲和力增大,结合的氧不易被释放,使组织严重缺氧。

3. 血红蛋白与氧亲和力过强　常见于输入大量库存血或碱性液体。因库存血中的红细胞 2,3-DPG 含量低,碱性溶液使血浆 pH 升高,均使氧离曲线左移,Hb 与 O$_2$ 亲和力强,难以解离释放 O$_2$,引起组织缺氧。

(二)血氧变化特点及组织缺氧发生机制

1. 血氧变化的特点　血氧容量和血氧含量降低、动-静脉血氧含量差减小,动脉血氧分压和血氧饱和度正常。但由血红蛋白与氧的亲和力过强引起的血液性缺氧较特殊,因结合的氧不易释放,氧无法进入细胞内被利用,使动-静脉血氧含量差减小,其他指标均正常,甚至部分还可高于正常。

2. 发生机制　血液性缺氧时,因吸入气中氧分压及外呼吸功能正常,故动脉血氧分压及血氧饱和度正常,但血红蛋白的数量减少或因性质改变而丧失携氧能力,使血氧容量及血氧含量降低。血液由动脉端流向静脉端时,随着血氧含量减少,PaO$_2$ 逐步降低,使氧向组织弥散速度减慢,引起细胞缺氧,此时组织细胞用氧减少,A-VdO$_2$ 减小。

(三)皮肤、黏膜颜色变化

单纯血红蛋白减少时,因氧合血红蛋白减少,另外患者毛细血管中还原性血红蛋白未达到出现发绀的阈值,所以皮肤、黏膜颜色较为苍白;碳氧血红蛋白本身具有特别鲜红的颜色,一氧化碳中毒患者时,由于血液中碳氧血红蛋白增多,所以皮肤、黏膜呈现樱桃红色,严重缺氧时由于皮肤血管收缩,皮肤、黏膜呈苍白色;高铁血红蛋白血症时,由于血中高铁血红蛋白含量增加,所以患者皮肤、黏膜出现深咖啡色或青紫色。因进食大量含硝酸盐的食品引起血红蛋白氧化造成的高铁血红蛋白血症又称肠源性发绀。

三、循环性缺氧

循环性缺氧是指因组织器官动脉血灌流不足(又称缺血性缺氧)或静脉血回流障碍(又称淤血性缺氧)导致血液循环不能及时将氧合血红蛋白运输给组织而引起的缺氧。

(一)原因

1. 全身血液循环障碍　当休克、DIC、心力衰竭等因素引起的急性循环障碍,使有效循环血量锐减,全身各器官动脉血灌流不足时,氧无法被运输至各个微循环,使组织细胞缺氧。

2. 局部血液循环障碍　血管的栓塞、血栓形成等常导致局部组织发生缺血、淤血而缺氧。

(二)血氧变化特点及组织缺氧发生机制

1. 血氧变化的特点　动脉血氧分压、血氧容量、血氧含量、血氧饱和度均正常,动 - 静脉氧含量差增大。

2. 发生机制　循环性缺氧时,因血液循环障碍,血液流经毛细血管的时间延长,组织细胞从淤积的血液中过度摄取氧,使静脉血氧含量降低,故动静脉氧含量差增大。因单位时间内流过毛细血管的血量减少,弥散至组织细胞的氧相应减少,引起组织缺氧。若血液循环障碍引起肺部病变,如肺动脉栓塞、休克肺、左心衰肺淤血等,则可合并有低张性缺氧,导致动脉血氧分压、血氧含量、血氧饱和度降低。

(三)皮肤、黏膜颜色变化

由于静脉血的 CvO_2 和 PvO_2 较低,毛细血管中还原性血红蛋白可超过 50g/L,可引发皮肤、黏膜发绀。

四、组织性缺氧

组织性缺氧是指组织细胞利用氧的能力障碍,即内呼吸功能障碍导致的缺氧。

(一)原因

1. 细胞中毒　可见于氰化物、砷化物、磷等物质引起的组织细胞中毒,其中以氰化物中毒造成的组织性缺氧最为典型。0.06g 的氰化物即可致死,氰化物(如 KCN、HCN 和 NaCN 等)可经皮肤、消化道、呼吸道进入机体,其氰基迅速与氧化型细胞色素氧化酶的 Fe^{3+} 结合,形成氰化高铁细胞色素氧化酶,从而失去传递电子的能力,导致呼吸链中断,细胞用氧严重障碍而迅速致死。此外,硫化氢、砷化物等也可抑制细胞色素氧化酶而导致呼吸链阻断,使细胞利用氧障碍。

2. 线粒体损伤　线粒体是细胞进行氧化磷酸化产生能量的主要场所,大量放射线照射、细菌毒素、机械损伤等均可损害线粒体的结构或抑制其功能,致使组织利用氧障碍。

3. 呼吸酶的缺乏　核黄素、泛酸、烟酸及烟酰胺等均是呼吸链中脱氢酶的辅酶组成成分,当这些维生素严重缺乏时,可明显抑制呼吸链,引起组织细胞用氧障碍。

（二）血氧变化特点及组织缺氧发生机制

1. 血氧变化的特点　动脉血氧分压、血氧容量、血氧含量、血氧饱和度均正常,动 - 静脉氧含量差减小。

2. 发生机制　组织性缺氧时,细胞内呼吸障碍使组织不能充分利用氧,静脉血氧含量和静脉血氧分压较高,使得 A-VdO$_2$ 减小。

（三）皮肤、黏膜颜色变化

患者的皮肤、黏膜颜色因毛细血管内氧合血红蛋白的量高于正常,故常呈现鲜红色或玫瑰红色。

应当指出,临床上所见到的缺氧类型常不是单一类型,而是多种缺氧类型的不同组合。如失血性休克因全身循环血量不足主要引起循环性缺氧,失血伴有血红蛋白减少可引起血液性缺氧,并发休克肺时可出现低张性缺氧,持续缺氧使线粒体受损时又可发生组织性缺氧。各型缺氧血氧变化特点归纳如下（表 7-2）

表 7-2　各型缺氧的血氧变化特点

缺氧类型	PaO$_2$	SaO$_2$	CO$_{2max}$	CaO$_2$	A-VdO$_2$
低张性缺氧	降低	降低	正常	降低	降低或正常
血液性缺氧	正常	正常	降低或正常	降低或正常	降低
循环性缺氧	正常	正常	正常	正常	升高
组织性缺氧	正常	正常	正常	正常	降低

第三节　缺氧时机体的功能和代谢变化

缺氧早期机体常通过改变器官功能代谢来代偿和适应,急性缺氧时以呼吸系统和循环系统代偿为主,慢性缺氧时以血液系统和降低细胞耗氧来代偿。但后期严重缺氧超过了机体的代偿能力,就会出现功能代谢和形态结构的变化。

一、组织细胞的变化

急性缺氧时,组织细胞多来不及代偿。慢性缺氧时,组织细胞早期可通过增强储备氧、利用氧的能力或降低代谢耗氧量来进行代偿;后期因缺氧时间过长,最终引起组织细胞的器质性损伤。

（一）代偿性变化

1. 增强储备氧的能力　慢性缺氧时,肌肉中肌红蛋白明显增多,可增大肌肉储备氧的能力并提高氧的弥散速度,从而改善组织细胞的缺氧。

2. 增强利用氧的能力　慢性缺氧时细胞内线粒体数量增多、膜表面积增大、呼吸链中的琥珀酸脱氢酶、细胞色素氧化酶等酶数量增加、活性增强,均可使细胞利用氧的能力增强。

3. 降低代谢耗氧量 缺氧时细胞氧化过程受抑制,主要以加强糖无氧酵解来补偿机体能量的不足,同时还降低各种合成代谢和离子泵功能来降低耗氧量。

4. 无氧酵解增强 严重缺氧时,ATP 生成减少,ATP/ADP 比值下降,可激活磷酸果糖激酶,该酶是控制糖酵解过程最主要的限速酶,其活性增强可促使糖酵解过程加强,在一定的程度上可补偿能量的不足。

（二）细胞损伤

细胞损伤主要表现为细胞膜、线粒体及溶酶体的改变。

1. 细胞膜对离子的通透性增加 缺氧时因 ATP 生成减少,使细胞膜对 Na^+、K^+、Ca^{2+} 等离子的通透性增高,使细胞内电解质异常而影响或加重细胞损害。常有:① Na^+ 内流增多:缺氧使胞膜 Na^+-K^+-ATP 泵功能障碍,细胞内钠离子增加,致细胞水肿;② K^+ 外流加快:造成细胞内缺钾使细胞合成代谢受损,使酶、ATP 生成进一步减少;③ Ca^{2+} 内流增多:可抑制线粒体的呼吸功能,造成溶酶体膜被破坏,自由基生成增多,从而加重了细胞的损伤。

2. 线粒体变化 轻度缺氧可增强线粒体的呼吸功能。重度缺氧可使线粒体呼吸功能和氧化过程减弱,ATP 生成减少,甚至结构破坏。

3. 溶酶体变化 缺氧使机体产生代谢性酸中毒,pH 降低和胞浆游离钙增加,可引起溶酶体膜通透性增加,使溶酶体肿胀、破裂,大量溶酶体酶释放引起细胞及其周围组织溶解坏死。

二、呼吸系统的变化

（一）代偿性变化

呼吸系统的代偿是急性缺氧时机体的主要代偿方式,但在慢性缺氧时,常起不到代偿作用。

1. 呼吸中枢兴奋 当动脉血氧分压降低至 8.0kPa（60mmHg）以下时,可直接刺激颈动脉体和主动脉体化学感受器,反射性兴奋呼吸中枢,使呼吸加深加快,肺泡通气量增多,PaO_2 随之增高。这是急性缺氧最重要的代偿反应。但若是因为通气功能障碍引起的缺氧,呼吸活动的加强不仅不能增加肺泡通气,反而因呼吸肌耗氧量增加而加重缺氧。单纯血液性缺氧和组织性缺氧因 PaO_2 基本正常,无法兴奋呼吸中枢,故呼吸运动变化不大。

2. 肺血流重新分布 肺泡氧分压降低可引起肺小动脉收缩,使缺氧的肺泡血流量减少而通气好的肺泡血流量增加,这种血流重新分布,使通气较好的肺尖部通气与血流比例趋于平衡,有利于氧的弥散,PaO_2 随之增高。同时呼吸活动加强使胸廓运动增强,胸内负压加大,静脉回流增多,也使心排出量和肺血流量增加,促进氧的弥散和运输。

（二）呼吸功能障碍

1. 急性肺水肿 部分急性低张性缺氧,如快速登上 4000m 以上的高原,患者可在 1 ～ 4 天内发生急性肺水肿,出现呼吸困难、发绀、咳嗽、咳粉红色泡沫样痰,甚至合并急性右心衰而危及生命。

2. 中枢性呼吸衰竭 重度缺氧时,若动脉血氧分压降低至 4.0kPa（30mmHg）以下时,不仅不兴奋反而抑制呼吸中枢,从而使呼吸变浅变慢,肺泡通气量减少,形成中枢性呼吸衰竭。

三、循环系统的变化

(一)代偿性变化

急性、慢性缺氧时循环系统均发挥强大的代偿功能。

1. 心排出量增加　为急性轻、中度低张性缺氧的主要代偿反应,可提高全身组织的供氧量。其机制为:①心率增快:目前认为,心率加快很可能是通气增加所至肺膨胀对肺牵张感受器的刺激,反射性兴奋交感神经使心率加快,心排出量增加;②心肌收缩性增强:由于交感神经兴奋,释放大量肾上腺素和去甲肾上腺素,作用于心肌β-肾上腺素能受体,增强心肌的收缩性;③回心血量增加:由于缺氧使呼吸加深、胸腔负压增大、心脏运动增强所致。

2. 血液重新分布　各器官血管受体密度不同,对儿茶酚胺的反应性不同。急性缺氧时,皮肤、腹腔器官因交感神经兴奋,缩血管作用占优势,使血管收缩;心、脑血管因受局部代谢产物如乳酸、腺苷等扩血管物质作用使血管扩张、血流增加,这种血流的重新分布,对确保心、脑等生命重要器官的血液供应,具有重要的代偿作用。

3. 毛细血管增生　慢性缺氧时,脑、心和骨骼肌内的毛细血管常显著增生,密度增加,有利于增加氧的弥散,改善组织细胞供氧。

4. 肺血管收缩　当肺泡 PO_2 降低时,可引起肺小动脉收缩,使血流转向通气充分的肺泡,这是肺循环特有的生理现象,称为缺氧性肺血管收缩。

(二)循环功能障碍

严重缺氧使心肌细胞变性、坏死,心肌舒缩功能障碍。心肌兴奋性、自律性、传导性改变易发生心律失常。大量酸性代谢产物蓄积,外周血管床扩张,使回心血量减少,心排出量减少。肺动脉收缩使心脏后负荷过重。这些因素最终引起心脏泵功能障碍导致心力衰竭。

四、血液系统的变化

(一)代偿性变化

1. 红细胞增多　急性缺氧时,由于交感神经兴奋,脾、肝等储血器官收缩,储存的血液进入体循环,使血液中红细胞迅速增多。慢性缺氧时低氧血症刺激肾产生的促红细胞生成素增加,促进骨髓内红细胞增殖和成熟,使血液内红细胞增多,携氧能力增强。

2. 氧合血红蛋白解离曲线右移　缺氧时糖酵解增强,其中间产物 2,3-DPG 增加,导致氧离曲线右移。这时血红蛋白与氧亲和力下降,容易将结合的氧释放供给组织利用。

(二)损伤性变化

红细胞过多,使血液黏稠度增加,血流阻力加大,血流速度减慢,加重组织细胞缺氧,并易导致血栓形成及诱发心力衰竭等并发症。此外,当 PaO_2 低于 8.0kPa(60mmHg)时,氧离曲线过度右移,可导致动脉血氧饱和度明显下降,使血液通过肺泡时结合的氧量过少,组织供氧量显著下降。

五、中枢神经系统的变化

脑是耗氧最高、对缺氧最为敏感的重要生命器官,其耗氧量占机体总耗氧量的23%,尤其是大脑皮质对缺氧极为敏感。急性缺氧早期,大脑皮质兴奋过程相对占优势,出现头痛、兴奋、情绪激动、思维力、记忆力、判断力降低以及定向障碍等。后期严重缺氧使大脑皮质由兴奋转为抑制,出现惊厥、昏迷甚至死亡。慢性缺氧常表现为易疲劳、乏力、嗜睡、注意力不集中及精神抑郁等症状。

中枢神经系统的功能障碍主要与:①缺氧增加脑血管通透性引起脑水肿;②干扰神经细胞能量代谢、递质合成、神经冲动传递;③直接引起神经细胞变性、坏死等多种因素有关。

第四节 影响机体对缺氧耐受性的因素

不同个体在不同的条件下对缺氧的耐受性不同。影响机体对缺氧耐受性的因素有很多,如年龄、心理状态、环境温度、健康状况及机体的代偿适应能力等,概括起来主要有两个方面。

一、机体的代谢耗氧率

机体耗氧量越大,对缺氧耐受性就越差。如甲状腺功能亢进、发热、运动及寒冷刺激等均可增加耗氧量,使机体对缺氧的耐受性降低。反之当体温降低、中枢神经被抑制时可降低机体耗氧率,对缺氧的耐受性则增强。故临床上常采用人工冬眠、低温麻醉等措施来提高病人对缺氧的耐受性。

二、机体的代偿能力

缺氧时机体可通过一系列代偿反应加以适应,但对于有心肺功能不全、血液病等疾病患者或年老体弱者则对缺氧的代偿能力差,对缺氧的耐受性降低,易发生缺氧。此外,机体对缺氧的耐受力可以通过锻炼来提高。长期体力劳动和体育锻炼能增强心肺功能和呼吸酶活性,提高机体缺氧耐受力。

(赵江波)

  复习思考题

1. 简述四种类型缺氧的血氧变化特点。
2. 循环性缺氧的原因是什么?
3. 论述慢性缺氧时血液系统的变化。
4. 急性低张性缺氧时,机体有哪些代偿反应,发生机制如何?

扫一扫
测一测

发 热

学习要点

1. 重要概念:发热、过热、发热激活物、内生致热原(EP)。
2. 发热过程三个时相的热代谢特点和主要临床表现。
3. 发热的发生机制及发热时机体功能和代谢的变化。

　　正常成人体温始终维持在 37℃ 左右,可因昼夜变化而呈周期性波动,但波动范围一般不超过 1℃。当由于致热原的作用,使体温调节中枢的调定点上移而引起调节性体温升高时,称为发热。目前临床以体温超过正常值 0.5℃ 以上作为判断发热的标准。

　　人们曾经把体温高于正常称之为发热,实际上体温升高与发热并非完全等同。体温升高包括以下两种情况:①生理性体温升高:是指生理功能增强,产热过多引起的体温升高,体温调定点并无变化,见于剧烈运动、月经前期、心理应激等。生理性体温升高随生理过程结束自动恢复正常体温,对机体一般无危害,不需治疗。②病理性体温升高:包括发热和过热。发热是由于调定点上移,体温调节中枢在较高的水平上对体温进行调节,是许多疾病所共有的病理过程和临床表现,也是发生疾病的重要信号。过热属于病理性的、非调节性体温升高,体温调节中枢的调定点并未上移,是体温调节机构不能将体温控制在与调定点相适应的水平上,而引起的被动性体温升高。过热主要见于:①过度产热,如癫痫大发作导致的剧烈抽搐、甲状腺功能亢进、某些全身性麻醉药物导致的恶性高热;②散热障碍,如先天性或后天性汗腺缺陷、环境温度过高引起的中暑等;③体温调节中枢功能障碍,丧失调节能力,如下丘脑的损伤、出血、炎症等。

第一节　发热的原因与机制

一、发热激活物

　　凡是能够激活体内产内生致热原的细胞,产生和释放内生致热原的物质称为发热激活物。发热激活物包括外致热原和某些体内产物。

（一）外致热原

来自体外的发热激活物称为外致热原。

1. 细菌　革兰阳性菌感染是常见的发热原因，主要有金黄色葡萄球菌、溶血性链球菌、肺炎球菌、白喉杆菌等，此类细菌感染，菌体及其产生的外毒素皆可致热。革兰阴性菌主要有大肠杆菌、伤寒杆菌、淋球菌、脑膜炎球菌等，此类细菌的致热性除全菌体和细胞壁中所含肽聚糖外，最主要成分是菌壁中所含的脂多糖，又称内毒素（ET）。ET 是最常见的外致热原，有极强的致热性，较强的耐热性（160℃干热 2 小时才能灭活），且在自然界中分布极广，一般方法难以消除。临床上输血或输液过程中出现的发热反应，多数是由 ET 污染所致。

2. 病毒　常见的有流感病毒、麻疹病毒、柯萨奇病毒、出血热病毒、SARS 病毒等。病毒是以其全病毒体和所含的血凝素致热。

3. 真菌　许多真菌感染性疾病伴有发热。如白念珠菌感染引起的肺炎、鹅口疮、慢性脑膜炎等。真菌是以全菌体及菌体内所含的荚膜多糖和蛋白质致热。

4. 其他　立克次体、衣原体、钩端螺旋体等致病微生物细胞壁中亦含有脂多糖成分，其致热性可能与此有关。此外，尚有许多病原微生物并不产生特异性致热物质或其致热物质尚不清楚，它们引起发热的机制可能是其在体内繁殖引起相应抗原表达或细胞自身抗原的变异，激活了体内产内生致热原的细胞。

（二）体内产物

1. 抗原抗体复合物　抗原抗体复合物对产生内生致热原的细胞有激活作用。如系统性红斑狼疮、类风湿等。

2. 类固醇　体内某些类固醇代谢产物对人体有致热性，睾酮的中间代谢产物本胆烷醇酮是典型代表。某些不明原因的周期性发热病人的血浆中发现此物质浓度常升高。

3. 致炎物　尿酸盐结晶、硅酸盐结晶可激活产 EP 细胞引起发热。组织坏死过程或坏死组织引起的无菌性炎症，可能释放某些发热激活物。

二、内生致热原

内生致热原（EP）是指产 EP 的细胞在发热激活物的作用下，产生和释放的能引起体温升高的细胞因子。

（一）内生致热原的产生和释放

能够产生和释放 EP 的细胞称产 EP 细胞，包括单核细胞、巨噬细胞、成纤维细胞、内皮细胞、淋巴细胞、星形细胞和肿瘤细胞等。

EP 的产生和释放是一系列复杂的细胞信息传递和基因表达的调控过程。当产 EP 细胞与发热激活物如脂多糖（LPS）结合后，即被激活，从而启动内生致热原的合成和释放。经典的产内生致热原细胞激活方式主要有两种：一种是通过 Toll 样受体介导的细胞活化；另一种是通过 T 细胞受体介导的 T 淋巴细胞活化途径，从而启动 EP 的合成。

（二）内生致热原的种类

EP 是一组由产内生致热原细胞产生的不耐热的小分子蛋白质，具有致热性，主要包括：

1. 白细胞介素 -1（IL-1）　是由单核细胞、巨噬细胞、内皮细胞、星形细胞等产 EP 细胞产生的多肽类物质。IL-1 受体广泛分布于脑内,尤其靠近体温调节中枢的下丘脑外侧密度最大。IL-1 是最早发现的内生致热原,其特点是致热性强和不耐热(70℃加热 30 分钟可失去活性)。

2. 肿瘤坏死因子（TNF）　TNF 分为 TNF-α 和 TNF-β 两种亚型,TNF-α 主要由激活的单核巨噬细胞分泌;TNF-β 主要由激活的 T 淋巴细胞分泌,具有 IL-1 相似的生物学活性,两者引发的热型也相似。TNF 不耐热,反复注射不产生耐受性。

3. 干扰素（IFN）　主要由白细胞产生,IFN 有 IFN-α、IFN-β 和 IFN-γ 三种亚型,与发热相关的是 IFN-α 和 IFN-γ。IFN-α 的致热性强,可引起单相热。IFN 不耐热,60℃加热 40 分钟即可失去活性,反复注射可产生耐受性。

4. 白细胞介素 -6（IL-6）　IL-6 是由单核细胞、成纤维细胞和内皮细胞等分泌的细胞因子。IL-6 致热活性弱于 IL-1、IFN。

5. 其他　巨噬细胞炎症蛋白 -1（MIP-1）是内毒素作用于巨噬细胞所诱导产生的肝素 - 结合蛋白质,已证明用纯化的 MIP-1 给家兔静脉注射,可引起剂量依赖性单相热。白细胞介素 -2（IL-2）也可诱导发热,但发热反应出现晚。此外,睫状神经营养因子（CNTF）、白细胞介素 -8（IL-8）、内皮素等也被认为与发热有一定的关系。

三、发热时的体温调节机制

(一) 体温调节中枢

目前认为发热时的体温调节中枢涉及中枢神经系统的多个部位,可能由两部分组成:一个是正调节中枢,位于下丘脑,特别是视前区 - 下丘脑前部（POAH）。该区含有温度敏感神经元,对于来自外周和深部的温度信息起到整合作用;另一个是负调节中枢,位于腹中隔（VSA）、中杏仁核（MAN）和弓状核,均可释放中枢解热介质,对发热时的体温产生负向调节。正、负调节的相互作用决定调定点的上移水平及发热的幅度和热型。

(二) 致热信号传入中枢的机制

血液循环中的 EP 可能通过以下三种途径将致热信息传入体温调节中枢。

1. 通过下丘脑终板血管器（OVLT）　终板血管器位于第三脑室视上隐窝上方,紧靠 POAH,该处毛细血管壁有孔,通透性大,是血脑屏障的薄弱部位,EP 可能由此入脑。目前认为这可能是 EP 作用于体温调节中枢的主要通路。

2. 通过血脑屏障　这是一种较直接的信号传递方式。EP 可能通过血脑屏障的特异性转运机制入脑。也可能从脉络丛部位渗入或易化扩散入脑,通过脑脊液循环分布到下丘脑 POAH。

3. 通过迷走神经　EP 可刺激肝脏 Kupffer 细胞周围的迷走神经将信息传入中枢。切断膈下迷走神经后,腹腔内注射 IL-1 则不再引起发热。

(三) 发热中枢调节介质

通常发热是由发热激活物作用于机体,激活产 EP 细胞产生和释放 EP,后者作用于体温调节中枢,引起发热中枢介质的释放,继而使调定点上移,引起体温上调而发热。发热中枢调节介质可分为正调节介质和负调节介质。发热时,体温升高并稳定于一定水平,是体温正负调节介质的相互作用的结果。

1. 正调节介质

(1) 前列腺素 E(PGE):是重要的中枢发热介质。其特点是:发热呈现剂量依赖关系;潜伏期比 EP 短;外周静脉注射 EP 可引起脑脊液中 PGE_2 浓度增高和含量增多;阻断 PGE 合成的药物有解热作用。

(2) Na^+/Ca^{2+} 比值升高:实验显示,给多种动物脑室内灌注 Na^+ 可使体温很快升高,灌注 Ca^{2+} 则使体温很快下降,降 Ca^{2+} 剂脑室内灌注也引起体温升高。这表明 Na^+/Ca^{2+} 比值升高在发热机制中可能起重要的中介作用。

(3) 环磷酸腺苷(cAMP):cAMP 是脑内多种介质的第二信使,也是重要的发热介质。其特点是:潜伏期明显短于 EP 性发热;注射磷酸二酯酶抑制剂(减少 cAMP 分解)能提高脑内 cAMP 浓度,并增强中枢致热作用,同时增加 PGE_2 和内毒素导致的发热反应;注射磷酸二酯酶激活剂(加速 cAMP 分解)能引起相反作用;ET 和 EP 双相热期间,CSF 中 cAMP 含量与体温呈同步性双相变化。

(4) 促肾上腺皮质激素释放激素(CRH):主要分布于室旁核和杏仁核,其特点为:IL-1 和 IL-6 能使下丘脑释放 CRH;CRH 抗体或受体拮抗剂可阻断 IL-1β 引起的发热效应;CRH 抗体能限制无菌性炎症反应引起的发热效应和高代谢反应,脑内注射环氧酶抑制剂时没有抑制作用。

(5) 一氧化氮(NO):NO 是广泛分布于中枢神经系统的一种新型神经递质,引起发热的作用机制可能是:通过作用于下丘脑 POAH、OVLT 等部位,介导发热时的体温升高;通过刺激棕色脂肪组织的代谢活动导致产热增多;抑制发热时负调节介质的合成和释放。

2. 负调节介质 临床和实验研究均表明,发热时的体温升高极少超过 41℃,即使大量增加致热原的量,也难以超过此热限。这种发热时体温升高的高度被限定在一定范围内的现象称为热限。有关热限的成因学说较多,体温的负反馈调节机制可能是其基本机制。目前较为认可的负调节介质有:

(1) 精氨酸加压素(AVP):AVP 由下丘脑神经元合成,是一种与多种中枢神经系统功能有关的神经递质。脑室内微量注射具有解热作用,应用 AVP 拮抗剂可阻断其解热作用。

(2) α- 黑素细胞刺激素(α-MSH):α-MSH 是由腺垂体分泌的多肽激素,具有极强的解热作用,可能控制发热的高度和持续时间。

(3) 脂皮质蛋白 -1(lipocortin-1):是一种钙依赖性磷酸脂结合蛋白,主要分布于脑、肺等器官。向大鼠脑室内注射重组的脂皮质蛋白 -1,可明显抑制白细胞介素等诱导的发热反应。研究发现,糖皮质激素的解热作用依赖于脂皮质蛋白 -1 的释放。

在 EP 引起调定点上移的形成机制中,正调节介质和负调节介质可能同时或先后被释放,共同控制着调定点上移和上移的幅度。保证了发热时体温不至于过高,从而避免了高热引起脑细胞损伤。这是机体的自我保护功能和自稳调节机制,具有重要的生物学意义。

总之,发热的发生机制比较复杂,有不少细节尚未阐明,概括起来为:发热时,发热激活物作用于产 EP 细胞,产生和释放 EP,EP 经不同途径将信息传递到体温调节中枢,引起中枢正、负发热介质的释放,后者相继或同时作用于相应的神经元,使体温调节中枢调定点上移。由于调定点高于正常中心温度,体温调节中枢发出指令,一方面通过运动神经引起骨骼肌紧张度增强,使产热增加;另一方面经交感神经系统引起皮肤血管收缩,使散热减少。由于产热大于散热,体温上升直至与调定点新的高度相适应(图8-1)。

图8-1　发热的机制示意图

第二节　发热的时相及热代谢特点

发热过程大致可分为三个时相:体温上升期、高温持续期、体温下降期。

一、体温上升期

在发热的开始阶段,因体温调节中枢调定点上移,原来的正常体温变成了"冷刺激",中枢冷敏神经元兴奋,发出指令经交感神经到达散热器官,使皮肤血管和竖毛肌收缩,皮肤血流量减少,导致皮肤温度降低,散热随之减少。患者主要表现为自感发冷或恶寒,皮肤苍白和出现"鸡皮疙瘩"。同时指令到达产热器官,引起物质代谢加强和骨骼肌不随意的节律性收缩,使产热增多,患者主要表现为寒战。因产热增多,散热减少,产热大于散热,结果体温不断上升,直至体温到达与新调定点相适应的水平。

二、高温持续期

当体温上升到与新的调定点水平相适应的高度后,便不再继续上升,而是波动于该高度附近,出现高温持续期。产热与散热在新调定点水平上保持高水平的动态平衡。此时患者寒战停止并开始出现散热反应,表现为皮肤血管扩张,血流速度加快,皮肤温度上升,故病人不再感到寒冷,反而有酷热的感觉,皮肤的"鸡皮疙瘩"消失。由于皮肤温度升高,水分蒸发增多,患者皮肤和口唇干燥。

三、体温下降期

经历了高热持续期后,随着发热激活物、EP 及发热介质的清除,体温调节中枢调定点恢复到正常水平,此时血液温度高于调定点水平。下丘脑 POAH 的冷敏神经元受抑制,产热减少。热敏神经元兴奋,发放频率增加,使交感神经的紧张性活动降低,发汗中枢活动加强,引起皮肤血管扩张和汗腺分泌增加,使散热增加,患者主要表现为大量出汗。因散热增加,产热减少,体温开始下降,逐渐恢复到与正常调定点相适应的水平。此期由于大量出汗易造成脱水,甚至循环衰竭,应注意补充水和电解质。

第三节　发热时机体主要代谢和功能变化

一、代谢的变化

体温恒定是机体内环境稳态的主要指标之一,是机体新陈代谢和一切生命活动正常进行的必要条件。发热时,物质代谢明显加快。一般认为,体温每升高 1℃,基础代谢率约升高 13%。所以持久发热病人的物质消耗明显增多。

1. 糖代谢　发热时,由于产热的需要,糖的分解代谢加强,糖的储备减少。机体代谢率明显增大,使部分组织相对缺氧,糖无氧酵解加强,ATP 生成减少,乳酸生成增多,可导致肌肉酸痛和代谢性酸中毒。

2. 脂肪代谢　发热时由于糖原储备不足,营养物质摄入相对减少,机体动用储备脂肪。因脂肪分解加强且氧化不全,可引起酮血症,病人长期发热易致脂肪大量消耗而消瘦。

3. 蛋白质代谢　发热时,蛋白质分解加强,由于氧化不全,可出现氮质血症,尿素氮比正常人增加 2 ~ 3 倍。如果此时未能及时补充足够的蛋白质,则将出现负氮平衡,不利于急性期反应蛋白的合成和组织的修复。

4. 维生素代谢　发热时,由于患者食欲不振和消化液分泌减少,可导致维生素摄入和吸收减少,又因机体代谢增强而消耗增多,患者往往出现维生素 C 和维生素 B 族的缺乏。故对于长期发热患者,应适当补充维生素。

5. 水、电解质代谢　在体温上升期,患者尿量明显减少,可致水、钠和氯在体内潴留。高温持续期和体温下降期,因尿量恢复及大量出汗,加之皮肤和呼吸道水分丢失,如果不注意及时补充可引起脱水。因此,高热患者退热期应及时补充水分和适量的电解质。

二、功能的变化

1. 中枢神经系统　发热患者多有不同程度的中枢神经系统症状,如病人感觉不适、烦躁、头晕、头痛、嗜睡等,严重者可出现谵妄、幻觉,这些症状可能与 EP 的作用有关。小儿在高热中容易出现抽搐,常见于 4 个月到 4 岁的幼儿,称高热惊厥。这可能与小儿中枢神经系统尚未发育成熟有关。

2. 循环系统　发热时心率加快,体温每升高 1℃,心率平均增加 18 次 / 分钟,儿童增加更快。这是血液温度升高刺激窦房结及交感 - 肾上腺髓质系统兴奋所致。在一定限度内(150 次 / 分钟),心跳加快可增加心排出量,但也同时增加了心脏的负荷,对原有心脏病损或心脏有潜在病灶的患者,易诱发心力衰竭,应及时预防。

3. 呼吸系统　发热时,血液温度升高,可刺激呼吸中枢并提高呼吸中枢对 CO_2 的敏感性。同时,发热时代谢加强,CO_2 及乳酸等酸性代谢产物增多,共同促使呼吸加深加快,使肺通气加强,呼吸道散热量增加。但 CO_2 过度排出可导致呼吸性碱中毒。

4. 消化系统　发热时,由于交感神经兴奋,使消化液分泌减少,胃肠蠕动减弱,胃排空减慢,导致食欲不振、厌食、腹胀便秘等。发热时,中枢发热介质 PG 产生增多,可引起厌食、恶心。由于唾液分泌减少及发热时水分蒸发增加,则出现口腔黏膜干燥、口腔异味等。

5. 免疫系统　发热时,内生致热原(IL-1、IL-6、IFN、TNF)产生增多,其本身即是一些免疫调节因子,可刺激淋巴细胞增殖、分化,产生抗体,淋巴因子增多;促进肝细胞产生急性期蛋白;增强吞噬细胞的杀菌活性,并诱导其他细胞因子的生成等。另外,一定程度的体温升高也可使吞噬细胞的吞噬活性增强。因此,发热时免疫系统的功能总体表现是增强的。但持续高热可能造成免疫系统的功能紊乱。因各种细胞因子具有复杂的网络关系,过度激活将引起它们的平衡关系紊乱,导致机体失控的自我持续放大和自我破坏的全身炎症反应。过高热还可使吞噬细胞的趋化作用、吞噬功能降低。

（龚　明）

复习思考题

1. 简述发热激活物的种类。
2. 简述 EP 的产生和释放过程。
3. 内毒素是如何使体温升高的?
4. 试述发热过程三个时相的热代谢特点和主要临床表现。

扫一扫
测一测

第九章

弥散性血管内凝血

学习要点

1. 弥散性血管内凝血的概念、主要发生原因、发生发展的影响因素及主要临床表现。
2. 弥散性血管内凝血的分期和分型。
3. 弥散性血管内凝血的发生机制。

弥散性血管内凝血（DIC）是指在不同病因作用下，凝血因子和血小板被激活，大量促凝血物质入血，使凝血酶增加，导致微循环中广泛微血栓形成，致使凝血因子与血小板大量消耗，继发性纤维蛋白溶解功能增强，出现凝血功能障碍并以广泛出血为病理特征的临床综合征。急性 DIC 患者预后差，病死率高。

第一节　弥散性血管内凝血的病因和发病机制

一、弥散性血管内凝血的病因

DIC 的病因是指容易引起 DIC 的一些基础性疾病。主要包括：①最常见的是感染性疾病，约占 DIC 发病总数的 31% ～ 43%，细菌性败血症是引起急性 DIC 的常见病因；②其次为恶性肿瘤，约占 DIC 患者的 24% ～ 34%；③产科意外，约占 DIC 患者的 4% ～ 12%，常见于羊水栓塞、死胎滞留、重症妊娠高血压综合征、子宫破裂、胎盘早剥；④外科手术及广泛组织损伤，约占 DIC 患者的 1% ～ 5%；⑤其他因素：在疾病过程中某些因素也能触发凝血系统和促进 DIC 发生、发展。例如缺氧、酸中毒、抗原-抗体复合物、自由脂肪酸与脂类物质以及相继激活、触发的纤维蛋白溶解系统、激肽系统、补体系统等，这些称为 DIC 的触发因素。

二、弥散性血管内凝血的发病机制

DIC 的发病机制十分复杂。凝血过程启动是 DIC 发生的始动环节。近年的研究表明，以组织因子为始动环节的外源性凝血系统激活，在启动凝血过程中起到比内源性凝血系统更加重要的作用。

（一）组织因子释放，启动外源性凝血系统

组织因子（TF）即凝血因子Ⅲ。在正常组织和恶性肿瘤等组织中富含组织因子，当创伤、手术、产科意外等使组织损伤，以及肿瘤组织大量坏死，TF大量释放入血。与血液接触的血管内皮细胞、中性粒细胞、单核细胞、巨噬细胞虽在生理状态下不表达TF，但在受到损伤、感染或炎症介质激活下，可迅速表达TF。当血液中有大量的TF时，TF可与活化的凝血因子FⅦ及Ca^{2+}结合形成复合物，同时激活FⅦ形成FⅦa，经过传统通路使凝血因子FⅩ活化，或经过选择通路使凝血因子FⅨ活化，使凝血酶原变成凝血酶，进而使纤维蛋白原变成稳定的纤维蛋白，使血液发生凝固，促进DIC的发生。

（二）血管内皮细胞损伤，凝血、抗凝血平衡机制紊乱

严重的感染、内毒素、缺氧、酸中毒、抗原-抗体复合物等损伤均可损伤血管内皮细胞，导致凝血与抗凝血平衡机制紊乱，呈现明显的凝血倾向。

其产生机制包括：①当感染、酸中毒、缺氧等使血管内皮细胞损伤时，内皮细胞下的胶原暴露出来，胶原和内毒素、免疫复合物等带负电荷的物质与凝血因子FⅫ接触后，FⅫ的分子构型发生变化，Ⅻ被激活，变成有活性的Ⅻ（Ⅻa），启动内源性凝血系统；②受损的内皮细胞释放TF，启动外源性凝血系统；③血管内皮细胞血栓调节蛋白-蛋白C和抗凝的肝素-抗凝血酶Ⅲ系统功能低下，组织因子抑制物产生不足，导致内皮细胞抗凝功能减弱；④血管内皮细胞损伤，促进血小板黏附、聚集和释放反应；⑤内皮细胞产生的组织型纤溶酶原激活物减少，纤溶酶原激活物抑制剂增多，使纤溶酶活性降低。

（三）血细胞破坏及血小板激活

1. 红细胞大量破坏　异型输血、恶性疟疾、蚕豆病等引起急性溶血时可破坏红细胞。红细胞破坏时，一方面可释放大量ADP，促进血小板黏附和聚集；另一方面红细胞膜磷脂可浓缩、局限凝血因子，导致大量凝血酶生成。

2. 血小板被激活　血小板在DIC的发生发展中起重要作用。血管内皮细胞下暴露的胶原等物质可激活血小板，继而血小板发生黏附和聚集，引起释放反应，可释放出多种血小板因子（PF）、ADP、5-羟色胺、血栓素A_2等，进一步激活血小板并促进DIC形成。活化的血小板表面可出现带负电荷磷脂质（PF3），凝血因子可通过Ca^{2+}与血小板表面磷脂结合，使这些凝血因子相继激活并产生大量凝血酶。

3. 白细胞受损伤　白血病经放疗、化疗等治疗后，导致白细胞大量破坏时，释放组织因子样物质，激活外源性凝血系统；内毒素、抗原抗体复合物激活单核细胞、中性粒细胞时，可大量释放TF，启动凝血过程。

（四）其他促凝物质

细菌及其内毒素、抗原-抗体复合物、羊水、骨折伴发的脂肪微滴分泌特有的促凝物质，激活凝血因子FⅩ；胰蛋白酶、某些蛇毒含有的蛋白分解酶可通过酶切作用将凝血酶原转变为凝血酶；急性坏死性胰腺炎时，大量胰蛋白酶进入血液可激活凝血酶原。这些均可触发血液凝固（图9-1）。

图 9-1 弥散性血管内凝血的发病机制

三、影响弥散性血管内凝血发生发展的因素

(一) 单核巨噬细胞系统功能受损

单核巨噬细胞系统具有吞噬和清除功能,可以吞噬清除血液中一定量的促凝物质,使凝血与抗凝血之间保持动态平衡。单核巨噬细胞可以吞噬清除细菌内毒素、组织细胞碎片、免疫复合物、细胞因子和 ADP 等促凝物质。另外,在凝血系统被激活过程中,单核巨噬细胞也能对凝血酶、纤维蛋白、补体等形成的复合物进行吞噬、清除。因此,当单核巨噬细胞系统功能严重障碍或由于过量吞噬导致细胞功能受封闭时,单核巨噬细胞对血液中促凝物质清除减少,大量促凝物质堆积,易诱发 DIC。

 知识链接

Shwartzman 现象

Shwartzman 现象(又称施瓦兹曼现象)可能是由内毒素引起 DIC 的一种特殊形式。将革兰阴性菌培养上清液或杀死的菌体注入家兔皮内,8 ~ 24 小时后,由静脉注射同种或另一种革兰阴性菌,4 ~ 8 小时左右可见第一次注射的局部皮肤发生出血坏死。若两次均为静脉注射,则动物两侧肾皮质呈现坏死,最终死亡。反应的机制与白细胞减少或增多、血管内凝血、激肽系统、凝血系统、补体系统的激活,血小板的凝集等因素有关。现认为第一次剂量的内毒素封闭了单核巨噬细胞系统,以致不能消除第二次注入的内毒素,故发生这种反应。

(二) 肝功能严重障碍

1. 肝脏合成抗凝物质减少 抗凝血物质大多是由肝脏合成的,所以慢性普通型肝炎和肝硬化时,肝脏合成抗凝物质减少,血液处于高凝状态,易诱发 DIC。

2. 肝脏灭活凝血因子减少 在凝血系统激活过程中,活化的凝血因子均在肝脏内被清除和灭活,在急性重症肝炎、肝硬化时灭活活化凝血因子减少,血液处于高凝状态,易诱发 DIC。

3. 肝脏释放组织因子和某些病因直接激活 急性重型肝炎时可大量释放组织因子,导致外源性凝血系统激活。肝功能障碍的某些病因(病毒、某些药物)激活凝血因子。

(三)血液的高凝状态

血液的高凝状态是指在某些生理或病理条件下,血液凝固性增高,有利于血栓形成的一种状态。

血液的高凝状态见于各种血液和非血液疾病,可使血浆凝血因子增多,如肥胖、糖尿病、高血压、高脂血症、吸烟等情况下,可使纤维蛋白原浓度增高。恶性肿瘤、吸烟、酗酒及口服避孕药等情况,可使 F Ⅶ增高。肾病综合征患者血中可有 F Ⅱ、F Ⅴ、F Ⅶ、F Ⅷ等浓度增高。妊娠期可有生理性高凝状态,从妊娠三周开始孕妇血液中血小板及凝血因子逐渐增加,胎盘产生的纤溶酶原激活物抑制物增多,使血液渐趋高凝状态,到妊娠末期最明显。

(四)微循环障碍

休克导致的严重微循环障碍,微循环内血流缓慢,出现血液涡流或淤滞,血细胞聚集,促使 DIC 形成。休克时局部酸中毒和血管内皮的损伤,或者发生白细胞反应,通过炎症介质的释放诱导 TF 表达均可诱发 DIC 的发生。

第二节 弥散性血管内凝血的分期和分型

一、弥散性血管内凝血的分期

根据 DIC 的病理生理特点和发展过程,典型的 DIC 病程可分为以下三期。

1. 高凝期 主要表现为血液的高凝血状态,微循环可有微血栓形成,是由于各种原因引起的凝血系统被激活,凝血酶含量增高所致。

2. 消耗性低凝期 主要表现为出血倾向,也可伴随休克或器官功能障碍等。由于大量微血栓形成,消耗了血液中的凝血因子和血小板,加之纤溶系统被激活,血液呈现低凝状态。

3. 继发性纤溶亢进期 主要表现为各种出血症状明显,严重的患者可有多器官功能衰竭和休克。是由于大量纤溶酶被激活,纤溶系统功能亢进,纤维蛋白降解产物形成,进一步增强纤溶和抗凝作用。

二、弥散性血管内凝血的分型

(一)按弥散性血管内凝血发生速度分型

1. 急性 DIC 常见于严重感染和休克、严重创伤、羊水栓塞、血型不合的输血、急性移植排异反应等。其特点是 DIC 可在数小时或 1～2 天内发病。临床表现以休克和出血为主,病情迅速恶化,分期不明显。

2. 亚急性 DIC 常见于恶性肿瘤转移、胎盘早期剥离、羊水栓塞、宫内死胎等患者。其特点是数天到数周内渐形成 DIC。临床表现介于急性与慢性之间。

3. 慢性 DIC 常见于恶性肿瘤、胶原病和慢性溶血性贫血等。其特点是发病缓慢、病程较长,机体可以通过肝脏合成凝血因子增加进行代偿,且单核巨噬细胞系统功能较健全,使临床表现较轻,不明显,常以某器官功能不全为主要表现,诊断较困难。

(二) 按弥散性血管内凝血的代偿情况分型

在 DIC 发生、发展过程中,根据凝血物质消耗和代偿情况,可将 DIC 分为三型:失代偿型(显性 DIC)、代偿型(非显性 DIC)和过度代偿型。

第三节 弥散性血管内凝血的临床表现

一、出血

1. 主要临床特点 出血是 DIC 最常见的表现之一,其特点是:①发生率高,约80% 的 DIC 患者是以出血为最初症状。②多部位出血,且出血原因不能用原发病解释。③出血形式多样,全身各部位都有出血倾向,尤其以皮肤、胃肠道、口腔、泌尿生殖道、伤口等处最常见。出血量不等,严重出血及重要器官出血可危及生命。④普通止血药物和方法止血效果不佳。

2. DIC 发生出血的主要机制

(1) 凝血物质大量消耗:在 DIC 发生、发展过程中,由于大量血小板和凝血因子被消耗,超过代偿性增加,使血液中 Fbg、因子 V、因子Ⅷ、因子Ⅸ、因子 X 和血小板急剧减少,使凝血过程障碍,导致出血。

(2) 继发性纤溶系统激活:纤溶系统增强产生大量纤溶酶,纤溶酶是一种活性较强的蛋白酶,除能降解 Fbg/Fbn 外,还能水解各种凝血因子,使血液中凝血物质急剧减少,加剧凝血功能障碍并引起出血。

(3) 纤维蛋白(原)降解产物形成:纤溶酶水解 Fbg/Fbn 裂解出各种片段,统称为纤维蛋白(原)降解产物(FDP),是造成血液的止、凝血功能障碍和引起 DIC 出血的重要机制之一。DIC 时产生强大的抗凝血和抗血小板聚集作用,使机体止血、凝血功能明显降低,产生了严重的出血倾向。

(4) 微血管壁损伤:DIC 发生发展过程中继发的缺血缺氧、酸中毒、细胞因子和自由基等损伤微血管壁,促进出血。

二、休克

急性 DIC 常伴有休克发生,DIC 与休克之间互为因果,往往形成恶性循环。DIC 引起休克常有以下几个特点:①突然出现或与病情不符;②伴有严重广泛的出血及四肢末梢的发绀;③有多器官功能不全综合征出现;④对休克的综合治疗缺乏反应,病死率高。

DIC 导致休克的机制见图 9-2。

三、器官功能障碍

DIC 时器官功能衰竭的主要原因是由于广泛的微血栓形成,阻塞微血管,引起组织细胞缺血缺氧,从而发生代谢、功能障碍或缺血坏死,严重者可导致脏器功能不全甚至衰竭。临床患者脏器功能障碍的范围与程度是多样的,轻者仅表现出个别脏器部分功能异常,但重者常会同时或相继出现两种或两种以上脏器功能障碍,形成多器官功能衰竭,是 DIC 引起患者死亡的重要原因。

图 9-2 DIC 导致休克的机制

四、微血管病性溶血性贫血

DIC 患者可伴有一种特殊类型的贫血,即微血管病性溶血性贫血。其特征是:外周血涂片中可见一些带刺的收缩红细胞,可见新月体、盔甲形等形态各异的红细胞或红细胞碎片,称为裂体细胞。由于裂体细胞脆性高,易发生溶血。

裂体细胞产生机制包括:①在凝血反应的早期,纤维蛋白丝在微血管内形成细网,当红细胞(RBC)流过细网孔时,可以黏着、滞留或挂在纤维蛋白丝上,由于血流不断冲击下,使红细胞破裂;②当微循环血流通道受阻时,红细胞还可以从微血管内皮细胞间的裂隙被挤压出血管外,也可使红细胞扭曲、变形、破裂。所以在 DIC 病人中,有时可以有溶血的一系列表现和实验室检查异常,外周血涂片中可出现较多的上述各种红细胞碎片。

(苑光军)

 复习思考题

1. 简述引起 DIC 的原因。
2. 简述微血管病性溶血性贫血的特征及发生机制。
3. 说明 DIC 的出血特点及发病机制。
4. 叙述 DIC 的分期、分型和临床表现。

扫一扫
测一测

第十章

炎　症

学习要点

1. 重要概念：炎症、炎症介质、渗出、炎性假瘤、炎细胞浸润、趋化作用、绒毛心、脓肿。
2. 炎症的病因；炎症的基本病理变化、类型及其病理表现。
3. 炎症的临床表现和结局。

炎症是一种极为常见和十分重要的病理过程，许多疾病都属于炎症性疾病，如支气管炎、肺炎、胃炎、肾炎、外伤感染及各种传染病等。当机体各器官、组织和细胞在遭受内、外源性损伤因子刺激时，机体局部和全身会发生一系列复杂的反应，以局限或消除损伤因子，清除变性坏死的组织细胞，并修复损伤，机体的这种防御性反应就是炎症。炎症反应对机体具有重要且积极意义。如果受到损伤因子刺激后机体不发生炎症反应或炎症反应微弱，将不能控制感染及修复损伤，机体也难以长期在自然环境下生存。但过度且强烈的炎症反应同样会对机体造成不同程度的损伤。

第一节　概　　述

一、炎症的概念

炎症是具有血管系统的活体组织对损伤因子所发生的以防御为主的反应。炎症的基本病理变化为局部组织的变质、渗出和增生。临床上病灶局部表现为红、肿、热、痛及功能障碍，并有发热、白细胞增多等全身反应。

机体这种防御反应是生物在进化过程中逐渐发展形成的。单细胞和多细胞无脊椎动物对局部损伤可发生简单的防御反应，如吞噬和清除损伤因子，但不能称为炎症。只有当生物进化到具有血管系统时，才能发生以血管反应为中心的一系列局部和全身反应，以稀释、局限和清除损伤因子，使机体的防御反应更趋完善，才能称为炎症，因此血管反应是炎症过程的中心环节。

二、炎症的原因

凡是能引起组织和细胞损伤的因子都可成为炎症的原因,称为致炎因子。常见的致炎因子包括:

1. 生物性因子　包括细菌、病毒、立克次体、支原体、螺旋体、真菌和寄生虫等,可在人体内繁殖、扩散,或释放毒素和代谢产物,或诱发免疫反应而损伤组织细胞引起炎症。生物性因子是最常见的致炎因子,由其所致的炎症通常称为感染。

2. 理化因子　物理因素如机械力的损伤、高温、低温、放射线、紫外线等;外源性化学物质如强酸、强碱、强氧化剂、多种毒气、松节油、巴豆油等;病理状态下体内产生的内源性代谢产物如尿酸、尿素以及组织坏死后的崩解产物等,都可引起炎症反应。

3. 异常免疫反应　当机体免疫反应异常时,可引起不适当或过度的免疫反应,造成组织损伤,形成炎症。如各种类型的过敏反应、某些自身免疫性疾病如系统性红斑狼疮、类风湿关节炎、肾小球肾炎、干燥综合征等。

4. 异物　二氧化硅、手术的缝线存留体内也可以引起炎症。

5. 坏死组织　组织坏死后,坏死组织周围出现炎细胞浸润,也属于炎症反应。

上述各种损伤因子作用于机体能否引起炎症以及炎症反应的强度,既与损伤因子的性质、强度和持续时间有关,也与机体的防御功能和机体的反应性有关。

第二节　炎症局部基本病理变化

炎症时局部组织可发生一系列功能和形态的改变。虽然炎症的表现千差万别,但其基本病理变化均表现为局部组织的变质、渗出和增生。一般情况下,急性炎症或炎症早期多以变质和渗出为主,慢性炎症或炎症后期多以增生为主。

一、变质

变质是指炎症局部组织、细胞发生的各种变性和坏死。炎区组织的变性和坏死是由于损伤因子的直接损伤、局部血液循环障碍、局部异常代谢产物堆积、炎症介质产生以及变质组织释放的多种蛋白水解酶等综合作用的结果。

1. 形态变化　实质细胞常出现细胞水肿、脂肪变、凝固性坏死、液化性坏死等,间质可表现为黏液样变、纤维素样坏死等。

2. 代谢变化

(1)局部酸中毒:炎症局部组织分解代谢显著增强、耗氧量增加、血液循环障碍、酶系统功能受损等,导致氧化不全的酸性代谢产物(乳酸、脂肪酸)堆积,组织发生代谢性酸中毒。

(2)渗透压升高:炎区内分解代谢增强和坏死组织的崩解,使大分子蛋白质分解为大量的小分子物质,加之血管壁通透性增加,血浆蛋白渗出,使炎区的胶体渗透压显著升高。同时,局部氢离子浓度升高,以及组织分解加强,从细胞释放出来的钾离子和磷酸离子增多,导致炎区的晶体渗透压升高。渗透压升高以炎症灶中心最为显著,为局部血液循环障碍和炎性渗出提供了重要条件。

二、渗出

渗出是指炎症局部组织血管内的液体、蛋白质和白细胞通过血管壁进入组织间隙、体腔、黏膜表面或体表的过程。渗出的成分称为渗出物或渗出液。渗出液若积聚于组织间隙可形成炎性水肿;积聚到浆膜腔则形成炎性积液。渗出是炎症最具特征性变化,是机体抵抗损伤因子的主要防御手段。

炎症的渗出过程是在局部血流动力学变化、血管壁通透性增高的基础上发生发展的,炎症介质在渗出过程中发挥重要作用。

(一) 血流动力学改变

当局部组织受损伤因子刺激后,很快发生一系列血流动力学变化。

1. 细动脉迅速短暂的痉挛 主要因神经调节和炎症介质的作用所致,反应迅速,作用时间短,细动脉痉挛仅持续几秒到几分钟。

2. 动脉性充血 细动脉、毛细血管扩张,局部血流加快,血流量增多,形成动脉性充血,也称为炎性充血,是炎症局部组织发红和发热的原因。持续时间取决于致炎因子的强弱及炎症的类型,长的可达几小时。

3. 静脉性充血 随着毛细血管的开放和小静脉血管持续扩张,血流速度由快变慢,血管壁通透性升高,导致静脉性充血。此时富含蛋白质的液体渗出到血管外,使局部血管内血液浓缩,黏稠度增加,在扩张的血管内充满红细胞,称为血流停滞。血流停滞为白细胞游出创造了条件(图 10-1)。

血管扩张的发生机制与轴突反射和炎症介质的作用有关,前者引起的血管扩张只是暂时的,后者的作用较持久。

正常血流

血管扩张,
血流加快

血管进一步扩张,
血流开始变慢,
血浆渗出

血流变慢,
白细胞游出血管外

血流显著变慢,
除白细胞游出外,
红细胞也可漏出

图 10-1 炎症时血流动力学变化模式图

（二）液体渗出

炎症过程中富含蛋白质的液体通过血管壁到达血管外的过程,称为液体渗出。引起液体渗出的机制较为复杂,其中血管壁通透性增高是液体渗出的主要因素。此外也与炎区组织内渗透压升高、炎区血流缓慢、静脉淤血引起的毛细血管内流体静压升高有关。

1. 血管壁通透性增高的机制

（1）内皮细胞收缩:炎症介质如组胺、缓激肽、白细胞三烯与内皮细胞的相应受体结合,使内皮细胞迅速发生收缩,内皮细胞间缝隙加大,是造成血管壁通透性增高的最常见原因。这种反应仅持续 15 ～ 30 分钟,而且是可逆的,故称速发短暂反应,通常发生在细静脉,可能与细静脉的内皮细胞具有较多炎症介质受体有关,抗组胺药物可抑制此反应。引起内皮细胞收缩的另一机制是炎症时细胞因子如白细胞介素 -1（IL-1）、肿瘤坏死因子（TNF）、干扰素 -γ（IFN-γ）及缺氧,可使内皮细胞内的骨架结构发生重组,其发生较晚且持续时间较长,多在受损伤后 4 ～ 6 小时出现。

（2）内皮细胞损伤:严重烧伤和化脓性感染时,可直接损伤内皮细胞使之坏死脱落,血管基膜完整性也可遭到破坏,使血管通透性迅速增加,并持续几小时到几天,直至血栓形成或内皮细胞再生修复为止,称为速发持续反应。这种损伤可累及毛细血管、细静脉和细动脉。另外,黏附于内皮细胞的白细胞激活后,释放氧代谢产物及蛋白分解酶,也可损伤内皮细胞,引起血管壁通透性增高,主要发生在细静脉、肾和肺的毛细血管。

（3）穿胞作用增强:内皮细胞胞质中存在相互连接的囊泡体形成穿胞通道,其开放活跃也使血管壁通透性增高,使富含蛋白质的液体通过穿胞通道穿越内皮细胞的现象称为穿胞作用。血管内皮生长因子（VEGF）的释放可引起内皮细胞穿胞通道增加和囊泡口径增大而促进穿胞作用。组胺、缓激肽、白细胞三烯等炎症介质也是促成这一机制发生的重要因素。

（4）新生毛细血管壁的高通透性:在炎症修复过程中所形成的新生毛细血管,其内皮细胞分化尚不成熟,细胞连接不健全,并且具有较多的炎症介质受体,因而具有高通透性。

2. 渗出液与漏出液的区别　炎症时从血管内出到血管外的液体称为渗出液,其成分与损伤因子、炎症部位和血管壁损伤程度等因素的不同有关。当血管壁受损较轻时,渗出液中主要为水、无机盐类和分子较小的白蛋白;当血管壁受损较重时,分子量较大的球蛋白,甚至纤维蛋白原也能渗出。

由于血管内流体静压升高导致的血管内液体渗出称为漏出液,二者在发病机制和成分上均有不同（表 10-1）,但两者均可在组织内积聚形成水肿或积液。

表 10-1　渗出液与漏出液的区别

	渗出液	漏出液
原因	炎症	非炎症
蛋白量	>30g/L	<30g/L
相对密度	>1.018	<1.018

续表

	渗出液	漏出液
有核细胞数	$>500 \times 10^6/L$	$<100 \times 10^6/L$
Rivalta 试验	阳性	阴性
凝固性	能自凝	不自凝
外观	混浊	澄清

Rivalta 试验:即李凡他试验,也称黏蛋白定性试验。

3. 渗出液在炎症中的作用　渗出液对机体具有一定的保护意义:①渗出液可以稀释毒素和有害物质,减轻毒素对组织的损伤;②渗出液中含有大量的抗体、补体及溶菌物质,有利于杀灭病原微生物;③渗出物中的纤维蛋白原所形成的纤维蛋白(纤维素)交织成网,可限制病原微生物的扩散,还有利于白细胞吞噬消灭病原微生物,并在炎症后期成为修复的支架。

过多的渗出液也可给机体带来危害,如严重的喉头水肿可引起窒息;心包腔及胸膜腔渗出液过多时,可压迫并妨碍心脏和肺的正常活动;过多的纤维素渗出而不能完全吸收时,则可发生机化并引起器官粘连。

(三) 白细胞渗出

炎症时血液中各种白细胞通过血管壁游出到血管外的现象,称为白细胞渗出。渗出的白细胞聚集于炎症局部组织间隙内,称为炎细胞浸润,是炎症反应的重要形态特征,也是白细胞在损伤部位发挥吞噬作用并构成炎症防御反应的主要环节。白细胞渗出是一个主动、耗能、复杂的连续过程,包括白细胞边集和附壁、黏着、游出、趋化和吞噬等步骤。

1. 白细胞边集和附壁　随着炎症灶内血流缓慢及液体渗出,白细胞离开轴流靠近血管壁而发生白细胞边集,并沿内皮细胞表面缓慢翻转滚动,随后停留并贴附于血管壁,称为白细胞附壁。

2. 白细胞黏着　附壁的白细胞与内皮细胞牢固黏附,称白细胞黏着。黏着是由内皮细胞黏附分子(免疫球蛋白超家族分子)和白细胞表面的黏附分子(整合素)介导的。如果黏附分子的表达发生缺陷,导致黏附分子的数量或者黏附分子的构型改变,影响细胞的黏附作用,可导致临床出现反复发生难以治愈的感染,如先天性白细胞黏附缺陷症(LAD)。

3. 白细胞游出　黏着的白细胞逐步游出血管壁(主要是毛细血管后小静脉及毛细血管)的过程,称为白细胞游出。白细胞附壁后,其胞质形成伪足并插入到内皮细胞间隙,然后整个白细胞以阿米巴运动的方式逐步挤出至内皮细胞和基膜之间,短暂停留后,白细胞分泌胶原酶降解血管基膜进入周围组织,并通过白细胞表面的整合素和 CD44 分子而黏附于细胞外基质,使白细胞滞留在炎症病灶处。每一个白细胞大约需要 2 ~ 12 分钟才能完全通过血管壁(图 10-2)。除了白细胞 - 血管内皮的细胞间黏附分子在白细胞游出过程中具有重要作用外,血管的内皮细胞间黏附分子在白细胞的游出中也起重要作用。如免疫球蛋白超家族成员中的 CD31(血小板 - 内皮细胞黏附分子)位于内皮细胞连接处,具有内皮细胞间的黏附作用。

图 10-2　白细胞游出过程模式图

各种白细胞都以同样的方式游出,但在炎症的不同阶段以及致炎因子的不同,游出的白细胞种类有所差别:①中性粒细胞游走能力最强,游出最早,移动最快,而淋巴细胞最弱。②急性炎症或炎症早期中性粒细胞首先游出,24 ~ 48 小时后由单核细胞取代。其主要原因是不同炎症阶段激活的黏附分子及趋化因子不同;其次是中性粒细胞寿命短,24 ~ 48 小时后逐渐崩解消失,而单核细胞的生存期较长;此外,中性粒细胞崩解能释放单核细胞趋化因子,可以诱导单核细胞的游出。③损伤因子不同游出的白细胞种类也不同。化脓性感染以中性粒细胞浸润为主,病毒感染以淋巴细胞浸润为主,一些过敏反应和寄生虫感染以嗜酸性粒细胞浸润为主。

红细胞无运动能力,当血管壁受损严重时,红细胞也可以通过血管壁到达血管外,称为红细胞漏出,这与白细胞游出不同,其漏出是一种被动的过程,常是由于炎症反应强烈,血管壁损害严重,血液流体静压增高等因素所致。

4. 趋化作用　渗出的白细胞沿着化学刺激物浓度梯度向炎症灶进行定向游走集中的现象,称为趋化作用。趋化作用是由于炎区存在某些化学刺激物对白细胞具有化学吸引力所致,这些化学刺激物称为趋化因子。

趋化因子有内源性和外源性两大类,前者主要有 C5a、LTB$_4$(白细胞三烯 B$_4$)、IL-8 等;后者主要为可溶性的细菌产物,特别是含有 N- 甲酰基蛋氨酸末端氨基酸的多肽,如金黄色葡萄球菌分离出的多肽。趋化因子不仅有吸引白细胞做定向运动的作用,还对白细胞有激活作用。

趋化因子具有特异性,有些趋化因子只吸引中性粒细胞,而另一些则吸引单核细胞或嗜酸性粒细胞。白色或金黄色葡萄球菌、大肠杆菌所产生的类脂和多肽、C5a 以及 LTB$_4$ 等对中性粒细胞有趋化作用。过敏性疾病时由肥大细胞释放的嗜酸性粒细胞趋化因子,对嗜酸性粒细胞有很强的趋化作用。致敏 T 淋巴细胞释出的单核细胞趋化因子,中性粒细胞胞质内的阳离子蛋白、C5a、LTB$_4$ 等则对单核细胞有趋化作用。此外,不同的炎症细胞对趋化因子的反应能力也不同,粒细胞和单核细胞对趋化因子反应强,淋巴细胞对趋化因子反应较弱。

5. 白细胞在炎症局部的作用

(1)吞噬作用:渗出的白细胞吞噬、消化病原微生物、组织崩解碎片以及异物的过程,称为吞噬作用。白细胞的吞噬作用是机体消灭致病因子的一种重要手段,是炎症防御反应的重要环节。吞噬过程可分为三个阶段。

1)识别和黏着:指炎症灶内吞噬细胞首先与病原微生物或组织崩解碎片等异物

接触、黏着的阶段。在血清中有调理素（主要包括抗体的 Fc 段、补体 C3b）存在时,吞噬细胞借助其表面存在的 Fc 和 C3b 受体和凝集素受体,能识别被抗体或补体包围的细菌,并将细菌黏着于吞噬细胞表面。

2）吞入：指吞噬物质被牢固地黏着在吞噬细胞表面后,吞噬细胞的胞质伸出伪足,将其包入胞质内形成吞噬体的阶段。吞噬体和吞噬细胞胞质内的初级溶酶体融合而形成吞噬溶酶体,继而溶酶体内容物倾入其中,称为脱颗粒,使细菌在吞噬溶酶体中被杀伤、降解。

3）杀伤或降解：指吞噬溶酶体内释放的多种溶酶体酶将被吞噬物杀伤和降解的过程。其机制可分为依赖氧和不依赖氧两种,前者是指吞噬溶酶体内的病原微生物被活性氧代谢产物杀伤,是最主要的杀伤机制。后者是靠吞噬细胞内的一种通透性增加蛋白,激活磷脂酶降解磷脂,增加微生物外膜的通透性而杀菌。此外,由于炎细胞本身糖酵解作用增强,乳酸生成增多,使吞噬体内 pH 降至 4 ~ 5,有利于杀菌（图10-3）。

通过吞噬作用,大多数病原微生物被杀灭、降解,但有些病原微生物（如结核杆菌、伤寒杆菌）虽被吞噬却不一定被杀灭,反而在吞噬细胞内生长繁殖,并可能随吞噬细胞的游走而在患者体内播散。

图 10-3　白细胞吞噬过程模式图

（2）免疫作用：参与免疫作用的细胞主要包括巨噬细胞、淋巴细胞和浆细胞。抗原进入机体后,首先由巨噬细胞将其吞噬、吞饮或被动吸收等摄取,并对其加工、处理,再把抗原信息递呈给 T 和 B 淋巴细胞。免疫活化的 T 淋巴细胞产生淋巴因子参与细胞免疫;B 淋巴细胞转化为浆细胞产生抗体,参与体液免疫,共同发挥着杀伤病原微生物的作用。

自然杀伤细胞（NK 细胞）是机体重要的免疫细胞,其胞质内含有丰富的嗜天青颗粒,无需先致敏,不依赖抗体就可溶解感染病毒的细胞。NK 细胞不仅与抗感染有关,还与抗肿瘤、免疫调节以及在某些情况下参与超敏反应和自身免疫性疾病有关。淋巴细胞和浆细胞浸润常见于慢性炎症,特别多见于结核、梅毒以及病毒、立克次体感染等。

(3)组织损伤作用:白细胞在发挥吞噬作用及免疫反应的同时,也可造成组织损伤。如白细胞在趋化、激活和吞噬过程中的产物可引起内皮细胞和组织的损伤。炎症时肥大细胞、嗜碱性粒细胞脱颗粒而释放组胺、5-HT、ECFA 等,可引起变态反应性炎。

综上所述,白细胞在机体的防御反应中起着重要作用。当机体白细胞数量不足或功能障碍,可导致严重反复的感染。如白血病患者的白细胞功能障碍、再生障碍性贫血的患者白细胞数量减少,以及白细胞的黏附缺陷、趋化障碍、杀菌活性障碍、吞入和脱颗粒障碍等均可导致反复或难以控制的感染。

6. 白细胞种类、功能及临床意义(见书后彩色插图 9)(表 10-2)。

表 10-2 白细胞的种类、功能及临床意义

种类	来源	功能	临床意义
中性粒细胞	血液	能吞噬细菌、组织碎片、抗原抗体复合物,崩解后释放蛋白溶解酶	见于急性炎症、化脓性炎及炎症早期
单核细胞及巨噬细胞	血液及组织	能吞噬较大的病原体、异物、坏死组织碎片等,释放内源性致热原	见于急性炎症后期、慢性炎、非化脓性炎以及病毒感染
嗜酸性粒细胞	血液	能吞噬抗原抗体复合物	见于寄生虫感染、变态反应性炎
淋巴细胞	血液及淋巴组织	T 细胞参与细胞免疫、释放多种淋巴因子	见于慢性炎症或病毒感染
浆细胞	B 细胞转变而来	产生抗体,参与体液免疫	见于慢性炎症
嗜碱性粒细胞	血液	释放肝素、组胺、5 羟色胺	变态反应性炎

(四)炎症介质

炎症介质是指炎症过程中产生并参与引起炎症反应的化学物质,亦称化学介质。炎症介质对炎症的发生发展过程,尤其是对局部炎症灶的血管反应和细胞渗出具有重要意义。其主要作用是扩张小血管、使血管壁通透性增高、白细胞趋化作用、发热和致痛以及造成组织损伤。

炎症介质的共同特点包括:①可来自血浆或细胞。来自血浆的炎症介质主要在肝脏内合成,并以前体的形式存在,需经蛋白酶水解才能激活。来自细胞的炎症介质或以细胞内颗粒的形式储存于细胞内,或在某些损伤因子的刺激下而新合成,也可是细胞破坏过程的降解产物。②多数炎症介质需要通过与靶细胞的表面受体结合而发挥其生物学效应。③某种炎症介质可作用于一种或多种靶细胞,根据细胞或组织类型不同而有不同的生物学效应。④炎症介质受到精细调节,当炎症介质被激活分泌或释放到细胞外后,其半衰期十分短暂,很快衰变、或被酶解灭活、或被拮抗分子抑制、或被清除,机体通过这种调控体系使体内炎症介质处于动态平衡。⑤炎症介质作用于靶细胞后,可引起靶细胞产生次级炎症介质,次级炎症介质能够放大或抵消初级炎症介质的作用。

1. 细胞释放的炎症介质 指细胞(包括各种组织细胞、白细胞、血小板、巨噬细

胞、肥大细胞等)受到损伤因子刺激或损伤时所生成或释放的炎症介质。

(1)血管活性胺:包括组胺和 5-羟色胺(5-HT)。组胺主要存在于肥大细胞、嗜碱性粒细胞和血小板内。当肥大细胞受到某种刺激时即可释放组胺。组胺能引起细动脉扩张,细静脉通透性增高,对嗜酸性粒细胞具有趋化作用,并能刺激支气管、小肠和子宫平滑肌收缩,促进腺体分泌。5-HT 主要存在于血小板和肠嗜铬细胞,其作用与组胺相似。胶原纤维、凝血酶、ADP、免疫复合物及血小板活化因子等可以促进血小板释放 5-HT。

(2)花生四烯酸的代谢产物:花生四烯酸(AA)是存在于细胞膜磷脂成分内的二十碳不饱和脂肪酸,主要来源于饮食或由亚油酸转换产生的。当细胞受到刺激时,其磷脂酶被激活,使 AA 自细胞膜的磷脂释放出来,再分别通过环氧化酶和脂质氧化酶两个不同代谢途径,分别生成前列腺素、白细胞三烯和脂质素,可引发炎症反应和启动凝血系统。

1)前列腺素(PG):是 AA 通过环氧化酶途径生成的代谢产物,包括 PGD_2、PGE_2、PGF_2 和 PGI_2 等,由肥大细胞、巨噬细胞和内皮细胞产生,具有使血管扩张、水肿加剧、致痛和致热等作用。临床上用的解热止痛药如阿司匹林、吲哚美辛(消炎痛)等就是通过对环氧化酶的抑制作用及减少 PG 合成而控制炎症的发展。

2)白细胞三烯(LT):是 AA 通过脂质氧化酶途径产生的,包括 LTB_4、LTC_4、LTD_4、LTE_4 等,具有强烈缩血管作用,还能促进血管壁通透性增高和促使血管和支气管平滑肌痉挛。LTB_4 对中性粒细胞和单核细胞具有强趋化作用,并引起中性粒细胞聚集和黏附于血管内皮。类固醇类药物抗炎作用是通过抑制磷脂酶,使花生四烯酸不能从细胞膜磷脂中释出而实现的。

3)脂质素(LX):是一种新的花生四烯酸活性代谢产物,主要功能是抑制白细胞聚集以及抑制炎症细胞反应。例如可抑制中性粒细胞的化学趋化作用及黏附于内皮细胞,故 LX 可能是内源性炎症负调节因子。

(3)白细胞产物及溶酶体成分:主要来自中性粒细胞和单核细胞。

1)氧自由基:白细胞产生的活性氧(主要包括 O_2^-、H_2O_2、$OH\cdot$)及其在细胞内与一氧化氮(NO)结合形成活性氮中间产物,少量释放到细胞外时,可增加 IL-8、其他细胞因子以及内皮细胞和白细胞黏附因子的表达,引发炎症的级联反应并产生放大效应;当其大量释放到细胞外时,可损伤内皮细胞,导致血管壁通透性增高,也可损伤实质细胞和红细胞,还可以引起抗蛋白酶的失活,导致蛋白酶活性升高,破坏细胞外基质。

2)溶酶体成分:吞噬细胞的死亡或吞噬过程中的酶类外溢均可以导致溶酶体内酶的释放。溶酶体种类繁多,作用广泛,有多种促发炎症的作用。当其释放到细胞外时,可增加血管壁通透性和化学趋化性。其蛋白酶还可降解各种细胞外成分,如胶原纤维、基膜、纤维蛋白、弹力蛋白以及软骨等。当其在细胞内时,可促进吞噬溶酶体内细菌及细胞碎片的降解。

(4)细胞因子:主要由激活的淋巴细胞、单核巨噬细胞、内皮细胞、上皮细胞和结缔组织细胞等产生,IL-1、TNF 是其中最重要的两个因子。这些细胞因子在炎症和免疫反应过程中产生,通过与靶细胞上的特异性受体结合而发挥作用。主要作用有:①激活淋巴细胞并促进其增生和分化,如 IL-2、IL-4;②调节自然免疫,如 TNF-α、IL-1β、干扰素(IFN-α、IFN-β)等;③激活巨噬细胞,如 IFN-γ、TNF、IL-5、IL-10 等;④对白细胞有趋化作用,如 IL-8、单核细胞趋化蛋白 -1 等;⑤刺激造血功能,如 IL-3、IL-7、c-kit 的配体、GM-CSF、G-CSF、M-CSF 和干细胞生长因子。这些细胞因子的合成和作用可以相互影响,就某一因子而言,可能既有正向调节又有反向调节作用。细胞因子受体的表达受各种内源性和外源性信号的调节。

化学趋化因子是一组小分子蛋白质,可分为两类:炎症性趋化因子和归巢性趋化因子。化学趋化因子通过与细胞表面受体结合发挥作用,不同的化学趋化因子可以和同一受体结合,一种化学趋化因子也可以和不同的受体结合。化学趋化因子的主要功能是刺激白细胞的招募及调节细胞在组织中的迁移,以此来调节炎症的化学趋化和归巢功能。

(5)血小板激活因子(PAF):来源于嗜碱性粒细胞、中性粒细胞、巨噬细胞、内皮细胞以及血小板本身。能激活血小板,还可参与炎症过程中的许多环节,如引起血管及支气管收缩,极低浓度可引起血管扩张、小静脉通透性增加,促使白细胞与内皮细胞黏着并脱颗粒,影响其趋化作用,以及刺激白细胞和其他细胞合成炎症介质。

(6)一氧化氮(NO):可引起小血管扩张,抑制血小板黏着和聚集,抑制肥大细胞引起的炎症反应,调节、控制白细胞向炎症灶的集中。NO 与活性氧代谢产物还可形成多种具有杀灭微生物作用的物质。高浓度 NO 可杀伤微生物,也可造成组织和细胞的损伤。

(7)神经肽:属于小分子蛋白质,如 P 物质可传递疼痛信号、调节血压和刺激免疫细胞、内分泌细胞分泌作用,还可引起血管壁通透性增高。

2. 血浆中的炎症介质 指血浆内的凝血系统、纤维蛋白溶解系统、激肽系统和补体系统,在损伤因子作用下,同时或先后被激活而形成的部分活化产物。

(1)激肽系统:在炎症反应中起主要作用的是缓激肽,能使小血管扩张、血管壁通透性增高,以及引起血管以外的平滑肌(如支气管及肠道)收缩,并有强烈的致痛作用。

(2)补体系统:是血浆中一组具有酶活性的糖蛋白,平时以非激活的形式存在,在炎症或免疫反应过程中被激活。补体的激活有三条途径:经典途径(抗原 - 抗体复合物)、替代途径(病原微生物表面分子)和凝聚素途径。三种途径均可以激活 C3 使之转化为 C3a 和 C3b,进一步激活 C5 使之转化为 C5a 和 C5b。

补体系统的作用包括 C3a 和 C5a 能使肥大细胞释放组胺,使血管扩张和通透性增强。C5a 能激活中性粒细胞和单核细胞的花生四烯酸代谢,进一步合成和释放炎症介质,且对中性粒细胞和单核细胞具有强烈的趋化作用,并能促使中性粒细胞黏附于血管内皮。C3b 是重要的调理素之一,能促进吞噬细胞的吞噬功能。补体的激活还能产生膜攻击复合物,在入侵的微生物细胞膜上打孔,杀死微生物。

(3)凝血系统和纤维蛋白溶解系统:炎症时的组织损伤,可激活因子Ⅻ,启动凝血系统,同时也激活了纤维蛋白溶解系统。凝血系统中具有炎症介质活性的物质是凝血酶、纤维蛋白多肽和 Xa 因子。凝血酶能促使白细胞黏着和成纤维细胞增生,纤维蛋白多肽能促使血管壁通透性增高,并对白细胞有趋化作用,Xa 因子能促使血管壁通透性增高及白细胞游出。纤溶系统中具有炎症介质活性的物质是纤维蛋白降解产物(FDP)及纤维蛋白溶酶,前者能使血管壁通透性增高,并对中性粒细胞有趋化作用;后者可裂解 C3,产生 C3a。

主要炎症介质的作用归纳如下(表 10-3)。

表 10-3　主要炎症介质及其功能

功　能	主要炎症介质
血管扩张	组胺,缓激肽,前列腺素(PGI_2,PGE_2,PGD_2),NO
血管通透性升高	组胺,缓激肽,C3a 和 C5a,白三烯 C_4、D_4、E_4,PAF,P 物质
趋化作用	LTB_4,C5a,细菌产物,阳离子蛋白,化学因子
发热	IL-1,TNFα,PGE_2
疼痛	PGE_2,缓激肽
组织损伤	氧自由基,溶酶体酶,NO

三、增生

损伤因子的长期作用和炎区内的代谢产物可刺激局部组织发生增生。增生的细胞主要有单核巨噬细胞、成纤维细胞和毛细血管内皮细胞。炎症灶中的被覆上皮、腺上皮及其他实质细胞也可发生增生。一般情况下,在炎症早期细胞增生不明显,而在炎症后期和慢性炎症时则较显著,但某些炎性疾病初期或急性炎症也可呈现明显的增生。如急性肾小球肾炎时的肾小球系膜细胞和内皮细胞增生。

炎性增生是一种防御反应,增生的巨噬细胞具有吞噬病原微生物和清除组织崩解产物的作用,增生的成纤维细胞和血管内皮细胞可形成炎性肉芽组织,有助于炎症局限及损伤组织的修复。但过度的组织增生可使原有组织遭受破坏,影响器官的功能,如慢性肝炎所致肝硬化和心肌炎后引起的心肌硬化等。

尽管不同类型的炎症在临床表现上差别很大,但其基本病理变化特征都是变质、渗出和增生。在炎症早期和急性炎症多以变质和渗出为主,而炎症后期和慢性炎症则以增生为主。变质是以损伤为主的过程,而渗出和增生是以抗损伤为主的防御反应和修复过程。

第三节　急性炎症

在炎症的分类中,根据炎症局部基本病理变化可以分为变质性炎、渗出性炎和增生性炎三种;按照发病缓急和病程可以分为超急性炎症、急性炎症、亚急性炎症和慢性炎症。临床以急性炎症和慢性炎症最为常见。

急性炎症起病急骤,持续时间短,一般仅几天或几周,多数不超过一个月。急性炎症的主要病变特点是以变质及渗出性变化为主,渗出的白细胞以中性粒细胞为主。

一、变质性炎

变质性炎常发生于心、肝、脑等实质器官,一般由重症感染、细菌毒素及病毒引起。由于病变器官的实质细胞发生严重变性和坏死,常造成相应器官功能障碍。如白喉杆菌外毒素引起的心肌炎,可出现严重心功能障碍;乙型脑炎病毒引起神经细胞广泛变性和坏死,导致严重中枢神经系统功能障碍。

二、渗出性炎

渗出性炎是以渗出为主,变质及增生性变化较轻的炎症,最为常见。根据渗出物成分的不同,又可分为以下几种:

(一)浆液性炎

浆液性炎是以浆液渗出为特征,其中蛋白质占 3% ~ 5%(主要为白蛋白),混有少量纤维蛋白、中性粒细胞及脱落的上皮细胞。好发于疏松结缔组织、浆膜、黏膜及皮肤等处。常见的原因有高温(烧伤)、毒蛇咬伤、蚊蜂叮咬及其他化学性因子、病毒、细菌感染等,如结核杆菌引起的浆液性胸膜炎、风湿病时的风湿性关节炎以及感冒初期的鼻炎等(见书后彩色插图 10)。

浆液性渗出物若弥漫浸润疏松结缔组织,可造成局部明显炎性水肿;若聚集于浆膜腔,则引起炎性积水。浆液性炎的病变一般较轻,易于消散。但如浆膜腔内炎性积水过多,可压迫器官(如心肺),引起明显的器官功能障碍;如渗出的液体未被及时吸收,可引起轻度粘连。

(二)纤维素性炎

纤维素性炎是以渗出物中含有大量纤维素为特征。常见于黏膜、浆膜和肺脏。由于血管壁损伤较重,通透性增高,血浆中的纤维蛋白原渗出,继而转变为纤维素。引起纤维素性炎的损伤因子有内、外源性的毒素或某些细菌感染,如尿毒症及白喉杆菌、痢疾杆菌、肺炎球菌感染等。

1. 病变特点 纤维素性炎发生在黏膜时,渗出的纤维素、白细胞和其下的坏死黏膜组织形成一层灰白色的膜状物,称为假膜,这种炎症又称为假膜性炎(图 10-4)。由于不同组织结构不同,有的假膜牢固附着于黏膜表面不易脱落(如咽白喉);有的假膜则与黏膜损伤部位联系松散而容易脱落(如气管白喉),可造成气管堵塞窒息而危及生命。发生在心包膜的纤维素性炎,由于心脏搏动,渗出的纤维素在心外膜表面被牵拉成绒毛状,称为绒毛心(见书后彩色插图 11)。大叶性肺炎时肺泡腔有大量纤维素充填可致肺实变。

图 10-4 假膜性炎(细菌性痢疾)

2. 经过和结局　纤维素性渗出物可由白细胞释放出的蛋白水解酶溶解、液化并被吸收。但如果渗出的白细胞数量少，纤维素不能被蛋白水解酶完全溶解吸收，则可发生机化，引起浆膜增厚和粘连。例如大叶性肺炎时，肺泡腔内的纤维素性渗出物可液化，通过淋巴管被吸收或经气管咳出；如不能被完全溶解、液化，则易被机化，最终形成肺肉质变。

（三）化脓性炎

化脓性炎是以中性粒细胞渗出为主，并伴不同程度的组织坏死和脓液形成为特征的一类炎症。化脓性炎多由化脓菌感染所致，也可由化学物质（如松节油、巴豆油）和机体的坏死组织引起，称为无菌性化脓。

1. 病变特点　病灶中的中性粒细胞容易变性、坏死，释放出蛋白水解酶，使坏死组织液化，形成灰黄色或黄绿色混浊、黏稠的液体，称为脓液。脓液是由大量变性坏死的中性粒细胞、坏死组织、细菌和渗出的浆液组成。脓液形成的过程称为化脓，脓液中变性、坏死的中性粒细胞称为脓细胞。脓液中的纤维蛋白因被脓细胞释放的蛋白水解酶所破坏，故脓液不会凝固。

2. 分类　化脓性炎按照病因、发生部位及病变特点可分为三类：

（1）蜂窝织炎：是指发生在疏松结缔组织的弥漫性化脓性炎，常发生于皮肤、肌肉和阑尾等处。蜂窝织炎主要由溶血性链球菌感染引起，链球菌能分泌透明质酸酶，降解疏松结缔组织基质中的透明质酸。链球菌还能分泌链激酶溶解纤维素，因此细菌易于通过组织间隙和淋巴管扩散，表现为疏松结缔组织内明显水肿及大量中性粒细胞弥漫性浸润，与周围组织无明显分界（图10-5）。蜂窝织炎轻者可完全吸收消散，重者可经淋巴道扩散而致局部淋巴结肿大及全身中毒症状。

图 10-5　蜂窝织炎性阑尾炎（镜下）
阑尾各层大量炎细胞浸润

（2）脓肿：是局限性化脓性炎伴脓腔形成。常发生于皮下和内脏等部位，主要由金黄色葡萄球菌感染引起。金黄色葡萄球菌产生的毒素可致局部组织坏死，继而大量中性粒细胞浸润，释出蛋白水解酶，使坏死组织液化形成脓液。金黄色葡萄球菌可产生血浆凝固酶，使渗出的纤维蛋白原转变成纤维素，包裹病灶，因而病变较局限，仅在局部形成一个圆形或不规则的脓腔(见书后彩色插图 12)。早期脓肿周围水肿,炎细胞浸润。以后周围的肉芽组织逐渐增生,形成包绕脓腔的壁,称为脓肿壁。小脓肿可以吸收消散,较大脓肿需要切开排脓或穿刺排脓,其所留下的缺损可由肉芽组织长入而形成瘢痕修复。

脓肿常可发展或蔓延形成溃疡、窦道、瘘管。溃疡是皮肤黏膜的脓肿向表面破溃而形成的组织缺损;窦道是指深部的脓肿向体表或自然管道穿破,形成有一个排脓的盲端通道;若深部脓肿的一端向体表或体腔穿破,另一端向自然管道穿破或在两个有腔器官之间形成贯通两侧的通道称为瘘管。窦道和瘘管常见于肛管直肠周围,常因长期排脓而不易愈合。

疖是单个毛囊及其所属皮脂腺和周围组织的化脓性炎,病原菌多为金黄色葡萄球菌,好发于毛囊和皮脂腺丰富的部位,如颈、头、面部及背部等。当部分患者抵抗力较低,或伴有营养不良、糖尿病时,许多疖可同时或先后发生,称为疖病。如果多个疖相互融合沟通,则称为痈,多见于后颈部、背部、腰臀部等皮肤厚韧处,皮肤表面可见多个开口。

(3)表面化脓和积脓:是指发生在黏膜和浆膜的化脓性炎,其特点是中性粒细胞主要向黏膜、浆膜表面渗出,深部组织无明显炎细胞浸润。如化脓性尿道炎或化脓性支气管炎,渗出的脓液可沿尿道或支气管排出体外。当化脓性炎发生于浆膜、胆囊和输卵管时,脓液则在浆膜腔、胆囊和输卵管腔内积存,称为积脓。

(四)出血性炎

炎症时由于血管损害严重,渗出物中含有大量红细胞,称为出血性炎。出血性炎并不是一种独立性炎症,常和其他类型炎症混合存在,如出血性纤维素性炎等,主要由某些毒力很强的病原微生物引起,如炭疽、流行性出血热、钩端螺旋体病等。

此外,卡他性炎也属于一种渗出性炎。卡他性炎是指发生在呼吸道、胃肠道等处黏膜较轻的渗出性炎,常由病毒、细菌及慢性刺激等引起。根据渗出物不同可将卡他性炎分为浆液性卡他、黏液性卡他和脓性卡他三种,在炎症过程中各类型可互相转化。

上述渗出性炎的分类并不是绝对的,有时两种不同类型可以并存,如浆液性纤维素性炎、化脓性出血性炎等。在炎症发展过程中,不同类型之间还可互相发生转化。

第四节 慢 性 炎 症

慢性炎症病程较长,常达数月至数年以上。多由急性炎症迁延而来,或致炎因子的刺激较轻并持续时间较长,一开始即呈慢性经过。慢性炎症局部病变多以增生为主,变质和渗出较轻;病灶局部浸润的炎细胞多以淋巴细胞、巨噬细胞和浆细胞为主。

一、非特异性增生性炎

非特异性增生性炎病灶内浸润的细胞主要为淋巴细胞、浆细胞和单核细胞,常伴有明显的毛细血管内皮细胞及成纤维细胞增生,并形成大量胶原纤维。有时黏膜上皮、腺上皮和某些实质细胞也同时增生。

发生在黏膜局部的慢性炎症,黏膜上皮、腺上皮和肉芽组织增生可形成向外表突出的带蒂肿物,称为炎性息肉。如果炎性增生形成一个境界清楚的肿瘤样团块,则称为炎性假瘤,好发于肺及眼眶。肺的炎性假瘤结构复杂,除有肺泡上皮、肉芽组织和巨噬细胞增生外,还有淋巴细胞、浆细胞浸润和肺泡内出血、含铁血黄素沉积等。

二、特异性增生性炎

特异性增生性炎是指炎症局部以巨噬细胞及其演化的细胞增生为主,并形成境界清楚的结节状病灶,又称为肉芽肿性炎或炎性肉芽肿。根据其来源可分为感染性肉芽肿、异物性肉芽肿和原因不明的肉芽肿。

1. 感染性肉芽肿　指由病原微生物如结核杆菌、伤寒杆菌、寄生虫等感染引起的肉芽肿,其增生的细胞成分在形态学上常具有一定的特殊性,对诊断有一定的意义,如结核杆菌引起的"结核性肉芽肿",由大量上皮样细胞、Langhans巨细胞及淋巴细胞组成;风湿病时形成的"风湿小体",由风湿细胞及淋巴细胞等组成。

2. 异物性肉芽肿　指由外科缝线、隆乳术的填充物、粉尘、滑石粉等异物引起的肉芽肿。病变以异物为中心,周围有多量巨噬细胞、异物巨细胞和成纤维细胞包绕,形成结节状病灶。

3. 原因不明的肉芽肿　如结节病肉芽肿,主要表现为巨噬细胞在炎症区聚集并转化为上皮样细胞,后者活跃释放血管紧张素转化酶、胶原酶和成纤维细胞活化因子等,形态学上具有纤维化和玻璃样变的趋势,其病因尚不明确。

在病理表现上,急性炎症与慢性炎症的区分并不是绝对的。例如,在急性肾小球肾炎(急性弥漫性增生性肾小球肾炎)则是以肾小球毛细血管内皮细胞和系膜细胞的增生为其主要病理特点;伤寒病时,病变以单核巨噬细胞增生为主。此外,还有一类病程介于急性和慢性之间的亚急性炎症,如亚急性感染性心内膜炎,变质、渗出和增生三种病理变化均较明显,且渗出的炎细胞类型包含中性粒细胞、单核细胞和淋巴细胞。

第五节　炎症的临床表现和结局

一、炎症的临床表现

(一) 局部表现

炎症局部可出现红、肿、热、痛和功能障碍,尤以体表的急性炎症最为明显。红、热是由于炎症局部血管扩张,血流加快,局部代谢增强,产热增多所致。肿是由于局部炎症性充血、血液成分渗出引起,慢性炎症局部肿大则多是局部增生的结果。疼痛与多种因素有关,如渗出物压迫和某些炎症介质等直接作用于神经末梢引起疼痛。炎症时由于变性、坏死、代谢障碍、炎性渗出物的压迫等因素引起实质细胞不同程度的功能障碍,如病毒性肝炎时肝细胞的变性坏死可引起肝功能障碍,急性心包炎可因心包积液的压迫而影响心脏功能等。

(二) 全身反应

1. 发热　是由于下丘脑体温调节中枢受致热原作用产生的。在感染性炎症,特别是当病原微生物蔓延入血时,发热常明显。发热是由内源性和外源性致热原所致。

细菌的代谢产物,尤其是内毒素是常见的外源性致热原,而细胞因子如 IL-1、TNF 及前列腺素是常见的内源性致热原。适当的体温增高可增强机体的代谢,使白细胞的吞噬作用增强和抗体的生成增多,有利于增强机体的防御反应。但过热或持久发热会影响正常代谢,影响器官、系统的功能,特别是对神经系统功能影响,有时可引起严重后果,甚至危及生命。

2. 外周血白细胞增多 在急性炎症,特别是感染性炎症,患者外周血白细胞数量常有明显增多。一般急性化脓性炎症以中性粒细胞增多为主,慢性肉芽肿性炎以单核细胞增多为主,寄生虫感染和过敏反应可引起嗜酸性粒细胞增多。白细胞增多的机制主要是激活的 T 淋巴细胞能分泌集落刺激因子可促使骨髓造血干细胞增生所致。白细胞增多具有防御意义,但在某些感染,如部分病毒性疾病和伤寒以及机体抵抗力极度降低等情况下,外周血白细胞计数可无明显升高,甚至可出现外周血白细胞减少。在严重感染时,从骨髓释放到血液的中性粒细胞数量过多,且相对不成熟的杆状核中性粒细胞数量明显增加,所占比例增大(核左移),这种现象称为类白血病反应。

3. 单核巨噬细胞系统增生 炎症灶中的病原微生物、组织崩解产物可经淋巴管到达局部淋巴结或经血流到达全身其他单核巨噬细胞系统,促使巨噬细胞增生,功能增强,有利于吞噬、消化病原微生物和组织崩解产物。在临床上表现为肝、脾、淋巴结肿大。

知识链接

全身炎症反应综合征(SIRS)

SIRS 是因感染或非感染病因作用于机体而引起的机体失控的自我持续放大和自我破坏的全身性炎症反应。它是机体修复和生存而出现过度应激反应的一种临床过程。当机体受到外源性损伤或感染毒性物质的打击时,可促发初期炎症反应,同时机体产生内源性免疫炎因子而形成"瀑布效应"。危重病人因机体代偿性抗炎反应能力降低以及代谢功能紊乱,最易引发 SIRS。这个概念的提出有助于人们深入地认识炎症,为疾病的防治开拓了新的思路。

二、炎症的结局

通过机体的防御反应以及积极有效的治疗,多数炎症性疾病能够痊愈,部分急性炎症可迁延为慢性炎症和亚急性炎症,少数甚至蔓延扩散,导致病情恶化。

(一)痊愈

1. 完全痊愈 当机体抵抗力较强或经过适当治疗,侵入的病原微生物可被消灭,炎症局部的少量渗出物及坏死组织崩解产物可被溶解液化,并通过淋巴管吸收,以致完全恢复病变组织、器官的正常结构和功能,称为完全痊愈。

2. 不完全痊愈 如果机体的抗病能力较弱,炎症病灶变质和渗出较严重时,病灶周围的肉芽组织增生,可将其机化、包围,并发生纤维化,形成瘢痕,以致不能完全恢复原组织器官的正常结构和功能,称为不完全痊愈。

（二）迁延转为慢性

如果机体的抗病力低下或治疗不适当，损伤因子持续或反复作用于机体，不断损伤组织，急性炎症则可转变为慢性炎症，以致炎症反应时轻时重，迁延不愈。

（三）蔓延扩散

当患者抵抗力弱、病原微生物在体内大量繁殖时，炎症可向周围扩散，经血管、淋巴管和自然管道播散。

1. 局部蔓延　指炎症灶的病原微生物经组织间隙或器官的自然通道向周围组织和器官扩散，如肾结核时结核杆菌可沿泌尿道下行播散，引起输尿管和膀胱结核。

2. 淋巴道播散　指病原微生物侵入淋巴管内，随淋巴液到达局部淋巴结，引起淋巴管炎和淋巴结炎，例如足部感染时，炎症可沿淋巴管扩散而致腹股沟淋巴结炎。

3. 血道播散　指炎症灶的病原微生物侵入血液循环或其毒素被吸收入血而引起的播散。

（1）菌血症：指细菌在局部病灶繁殖，并经血管或淋巴管入血，血液中可查到细菌，但患者全身症状不明显，如伤寒、流行性脑脊髓膜炎早期，都有菌血症的存在。

（2）毒血症：指大量细菌毒素或毒性代谢产物被吸收进入血液，并引起高热、寒战等全身中毒症状。严重时患者可出现中毒性休克，心、肝、肾的实质细胞可发生变性或坏死。

（3）败血症：指细菌入血，并在血中大量生长繁殖及产生毒素，患者常有寒战、高热、皮肤黏膜多发性出血点、脾肿大及全身淋巴结肿大等临床表现，严重者可并发中毒性休克。血培养常可查到病原菌。

（4）脓毒败血症：指化脓菌入血，不仅在血中繁殖，而且随血流播散，并在身体其他部位发生多个继发性脓肿。由于脓肿是细菌栓塞于器官毛细血管腔所引起，故又称栓塞性脓肿或转移性脓肿。临床上除了有败血症的表现以外，还有多发性迁移性脓肿形成。

（苑光军）

复习思考题

1. 叙述炎症介质的概念及其作用。
2. 简述炎症局部的临床表现及其病理学基础。
3. 如何鉴别渗出液和漏出液？
4. 何谓白细胞渗出？白细胞的渗出过程如何？

扫一扫
测一测

第十一章

肿　瘤

学习要点

扫一扫
知重点

> 1. 重要概念:肿瘤、癌前病变、非典型性增生、原位癌、肿瘤异型性、癌、肉瘤。
> 2. 肿瘤的一般形态和结构特点;肿瘤的生长方式和扩散途径;良性与恶性肿瘤的区别;癌与肉瘤的区别;肿瘤的命名原则。
> 3. 良、恶性肿瘤对机体的影响;癌前病变的常见类型;常见上皮性肿瘤及间叶组织肿瘤的组织学来源、形态特点及好发部位。

肿瘤(tumor)是危害人类健康的常见病、多发病,尤其恶性肿瘤对人类健康的危害极为严重。目前肿瘤发病率仍在逐年上升,据中国国家癌症中心最新统计数据,2014 年我国全国恶性肿瘤发病率约为 278.07/10 万,死亡率约为 167.89/10 万,每年新发恶性肿瘤病例约 380.4 万例,死亡病例 229.6 万例。肺癌、胃癌、结直肠癌、肝癌、乳腺癌约占全部肿瘤新发病例的 66%,前五种是主要的肿瘤死因,约占全部肿瘤死亡病例的 70%。我国各地区肺癌发病率和死亡率均位列第一,其中肺癌是男性发病率最高的肿瘤,乳腺癌是女性发病率最高的恶性肿瘤,肺癌均位居男女性肿瘤死亡率的第一位。因此有重点地对肿瘤进行研究与防治是当今我国医学的重要课题。

第一节　肿瘤的概念

肿瘤是机体在各种致瘤因素作用下,局部组织细胞在基因水平上失去对其生长的正常调控,导致克隆性异常增生所形成的新生物,因常表现为局部肿块,故称为肿瘤。

肿瘤细胞由机体发生肿瘤性转化的单个细胞,反复分裂增殖,克隆出多个子代细胞,组成肿瘤细胞群并形成肿块,这个过程是单克隆性增殖,称肿瘤性增生。肿瘤性增生与炎性或修复性增生等非肿瘤性增生有本质区别,具体表现为:①肿瘤细胞的形态、功能和代谢与其起源组织有差异,不同程度地丧失了分化成熟的能力;②相对无限制地生长,并失去控制。去除致瘤因素,肿瘤细胞仍继续增生;③与机体不协调,对机体有害无益,不是机体需要的增生。

非肿瘤性增生是机体针对病因刺激所发生的反应性增生,其增生的过程受机体的精确控制,增生的程度与机体协调,是机体修复损伤所需要的,增生的组织细胞分化成熟,当刺激因素消失,增生即可停止。

第二节　肿瘤的形态结构和异型性

一、肿瘤的大体形态

肿瘤形态多样,其形状、大小、数目、颜色、质地等可在一定程度反映肿瘤的组织起源、生物学特性和良、恶性质。

1. 形状　主要取决于肿瘤发生的部位和性质。生长在皮肤、黏膜表面的良性肿瘤多呈息肉状、乳头状、蕈伞状、绒毛状、菜花状。若是恶性肿瘤除向外生长,还向深部浸润,常呈火山口状、溃疡状。生长在深部组织和器官的肿瘤,良性多呈结节状、分叶状或囊状,边界清楚,有包膜。恶性多向周围浸润,境界不清,呈蟹足状或不规则形状(图 11-1)。

|息肉状 |乳头状 |结节状 |分叶状 |囊状 |
|(外生性生长) |(外生性生长) |(膨胀性生长) |(膨胀性生长) |(膨胀性生长) |

浸润性包块状　　　弥漫性肥厚状　　　溃疡状伴浸润性生长
(浸润性生长)　(外生伴浸润性生长)

图 11-1　肿瘤形态模式图

2. 大小　肿瘤大小主要取决于肿瘤的生长部位、生长时间和性质。有的肿瘤极小,仅能在显微镜下可见,如原位癌。生长在体表或体腔的肿瘤,可长得较大,巨大时可达数十千克,如卵巢囊腺瘤。良性肿瘤对机体的影响小,生长时间长且生长缓慢,可长得较大。恶性肿瘤生长迅速,对机体危害严重,多数发现即被切除,故一般体积较小。

3. 颜色　大多数肿瘤的切面呈灰白色或灰红色,多与起源组织的颜色相似。如乳腺癌呈灰白色,黑色素瘤呈黑褐色,脂肪瘤呈黄色(见书后彩色插图 13),血管瘤呈暗红色。若肿瘤发生出血、坏死、感染、骨化、钙化等继发改变时,其颜色可发生相应的改变。

4. 质地 肿瘤的质地取决于组织起源、实质与间质的比例以及有无继发改变。如脂肪瘤质地软,骨瘤质地坚硬。实质多而间质少的肿瘤质地较软,反之质地较硬。继发坏死、液化、囊性变的肿瘤质地变软,而继发玻璃样变、钙化或骨化的肿瘤质地变硬。

5. 数目 肿瘤多为单个,少数患者可同时或先后发生多个同种组织起源的肿瘤,称多发性肿瘤,如家族性多发性结肠腺瘤性息肉病,肿瘤可多达数十个甚至数百个。

二、肿瘤的组织结构

肿瘤组织由实质和间质组成。

1. 肿瘤的实质 即肿瘤细胞,是构成肿瘤的主要成分,肿瘤实质决定肿瘤的组织起源、命名、分类、生物学特性及良、恶性。多数肿瘤只有一种实质,少数肿瘤可由两种或多种实质构成,如乳腺纤维腺瘤,含有纤维组织和腺上皮两种实质;畸胎瘤则由多种实质成分构成。不同肿瘤的实质各不相同,同类肿瘤的实质因分化程度的不同也各有差异。

2. 肿瘤的间质 是肿瘤的非特异性成分,主要由结缔组织和脉管构成,对肿瘤实质起着支持和营养作用,构成肿瘤细胞的微环境。各种肿瘤的间质基本相同,但存在数量和分布的差异。间质内的结缔组织主要有纤维细胞、肌成纤维细胞和胶原纤维构成,既是肿瘤细胞的生长支架,又在一定程度上遏制肿瘤细胞的生长和扩散。间质内还有数量不等的淋巴细胞、浆细胞和巨噬细胞浸润,是机体对肿瘤组织免疫反应的表现。肿瘤间质内淋巴细胞多一般预后相对较好。

肿瘤的间质多是由肿瘤细胞产生的生长因子的刺激下形成的,如血管内皮细胞生长因子、成纤维细胞生长因子等,它们与肿瘤周围正常组织的内皮细胞和成纤维细胞表面的相应受体结合,诱导这些细胞分裂和生长,形成结缔组织和血管。肿瘤血管生成是肿瘤持续生长的重要条件,并为血道转移创造了条件。

三、肿瘤的分化与异型性

分化是指细胞或组织从幼稚到成熟的生长发育过程。肿瘤的分化程度是指肿瘤组织在形态结构上与起源的正常组织的相似程度。肿瘤组织与起源组织越相似,其分化越成熟,分化程度越高。反之,若与起源组织不相似,则分化程度越低。肿瘤分化程度的高低决定了肿瘤的异型性大小和恶性程度的高低。

异型性是指肿瘤细胞在组织结构和细胞形态上与其起源组织的差异。异型性是肿瘤细胞分化障碍在形态学上的表现,是病理学上区分肿瘤良、恶性的重要依据。若肿瘤组织与起源组织差异越小即相似度高,则异型性越小,分化程度高,恶性程度较低。肿瘤组织与起源组织差异越大,异型性越大,分化程度低,恶性程度越高。有些恶性肿瘤细胞主要由未分化细胞构成,或完全缺乏分化,异型性显著,称为间变,这类肿瘤多是高度恶性肿瘤。

(一)肿瘤组织结构的异型性

肿瘤组织结构的异型性主要是指肿瘤细胞丧失了正常的排列规则或极性,并与间质的关系紊乱。良性肿瘤与起源组织相似,异型性小且主要表现为组织结构的异型,即肿瘤组织分布和瘤细胞的排列不太规则,在一定程度上失去了起源组织正常有序的结构与层次。如腺瘤的腺体数目增多,大小及形态不太一致;平滑肌瘤和纤维瘤常呈束状或编织状。恶性肿瘤组织结构的异型性明显,主要表现为瘤组织和瘤细胞的分布和排列明显紊乱。如腺癌的癌细胞排列成大小不等、形态不规则的腺样结构,细胞层次增多,极性丧失,甚至不形成腺样而成不规则实性癌细胞巢(图11-2)。

图 11-2　结肠腺癌
1.结肠腺癌　2.正常结肠腺

（二）肿瘤细胞的异型性

良性肿瘤细胞分化好,与起源的正常细胞很相似,细胞异型性小,如脂肪瘤细胞与正常脂肪细胞没有明显区别。恶性肿瘤细胞分化差,常具有高度的异型性,主要表现为:

1. 肿瘤细胞的多形性　恶性肿瘤细胞与起源的正常细胞形态差异明显,一般比正常细胞大,有时可见瘤巨细胞,也可比正常小,且大小不一致,形态各异,显示明显的多形性。

2. 核的多形性　即核的大小、形态、数量不一致。主要表现为:①核大深染,可出现双核、多核、巨核、畸形核;②核质比增高,如正常上皮细胞核质比约 1 : 4,而癌细胞可为 1 : 1;③核膜增厚,核染色质呈粗颗粒状,分布不均,常堆积在核膜下;④核仁增大及数目增多;⑤核分裂象明显增多,出现不对称性、三极或多极以及顿挫型等病理性核分裂象(图11-3)。病理性核分裂只见于恶性肿瘤,是诊断恶性肿瘤的重要依据。

3. 胞浆的改变　因瘤细胞胞浆内核蛋白体增多而多呈嗜碱性。

染色质过多　染色质过少　　　　不对称性核分裂　　　三极核分裂

三极核分裂　　四极核分裂　　　多极核分裂　　　染色质杂乱排列

图 11-3　恶性肿瘤的病理性核分裂象

第三节　肿瘤的生长与扩散

一、肿瘤细胞的代谢特点

肿瘤细胞的代谢与正常细胞有明显差异。无论在有氧或无氧条件下,肿瘤细胞均以糖酵解方式获取能量,糖酵解过程的强弱一般与肿瘤的恶性程度成正比,恶性程度越高,糖酵解关键酶的活性也越高。核酸和蛋白质合成代谢明显增强且高于分解代谢是肿瘤生长的显著特点。肿瘤细胞内参与核酸和蛋白质合成的酶活性明显增强,使细胞内 RNA、DNA 含量增加,是肿瘤细胞快速增生的物质基础。同时肿瘤细胞对氨基酸的摄取利用明显增强,与正常细胞争夺营养,合成其生长所需的蛋白质,维持肿瘤增生需要,并造成恶性肿瘤患者晚期恶病质。此外,肿瘤细胞还可合成一些特殊的酶、抗原或激素,如甲胎蛋白和癌胚抗原等,这些物质可作为肿瘤特异性标记物,广泛用于肿瘤的诊断与病情监测。

二、肿瘤的生长

(一)肿瘤的生长方式

1. 膨胀性生长　肿瘤在组织内逐渐增大,推开或挤压周围正常组织,多呈结节状或分叶状生长,常有完整的包膜,与周围组织分界清楚。触诊时瘤体可活动,手术易切除,术后少复发。多为良性肿瘤的生长方式(见书后彩色插图 13)。

2. 浸润性生长　肿瘤细胞生长迅速,如树根长入泥土一样,浸润、破坏周围正常组织,与其紧密粘连,分界不清,多无包膜,甚至侵犯血管、淋巴管或神经。触诊时瘤体活动度小或完全固定,手术难以摘除干净,术后易复发。多为恶性肿瘤的生长方式(见书后彩色插图 14)。

3. 外生性生长　发生在体表、体腔或自然管道(如消化道、泌尿生殖道等)表面的肿瘤,常向表面生长,形成突起的乳头状、息肉状、蕈状或菜花状的肿块,这种生长方式称为外生性生长。良性肿瘤和恶性肿瘤均可呈外生性生长,但恶性肿瘤在外生性生长的基础上伴有向基底部浸润性生长。外生性生长的肿瘤如果出现血液供应不足,常发生坏死、脱落、溃疡及出血。

（二）肿瘤的生长速度

肿瘤的生长以肿瘤细胞不断分裂增生为基础,其生长速度和生长特点取决于多种因素,主要体现在以下四个方面:

1. 瘤细胞的生成与丢失　肿瘤细胞群体中,进入增殖阶段即 DNA 复制期（S 期）和有丝分裂前期（G_2 期）的瘤细胞占瘤细胞总数的比例称肿瘤的生长分数,生长分数越大,进入增殖阶段的瘤细胞越多,分裂增殖形成的新肿瘤细胞就越多,肿瘤生长越快,反之,生长分数越小则生长慢。此外,瘤细胞在增殖的同时,部分肿瘤细胞因营养不足、缺血、机体抗肿瘤免疫反应或凋亡诱导基因等因素影响下而不断死亡丢失。若肿瘤细胞生成远大于丢失则肿瘤生长快,生成小于丢失,肿瘤生长停止甚至回缩。

2. 肿瘤的性质　良性肿瘤分化程度高,大部分瘤细胞处于非增殖状态,故生长缓慢,常经数年或数十年才能形成一定体积的肿块。若良性肿瘤短期内体积迅速增大应考虑肿瘤恶性变,或者继发坏死、出血、囊性变等。恶性肿瘤分化程度低,大部分细胞处于活跃增殖状态,故生长较快,尤其是低分化肿瘤常在短期内形成明显的肿块。

3. 肿瘤血管形成　肿瘤早期无血管,其营养主要靠弥散方式获得,当瘤体直径达到 1 ~ 2 mm 以后,肿瘤细胞及周边炎细胞可释放多种血管生长因子,刺激血管内皮细胞增生,诱导血管大量形成,使瘤细胞得到充足的血液和营养而迅速生长,同时也为肿瘤的血道转移提供了方便条件。通常血管形成越丰富,肿瘤生长得越快,而抑制肿瘤血管形成是当前治疗肿瘤的重要途径。此外,部分高度侵袭性肿瘤细胞还可自身形成类似血管,只有基膜而无内皮细胞被覆的小管状结构,直接与血管交通获取营养,称"血管生成拟态"。

4. 肿瘤的异质性与演进　肿瘤的异质性是指由同一个克隆来源的肿瘤细胞呈现出多种不同基因表型的瘤细胞亚群,即同一瘤体内的肿瘤细胞在生长过程中形成在侵袭能力、生长速度、对激素的反应、对放疗化疗的敏感性等方面的差异性。随着肿瘤病程延长,这些瘤细胞亚群经过竞争和筛选,侵袭能力较强、增殖活跃、能逃避免疫监视而不易被机体抗肿瘤反应杀死、能适应局部环境的肿瘤细胞亚群被保留下来。正是由于肿瘤细胞的异质性,使恶性肿瘤在生长过程中变得越来越富有侵袭性的现象称为肿瘤的演进,常表现为生长速度加快、浸润周围组织和发生远处转移等。

三、肿瘤的扩散

肿瘤通过一定的途径到达邻近组织器官或机体其他远离部位并继续生长的现象,称为扩散。扩散方式包括直接蔓延和转移。其扩散机制主要是肿瘤细胞表面黏附分子减少,使细胞彼此分离,并与基膜黏着增强,同时肿瘤细胞产生大量蛋白溶解酶,降解细胞外基质和基膜,最终肿瘤细胞以阿米巴运动穿过基膜向周边浸润,在间质中游走,甚至溶解脉管壁进入血管或淋巴管。

1. 直接蔓延　肿瘤细胞沿组织间隙、脉管壁或神经束衣等侵袭或破坏邻近组织或器官,并继续生长,称为直接蔓延。如乳腺癌可直接蔓延到胸肌和胸壁,子宫颈癌可蔓延到膀胱、直肠、宫旁组织或骨盆等。

2. 转移　恶性肿瘤细胞从原发部位侵入淋巴管、血管或体腔,迁徙到其他部位继续生长,形成与原发瘤同种类型的肿瘤,这个过程称转移。所形成的肿瘤称转移瘤或

继发瘤。转移是恶性肿瘤最重要的生物学特性,也是恶性肿瘤难以根治和导致死亡的重要原因。常见的转移途径有:

(1)淋巴道转移:是癌最常见的转移途径。肿瘤细胞首先侵入毛细淋巴管,随淋巴液回流到局部淋巴结,聚集于边缘窦,逐渐增殖破坏整个淋巴结,形成淋巴结转移癌(图11-4)。受累淋巴结呈无痛性肿大,灰白色,质硬,可推动,若侵犯多个淋巴结后可因癌性粘连而固定成块,不易推动。如乳腺癌可转移到同侧腋窝淋巴结,沿着淋巴循环依次至乳内及纵隔淋巴结、锁骨上、下淋巴结、胸壁淋巴结等远处淋巴结转移,最终癌细胞可经胸导管进入血流,继而发生血道转移。

图 11-4 癌的淋巴道转移模式图

(2)血道转移:是肉瘤最常见的转移途径,部分未分化癌、绒毛膜上皮癌以及富含血管的癌如肝细胞癌也易经血道转移。瘤细胞首先脱离原发瘤,浸润细胞外基质,再经毛细血管或薄壁小静脉侵入血管,形成肿瘤细胞栓子,随血流运行到达远隔器官的血管内,再穿出血管进入组织间隙继续生长增殖,形成转移瘤(图11-5)。

图 11-5 恶性肿瘤血道转移模式图

1.正常组织细胞　2.原发瘤细胞　3.血管基膜　4.淋巴细胞　5.血小板
6.淋巴细胞攻击肿瘤细胞　7.血小板包被肿瘤细胞,失去抗原性
8.肿瘤细胞附壁,移出血管　9.移出的瘤细胞形成转移瘤　10.转移瘤的血管生成

肿瘤细胞栓子运行途径多与血流方向一致,故血道转移瘤的发生部位与血流方向密切相关。侵入体循环静脉的瘤细胞经右心到肺,在肺内形成转移瘤;侵入食管静脉、胃底静脉、肠系膜静脉的瘤细胞经门静脉到达肝,在肝内形成转移瘤;侵入肺静脉的瘤细胞可回流到左心,再经主动脉到全身各器官形成广泛转移;侵入胸、腰、骨盆静脉的瘤细胞,可通过吻合支进入脊椎静脉丛,转移到脊椎和脑。血道转移瘤常呈多发性、散在分布、边界清楚的球形结节。位于器官表面的转移瘤,由于结节中央出血、坏死而下陷,可形成状如肚脐的“癌脐”。肺和肝是血道转移瘤最常累及的器官,故临床上判断肿瘤有无血道转移,做肺和肝的影像学检查十分必要。

(3)种植性转移:当体腔内器官的恶性肿瘤蔓延至浆膜时,瘤细胞可脱落,像播种一样散落于体腔的浆膜或其他远隔器官表面,继续生长形成多个转移瘤称种植性转移。如晚期胃癌破坏胃壁侵及浆膜时,癌细胞自浆膜脱落后,可种植到大网膜、腹膜、盆腔器官如卵巢等,形成广泛种植性转移。如果癌细胞种植到卵巢,使双侧卵巢增大,其内大量癌细胞弥漫浸润,称 Krukenberg 瘤。

浆膜腔的种植性转移常伴有浆膜腔血性积液,多由浆膜下淋巴管或毛细血管受被瘤栓阻塞,管壁通透性增加,或管壁内皮被癌细胞破坏,血液漏出所致。临床上抽取浆膜腔积液做细胞学检查寻找癌细胞,有助于肿瘤的诊断。

四、肿瘤的分级与分期

肿瘤的分级和分期只用于恶性肿瘤,用于判定其恶性程度和进展情况,便于临床确立治疗方案和判定预后。

1. 分级　通常根据肿瘤细胞的分化程度高低、异型性大小和核分裂象的数目对恶性肿瘤进行分级。一般采用三级分级法:Ⅰ级为高分化,低度恶性;Ⅱ级为中分化,中度恶性;Ⅲ级为低分化,高度恶性。

2. 分期　根据肿瘤的大小、浸润深度、扩散范围以及转移情况对肿瘤的生长状态进行综合评判分期。国际上广泛采用 TNM 分期。T 指肿瘤原发灶,Tis 表示原位癌,随肿瘤的增大和邻近组织受累范围的增加,依次用 $T_1 \sim T_4$ 来表示;N 指淋巴道转移,N_0 表示淋巴结未受累,随淋巴结受累程度和范围的增加依次用 $N_1 \sim N_3$ 来表示;M 指血道转移,M_0 表示无血道转移,M_1 表示有血道转移。

肿瘤的类型不同,其 $T_{1\sim4}$ 或者 $N_{1\sim3}$ 所代表的值各不相同,分期的划分也各不相同。例如乳腺癌一般分 0、Ⅰ、Ⅱ、Ⅲ、Ⅳ共五期,0 期指 $Tis\ N_0\ M_0$;Ⅰ期为 $T_1\ N_0\ M_0$,即肿块 ≤ 2cm,无淋巴道及血道转移;Ⅱ期为 $T_{1\sim3}\ N_{0\sim2}\ M_0$;Ⅲ期为 $T_4\ N_{0\sim2}\ M_0$ 或者 $T_{1\sim3}\ N_3\ M_0$;Ⅳ期为 $T_{1\sim4}\ N_{0\sim3}\ M_1$。

第四节　肿瘤对机体的影响

肿瘤对机体的影响主要取决于肿瘤的良、恶性质、分化程度、生长部位和继发改变。

一、良性肿瘤对机体的影响

良性肿瘤分化程度高,异型性小,生长速度缓慢,对周围组织不浸润,不转移,一般对机体影响较小。

1. 局部压迫和阻塞　生长在体腔或自然管道的良性肿瘤达到一定体积时,可压迫周围组织器官或阻塞管腔,引起器官功能障碍。如颅内的肿瘤压迫脑组织,引起头痛、偏瘫、失语、失明等压迫症状;肠平滑肌瘤可阻塞肠腔,引起肠梗阻或肠套叠。

2. 继发性病变　良性肿瘤若供血障碍可发生出血、坏死、感染、囊性变或钙化等继发病变,如卵巢囊腺瘤蒂扭转压迫血管常发生瘤体坏死、出血、感染,子宫肌瘤若血供不足可出现囊性变或钙化。

3. 激素影响　起源于内分泌细胞的良性肿瘤可分泌过量激素,引起相应临床表现。如垂体腺瘤可分泌大量促生长激素,引起巨人症或肢端肥大症。

二、恶性肿瘤对机体的影响

恶性肿瘤分化程度低,异型性大,生长迅速,除了压迫或阻塞器官,还可侵袭破坏周围组织,发生远处转移,对机体危害严重,主要表现在:

1. 侵袭和破坏　恶性肿瘤常侵袭破坏周围组织器官,引起组织坏死和器官功能障碍。如骨肉瘤破坏正常骨组织,引起病理性骨折。癌细胞破坏正常肝组织,引起肝功能障碍。

2. 继发性改变　恶性肿瘤可侵袭破坏血管和组织引起出血、坏死;因免疫功能低下常合并感染;坏死组织、肿瘤细胞和病原体等发热激活物还可引起发热;若肿瘤压迫或侵犯神经还可引起顽固性疼痛。

3. 恶病质　恶性肿瘤患者晚期出现进行性消瘦、严重贫血、全身多器官衰竭的状态称恶病质。其发生与机体营养物质大量消耗而摄入不足,肿瘤分解产物的毒性作用,以及患者不良的精神心理状态和疼痛等多方面因素有关。

4. 异位内分泌综合征　一些非内分泌细胞起源的肿瘤也能产生和分泌激素或激素样物质,如促肾上腺皮质激素、促甲状腺激素、生长激素、抗利尿激素、胰岛素等,这些激素可导致患者出现内分泌功能紊乱的症状,称为异位内分泌综合征。

5. 副肿瘤综合征　指由肿瘤产生的异位激素、异常免疫反应或其他不明原因引起内分泌、神经、消化、造血、骨关节、肾及皮肤等器官发生的病变和临床表现,称副肿瘤综合征。这些临床表现可随肿瘤的治疗而减轻,随肿瘤的复发而加剧。常不能用肿瘤侵袭、转移或起源组织分泌的激素来解释。如部分肺癌能分泌促肾上腺皮质激素形成满月脸、水牛背、皮肤色素沉着、皮肌炎、骨关节病等,却没有咳嗽、咳痰和咯血等典型症状,属于肺癌的副肿瘤综合征。正确认识副肿瘤综合征,有助于发现早期肿瘤。

第五节　良性肿瘤与恶性肿瘤的区别

确定肿瘤的良、恶性质和类型是临床准确诊断、合理治疗和判断预后的关键。正确区分肿瘤性质,必须从肿瘤的细胞形态、生长特点、继发改变、对机体的影响等多方面进行综合分析、全面考虑。现将两者的主要区别归纳如下表(表11-1)。

表 11-1　良性肿瘤与恶性肿瘤的区别

	良性肿瘤	恶性肿瘤
分化程度	分化程度高,异型小,与起源组织的形态相似	分化程度低,异型性大,与起源组织的形态差别明显
核分裂象	无或少见,无病理性核分裂象	多见,有病理性核分裂象
生长速度	缓慢	迅速
生长方式	膨胀性生长或外生性生长,常有包膜或蒂,边界清楚,有一定活动度	浸润性生长或外生性生长,无包膜,边界不清,常粘连固定不活动
继发性病变	少见	常发生出血、坏死、溃疡或感染
复发	术后一般不复发	术后易复发
转移	不转移	常有转移
对机体影响	较小,主要为局部压迫或阻塞	较大,除压迫、阻塞外,还可侵袭破坏组织器官,引起疼痛、恶病质或并发症

　　值得注意的是,肿瘤类型繁多,其特性也千差万别,以上表内的区别要点仅是相对的。如血管瘤虽是良性肿瘤,但无包膜且呈浸润性生长。基底细胞癌虽为恶性肿瘤,但一般生长缓慢,很少发生转移。有些肿瘤形态学上分化良好,但却容易发生浸润和转移,如甲状腺滤泡型腺癌。有些良性肿瘤也容易复发,如涎腺多形性腺瘤。若良性肿瘤多次复发,还可转变为恶性肿瘤,称恶性变。极少数恶性肿瘤未经治疗,也可部分或全部消退而自行痊愈。此外,良性肿瘤与恶性肿瘤之间并无绝对界限,有些肿瘤在形态学和生物学行为上介于良性和恶性之间,称为交界性肿瘤,如卵巢交界性囊腺瘤,出现腺上皮细胞层次增多,并有一定的异型性,但无间质浸润。因交界性肿瘤具有不同程度的潜在恶性表现,临床上应予以积极治疗和加强随访。

第六节　肿瘤的命名与分类

一、肿瘤的命名

　　肿瘤的命名主要取决于肿瘤的部位、形态、组织来源和良恶性质。

　　(一) 良性肿瘤的命名

　　良性肿瘤一般是在其来源组织名称后加"瘤"字。如纤维瘤、腺瘤、脂肪瘤、平滑肌瘤等分别是起源于相应组织的良性肿瘤。有时可结合肿瘤发生部位、形态特点、组织起源再加"瘤"字命名,如卵巢浆液性囊腺瘤,即生长在卵巢、分泌浆液、呈囊性结构的腺上皮来源的良性肿瘤。葡萄胎、畸胎瘤等则是以其生长的形状特点命名。

　　(二) 恶性肿瘤的命名

　　1. 癌　起源于上皮组织的恶性肿瘤统称为癌。其命名一般是:部位(+ 形状)+ 组织来源 + 癌,如食管鳞状细胞癌、甲状腺乳头状腺癌、结肠黏液腺癌。而"癌症"是泛指所有的恶性肿瘤。

　　2. 肉瘤　起源于间叶组织的恶性肿瘤统称为肉瘤。间叶组织包括纤维、脂肪、平滑肌、横纹肌、软骨、骨、脉管和淋巴造血组织。其命名一般是:部位＋组织来源＋肉瘤,如皮肤纤维肉瘤、肋骨软骨肉瘤、肝血管肉瘤等。

3. 癌肉瘤 同时具有癌和肉瘤两种成分的恶性肿瘤,称为癌肉瘤。

癌与肉瘤的区别见表 11-2

表 11-2 癌与肉瘤的区别

	癌	肉 瘤
组织来源	上皮组织	间叶组织
发病率	较高,多见于 40 岁以上的成人	较低,多见于青少年
大体特点	质较硬、灰白色、较干燥	质较软、粉红色、湿润、鱼肉状
组织学特点	癌细胞形成巢状结构,实质与间质分界不清楚	肉瘤细胞弥漫分布,实质与间质分界不清楚
网状纤维	癌巢周围有网状纤维围绕	肉瘤细胞周围有网状纤维
转 移	多经淋巴道转移	多经血道转移

(三)肿瘤的特殊命名

1. 以母细胞命名 是起源于幼稚组织的肿瘤。大多数为恶性,如神经母细胞瘤、肾母细胞瘤、视网膜母细胞瘤等;少数为良性,如肌母细胞瘤、软骨母细胞瘤等。

2. 在肿瘤名称前加"恶性" 如恶性畸胎瘤、恶性淋巴瘤、恶性神经鞘瘤、恶性葡萄胎等。

3. 以"瘤"命名的恶性肿瘤 如精原细胞瘤、黑色素瘤、骨髓瘤、淋巴瘤等均为恶性肿瘤。

4. 以"瘤病"或"病"命名的肿瘤 有些肿瘤常有多个,呈全身多发状态,称"瘤病",如神经纤维瘤病、脂肪瘤病、血管瘤病、家族性腺瘤型息肉病等均是多发性的良性肿瘤,而白血病则是造血组织的恶性肿瘤,蕈样霉菌病是皮肤 T 细胞淋巴瘤。

5. 以"人名"命名的恶性肿瘤 如霍奇金淋巴瘤是恶性淋巴瘤的一种,尤文肉瘤为骨组织内未分化细胞发生的恶性肿瘤。

二、肿瘤的分类

肿瘤的分类可依据肿瘤的组织来源、良恶性质、好发部位等情况来划分。通常最基本最简单的肿瘤分类是按组织来源大致分为:上皮组织肿瘤、间叶组织肿瘤、淋巴造血组织肿瘤、神经组织肿瘤及其他肿瘤五大类(表 11-3)。临床上肿瘤种类繁多,确定肿瘤分类,不仅是拟定治疗计划、判定预后的重要依据,也有利于明确诊断标准,统一诊断术语,是临床病理诊断的前提,更是疾病流行病学调查、病因和发病机制研究的重要基础。下表简要介绍肿瘤分类方法。

表 11-3　肿瘤的分类

组织来源	良性肿瘤	恶性肿瘤	好发部位
上皮组织			
鳞状上皮	乳头状瘤	鳞状细胞癌	乳头状瘤见于皮肤、鼻腔、喉等处；鳞癌见于宫颈、皮肤、食管、肺、喉和阴茎等
基底细胞		基底细胞癌	头面皮肤
移行上皮	乳头状瘤	移行细胞癌	膀胱、肾盂
腺上皮	腺瘤	腺癌（各种类型）	腺瘤多见于乳腺、甲状腺、胃、肠；腺癌见于胃肠、乳腺、甲状腺等
	黏液性囊腺瘤	黏液性囊腺癌	卵巢
	多形性腺瘤	恶性多形性腺癌	涎腺
间叶组织			
纤维结缔组织	纤维瘤	纤维肉瘤	四肢
纤维组织细胞	纤维组织细胞瘤	恶性纤维组织细胞瘤	四肢
脂肪组织	脂肪瘤	脂肪肉瘤	皮下、腹膜后
平滑肌组织	平滑肌瘤	平滑肌肉瘤	子宫、胃肠道
横纹肌组织	横纹肌瘤	横纹肌肉瘤	肉瘤多于头颈、生殖泌尿道及四肢
血管	血管瘤	血管肉瘤	皮肤、肝、脑
淋巴管组织	淋巴管瘤	淋巴管肉瘤	皮肤和皮下组织、舌、唇等
骨组织	骨瘤	骨肉瘤	骨瘤见于颅骨、长骨；骨肉瘤见于长骨
软骨组织	软骨瘤	软骨肉瘤	软骨瘤多见于手足短骨；软骨肉瘤多见于盆骨、肋骨及肩胛骨等
滑膜组织	滑膜瘤	滑膜肉瘤	膝、腕、肩等关节附近
间皮	间皮瘤	恶性间皮瘤	胸膜、腹膜
淋巴造血组织			
造血组织		白血病	淋巴造血组织
		多发性骨髓瘤	胸骨、椎骨、肋骨、颅骨和长骨
淋巴组织		恶性淋巴瘤	颈部、纵隔、肠系膜和腹膜后淋巴结
神经组织			
神经束膜组织	神经纤维瘤	神经纤维肉瘤	全身皮神经、深部神经及内脏
神经鞘组织	神经鞘瘤	恶性神经鞘瘤	头、颈、四肢等处皮神经
胶质细胞	胶质细胞瘤	恶性胶质细胞瘤	大脑
原始神经细胞		髓母细胞瘤	小脑
脑膜组织	脑膜瘤	恶性脑膜瘤	脑膜

组织来源	良性肿瘤	恶性肿瘤	好发部位
交感神经节	节细胞神经瘤	神经母细胞瘤	纵隔、腹膜后、肾上腺髓质
其他肿瘤			
黑色素细胞	黑痣	恶性黑色素瘤	皮肤、黏膜
胎盘组织	葡萄胎	侵袭性葡萄胎 绒毛膜上皮癌	子宫
性索	支持细胞-间质细胞瘤、颗粒细胞瘤	恶性支持细胞-间质细胞瘤、恶性颗粒细胞瘤	卵巢、睾丸
生殖细胞		精原细胞瘤	睾丸
		无性细胞瘤	卵巢
		胚胎性癌	睾丸、卵巢
三个胚层组织	畸胎瘤	恶性畸胎瘤	卵巢、睾丸、纵隔和骶尾

第七节 癌前病变、异型增生、原位癌和上皮内瘤变

一、癌前病变

癌前病变指某些具有癌变潜在可能性的良性病变,如长期存在有可能转变为癌。癌前病变并不一定发展为癌。正确认识和积极治疗癌前病变,对于肿瘤的预防具有重要意义。常见的癌前病变如下:

1. 乳腺纤维囊性病 多见于 40 岁左右的妇女,与内分泌紊乱有关。病变主要为乳腺小叶或导管上皮细胞增生、大汗腺化生及导管囊性扩张。如伴有导管上皮异型增生者发生癌变的概率增加。

2. 黏膜白斑 口腔、外阴和阴茎等处的白色斑块,因鳞状上皮长期过度增生、过度角化,可异型增生,有可能转变为鳞状细胞癌。

3. 结肠、直肠腺瘤 可单发,也可多发,尤其是绒毛状腺瘤发生癌变的概率较大,家族性腺瘤性息肉病几乎均可发生癌变。

4. 慢性萎缩性胃炎或胃溃疡 慢性萎缩性胃炎,常有肠上皮化生,与胃癌的发生有一定关系。胃溃疡边缘的黏膜,因受刺激而不断增生,若合并幽门螺杆菌的感染,亦可发生癌变。

5. 皮肤慢性溃疡 经久不愈的皮肤溃疡,特别是小腿溃疡,由于长期慢性刺激,表皮鳞状上皮增生而易发生癌变。

6. 肝硬化 乙型或丙型肝炎后肝硬化,因肝细胞反复发生桥接状坏死与结节状再生,有可能发展为肝细胞性肝癌。

7. 慢性溃疡性结肠炎 溃疡反复发作和增生,可发生癌变。

二、异型增生

异型增生指上皮细胞增生并呈现一定程度的异型性,但尚未达到可诊断为癌的标准。可发生于被覆上皮和腺上皮,表现为增生的细胞排列紊乱、层次增多、极向消失,细胞大小不一,形态多样,核大而深染,核质比例增大,核分裂象增多。通常异型增生按病变累及范围可分:异型增生累及上皮全层下 1/3 为轻度,累及上皮全层下 2/3 为中度,累及上皮全层 2/3 以上为重度。

三、原位癌

原位癌指癌细胞仅限于黏膜上皮、腺上皮或皮肤表皮层,虽累及上皮全层,但尚未突破基膜向下浸润者。如乳腺导管原位癌。若癌细胞沿着腺管开口继续生长累及腺体,但只要没有突破腺上皮下基膜向管外浸润,此仍属原位癌,称原位癌累及腺体。原位癌是一种早期癌,临床或肉眼上无明显的异常,或仅见局部糜烂,稍隆起等改变。如能及时发现及治疗,可防止其发展为浸润癌,并获得治愈的效果。

四、上皮内瘤变

目前 WHO 采用此概念来描述上皮从异型增生到形成原位癌这一连续过程。一般可分成三级,Ⅰ级为轻度异型增生,Ⅱ级为中度异型增生,Ⅲ级为重度异型增生或原位癌。由于临床上很难区别重度异型增生和原位癌,且临床处理原则和预后一致,因此将两者全归入上皮内瘤变Ⅲ级更合理更科学。

第八节　肿瘤的病因及发生机制

一、肿瘤的病因

肿瘤发生的病因和机制十分复杂,常是外界致癌因素的刺激和机体内在因素的影响共同作用的结果。

（一）外界致癌因素

1. 化学致癌因素　与人类恶性肿瘤有密切关系的致癌化学物质约有 30 多种。少数化学致癌物不需要在体内进行代谢转化即可致癌,称直接致癌物,主要为烷化剂和酰化剂类。如烷化剂环磷酰胺既是常用的肿瘤化疗药物,其自身又是直接致癌物和强效免疫抑制剂,临床用药时需谨慎。多数化学致癌物需在体内代谢活化后才致癌,称间接致癌物,主要有以下几种:

（1）多环芳烃:致癌作用强的有 3,4- 苯并芘、1,2,5,6- 双苯并蒽、3- 甲基胆蒽等。3,4- 苯并芘是煤焦油的主要致癌成分,广泛存在于沥青、煤烟、内燃机废气和烟草燃烧烟雾中,也存在与烟熏、烧烤的鱼、肉和不完全燃烧的脂肪内。多环芳烃与肺癌的发生有密切关系。

（2）芳香胺类:主要为工业用品或原料如乙萘胺、联苯胺、4- 氨基联苯、品红等。印染厂和橡胶厂工人因长期接触乙萘胺、联苯胺,其膀胱癌发生率高。

（3）氨基偶氮染料:这类化合物含有氨基偶氮基团,如奶油黄、猩红等被用于纺织品染料和饮料、食品着色剂,它们与肝癌、膀胱癌发生有关。

(4)亚硝胺类:致癌作用强、致癌谱广泛。亚硝胺在自然界性质不稳定,分布少,但合成亚硝胺的前体物质硝酸盐、亚硝酸盐、二级胺却广泛存在于水和食物中,变质的蔬菜和食物、短期腌制的腌菜中含量较高。亚硝酸盐和二级胺在胃内酸性环境中合成亚硝胺。不同结构的亚硝胺有特异性亲器官性。如二甲基亚硝胺主要引起肝癌;不对称二甲基亚硝胺可引起食管癌。

(5)黄曲霉毒素:此毒素是黄曲霉菌的代谢产物。黄曲霉菌存在于受潮霉变的粮食中,在霉变的玉米、花生及谷类中含量最多。黄曲霉毒素有许多种,其中黄曲霉毒素 B_1 的致癌性最强,并且耐高温,食物煮熟后仍然有活性。

(6)其他:长期接触氯乙烯的塑料厂工人肝血管肉瘤、白血病、肺癌的发生率较高。重金属镍、铬、镉也可致鼻咽癌、肺癌、肾癌等。

2. 物理性致癌因素

(1)电离辐射:包括 X 射线、γ射线、亚原子微粒的辐射,以及紫外线照射。长期接触 X 射线和镭、铀、钴等放射性同位素可引起肺癌、皮肤癌、白血病等。在日光下长期曝晒,过量的紫外线照射可引起皮肤癌。

(2)慢性刺激与创伤:慢性机械性刺激、慢性溃疡、慢性炎症等,可引起局部组织细胞增生,进而由异型增生发展为癌。

3. 生物性致癌因素

(1)病毒:与肿瘤关系密切的病毒较多,约 1/3 是 RNA 病毒,2/3 是 DNA 病毒。乙型、丙型肝炎病毒与肝细胞癌密切相关,EB 病毒与鼻咽癌、伯基特淋巴瘤的发生有关,人乳头瘤病毒(HPV)、单纯疱疹病毒、巨细胞病毒与外阴癌、子宫颈癌的发生相关。

(2)细菌:幽门螺杆菌与胃黏膜相关淋巴组织结外边缘区淋巴瘤的发生有密切关系。

(3)寄生虫:日本血吸虫病可引起结肠黏膜息肉状增生,若异型增生可发展成结肠癌。华支睾吸虫病与胆管细胞性肝癌的发生有关。

(二)机体内部因素

1. 遗传因素　①与直接遗传有关的肿瘤较少见,呈常染色体显性遗传的肿瘤:如家族性多发性结肠息肉瘤病、视网膜母细胞瘤、神经纤维瘤等;呈常染色体隐性遗传的肿瘤,如着色性干皮病易发生皮肤癌。②与遗传有关的肿瘤如乳腺癌、胃肠癌常有家族聚集倾向。

2. 内分泌因素　某些肿瘤的发生与体内激素刺激有密切关系。如乳腺癌、子宫内膜癌的发生与雌激素水平过高有关。垂体前叶激素可促进肿瘤发生。

3. 免疫因素　免疫功能在机体抗肿瘤机制中发挥重要作用,免疫功能不足或缺陷的人易发生恶性肿瘤。如先天性免疫缺陷病、艾滋病、使用免疫抑制剂的病人,恶性肿瘤的发病率明显增加。肿瘤抗原引起机体的免疫反应以细胞免疫为主,T 淋巴细胞、K 细胞、NK 细胞和巨噬细胞对肿瘤细胞起溶解破坏的作用。体液免疫在溶解破坏肿瘤细胞方面也起一定作用。

4. 其他因素　性别、年龄、人种、生活、饮食等多种因素都会影响肿瘤的发生发展,如女性生殖器官肿瘤、乳腺癌、甲状腺癌明显多于男性,而男性易患肺癌、食管癌、胃癌、肝癌等。癌多见于中老年,肉瘤多见于儿童及青少年。

二、肿瘤的发生机制

(一) 原癌基因与抑癌基因

肿瘤的本质是基因病,体内外多种致癌因素通过不同的机制导致细胞内原癌基因激活和抑癌基因失活,使细胞生长和分化失控,发生恶性转化。

1. 原癌基因的激活　原癌基因是细胞固有的一类基因,具有促进细胞生长,阻止其分化的作用,并有潜在的致癌能力。正常情况下,原癌基因表达编码的蛋白质,对正常细胞的生长与分化起着正性调控作用。在致癌因素的作用下,原癌基因通过点突变、染色体易位、基因扩增等方式激活为有致癌作用的癌基因,产生具有异常功能的癌蛋白和过量的生长促进蛋白,导致细胞持续分裂,丧失分化成熟能力,使细胞恶变。

2. 抑癌基因的失活　抑癌基因也是细胞固有的一类基因,可抑制细胞的增生,促进细胞的分化,并有潜在的抑制癌变的作用。正常情况下,抑癌基因表达的蛋白质,对细胞的生长、分化起负性的调控作用。在某些致癌因素下,抑癌基因通过等位基因两次突变被灭活,对细胞生长、分化负性调控减弱或消失,导致细胞过度生长、分化不成熟而发生癌变。

此外,细胞 DNA 修复基因和凋亡基因在肿瘤的发生中也起着重要的作用。DNA修复基因的突变或缺失,受损 DNA 错配的碱基无法修复而累积叠加,造成细胞基因突变,细胞可发生恶变。细胞的凋亡基因表达异常,抑制凋亡蛋白增多,细胞则长期存在,在附加其他基因突变的条件下发展为恶性肿瘤。

(二) 肿瘤的演进

恶性肿瘤的发生发展是一个长时间、多因素、多步骤的逐渐演进的过程。如宫颈癌的发生发展要经过鳞状上皮非典型增生、原位癌、早期浸润癌、浸润癌、转移等复杂的过程。正常细胞恶性转化形成恶性肿瘤要经过三个阶段:①激发阶段:正常细胞在致癌因素的作用下,基因突变转化为潜在的癌细胞,此过程较迅速、时间短暂;②促发阶段:潜在的癌细胞在促癌因子或辅助性致癌物质的作用下转化为癌细胞,此过程相当缓慢,需要的时间长;③进展阶段:癌细胞恶性程度与日俱增,出现肿瘤的异质化,表现为过度增生、发生浸润和转移等恶性肿瘤的生物学行为,这可能与某些原癌基因和抑癌基因突变的积累有关。

恶性肿瘤的发生发展是一个漫长的过程,需要几年甚至十几年时间,在这一过程中,有多个基因的突变。随着突变基因不断积累,使恶性程度不断增高,对机体造成严重的危害。

第九节　常见肿瘤类型

肿瘤来源复杂种类繁多,机体的任何部位都可能发生肿瘤,前面仅介绍了肿瘤的共同特点,但不同器官的不同肿瘤或同类肿瘤又各有特性,下面简单介绍几种发病率和死亡率较高的肿瘤。

一、肺癌

肺癌占恶性肿瘤发病率及死亡率第 1 位或第 2 位,是最常见的恶性肿瘤,患病年龄多在 40 ～ 70 岁之间,男性多于女性。肺癌是起源于肺泡上皮或支气管上皮的恶性肿瘤。临床上早期症状不明显,中晚期可出现刺激性干咳、气急、痰中带血、胸痛、咯血等症状。

(一)病因

1. **吸烟**　是肺癌致病的最危险因素,吸烟者肺癌发病率比普通人高 20 ～ 25 倍,烟草燃烧的烟雾中含 3,4- 苯并芘、尼古丁、焦油等多种致癌物。

2. **空气污染**　工业生产或汽车尾气排放的大量废气或粉尘,常含有 3,4- 苯并芘、二乙基亚硝胺、砷等化学性致癌物质,成为肺癌高发的危险因素。

3. **职业因素**　长期吸入大量石棉、镍、砷等致癌粉尘的工人,或接触放射性物质铀、氡的人群,肺癌的发生率明显增高。

以上致癌因素主要引起基因突变使正常细胞癌变,目前已知,肺癌约有 20 余种原癌基因激活或抑癌基因失活,如癌基因 *c-myc*、*k-ras*,抑癌基因 *p53* 等。

(二)病理变化

1. **肉眼观**　根据肿瘤在肺内的发生部位,可将肺癌分以下 3 种类型:

(1)中央型:最常见,发生于主支气管或叶支气管,从支气管壁向周围肺组织浸润、扩展,常在肺门处形成肿块,与肺门淋巴结融合。

(2)周围型:占肺癌总数的 30% ～ 40%,发生于段以下支气管,在靠近胸膜处形成孤立的癌结节,直径 2 ～ 8cm,界限清楚。

(3)弥漫型:占肺癌总数的 2% ～ 5%,起源于末梢肺组织,沿肺泡管及肺泡弥漫性浸润生长,形成粟粒大小的癌结节遍布于肺叶。

2. **镜下观**　主要有以下 6 种类型:

(1)鳞状细胞癌:最常见,多为中央型肺癌,多数常年吸烟的中老年男性。按分化程度可分三级:①Ⅰ级即高分化鳞癌:癌巢中角化珠明显,有清楚的细胞间桥(见书后彩色插图 15);②Ⅱ级即中分化鳞癌:癌巢中角化珠不明显,细胞间桥少见;③Ⅲ级即低分化鳞癌:细胞异型明显,核分裂象多见,无角化珠和细胞间桥。

(2)腺癌:女性相对多见,多为周围型肺癌,肿块常累及胸膜。按分化程度可分为:①高分化者,癌巢呈腺腔样结构,可分泌黏液,癌细胞呈乳头状向腺腔内生长;②中分化者,癌细胞常多层排列成腺管或乳头状,可伴黏液分泌;③低分化者,常无腺腔结构,癌细胞排列成实心条索,偶见分泌现象,细胞异型明显。肺腺癌有些特殊类型,如细支气管肺泡癌、瘢痕癌、黏液癌等。

(3)腺鳞癌:较少见,癌组织由大致相等的腺癌和鳞癌两种成分。癌细胞可能起源于支气管上皮中具有多种分化潜能的干细胞,其多向分化而来。

(4)小细胞癌:又称小细胞神经内分泌癌,是肺癌中恶性程度最高的类型,生长迅速,转移早,对放化疗敏感。好发于常年吸烟的中、老年男性。癌细胞小而短,呈圆形、卵圆形或梭形,胞质少,似裸核,癌细胞呈片状或条索状排列,如燕麦穗粒,故称燕麦细胞癌。有时癌细胞围绕小血管排列成假菊形团样结构。

(5)大细胞癌(大细胞未分化癌):占肺癌总数的 10% ～ 15%,多发生于大支气管,肿块常较大。镜下癌细胞大、多边形、核浓染、异型明显、核分裂象多见。有部分呈神经内分泌化,故又称为大细胞神经内分泌癌。

(6)肉瘤样癌:少见,高度恶性,癌组织分化差。根据其细胞形态特点和构成成分又分为多形性癌、梭形细胞癌、巨细胞癌和癌肉瘤等多种亚型。

(三)扩散途径

1. 直接蔓延　中央型肺癌常侵及纵隔、心包及周围血管,或沿支气管向同侧或对侧肺组织蔓延。周围型肺癌可直接侵犯胸膜。

2. 转移　早期可见淋巴道转移,扩散速度快。首先转移至肺门淋巴结,再扩散至纵隔、锁骨上、腋窝、颈部淋巴结等处。血道转移常见于脑、肾上腺、骨等处。

二、胃癌

胃癌是起源于胃黏膜上皮和腺上皮的消化道最常见的恶性肿瘤。好发年龄在40～60岁,男性多于女性,多见于胃窦部,胃小弯侧。临床上早期无症状,中晚期可出现上腹部不适、疼痛、呕血、便血、消瘦、贫血等表现。

(一)病因

胃癌的病因与饮食习惯有密切关系,如长期食用熏制的鱼类肉类、腌制食品等亚硝酸盐含量高的食物,或被黄曲霉菌污染的食物如霉变的玉米和花生米。也与地质环境中缺乏钼、锌、铜等微量元素有关。还与幽门螺杆菌感染和遗传因素有关。此外,B型萎缩性胃炎、胃息肉、胃溃疡时若伴有胃黏膜不典型增生和肠上皮化生是胃癌发生的病理学基础。

(二)病理变化

1. 早期胃癌　指癌组织浸润仅限于黏膜层及黏膜下层,无论癌肿面积大小及是否有淋巴结转移,均称早期胃癌。直径小于0.5cm者称为微小癌,直径在0.6～1.0cm者称为小胃癌,早期诊治预后较好。早期胃癌肉眼形态可分为:①隆起型:肿瘤从黏膜面明显隆起或呈息肉状;②表浅型:肿瘤呈扁平状,稍隆起于黏膜表面,可分表浅隆起型、表浅平坦型和表浅凹陷型3个亚型;③凹陷型:最多见,系溃疡周边黏膜的早期癌。镜下早期胃癌以原位癌及高分化管状腺癌多见,其次为乳头状腺癌,未分化癌少见。

2. 中、晚期胃癌　癌组织浸润至黏膜下层或胃壁全层,预后与浸润深度成正比。肉眼可分为:①息肉型或蕈伞型:癌组织向黏膜表面生长,呈息肉状或蕈伞状,突入胃腔内;②溃疡型:溃疡较大不整形,直径多大于2cm,边界不清,呈皿状或火山口状,较浅且底部凹凸不平,有出血坏死,周边黏膜皱襞增厚变硬;③浸润型:癌组织浸润胃壁使胃增厚变硬,黏膜皱襞消失,胃腔变小状如皮革称"革囊胃"(见书后彩色插图16)。

组织学类型主要为腺癌,常见有管状腺癌与黏液癌,少数病例也可呈现为腺棘皮癌或鳞癌的特点。

(三)扩散途径

1. 直接蔓延　癌组织向胃壁各层浸润,穿透浆膜可扩散至邻近器官和组织,如肝、胰、大网膜等。

2. 转移

(1)淋巴道转移:是胃癌主要转移途径。首先转移至胃小弯侧、胃冠状静脉旁或幽门下等处的淋巴结。进一步转移至腹主动脉旁、肝门或肠系膜根部等处的淋巴结;晚期经胸导管转移至左锁骨上淋巴结。

(2)血道转移:晚期经门静脉转移至肝,其次是肺、脑、骨等器官。

(3)种植性转移:癌细胞经浆膜表面脱落至腹腔,种植于腹腔及盆腔脏器的腹壁上。

三、原发性肝癌

原发性肝癌是肝细胞或肝内胆管上皮细胞发生的恶性肿瘤,简称肝癌。是我国较常见的肿瘤,多见于中老年男性。该肿瘤发病隐匿,早期无症状,一经诊断常为中、晚期。临床可出现肝区疼痛、厌食、消瘦、乏力、黄疸、腹水等表现,病死率较高。近年应用影像、甲胎蛋白等检测,明显提高了肝癌的早期诊断率。

(一) 病因

肝癌的发生与乙型或丙型肝炎病毒感染有密切关系,肝炎病毒可将病毒基因整合到肝细胞内,激活原癌基因诱导细胞癌变。从肝硬化发展为肝癌一般需 7 年左右,多数是坏死后性肝硬化,其次是门脉性肝硬化和酒精性肝硬化。黄曲霉菌、青霉菌、亚硝胺类化合物均可诱发肝癌,此外,华支睾吸虫等寄生虫能刺激胆管上皮增生,可引起胆管上皮癌。

(二) 病理变化

1. 肉眼观

(1)早期肝癌:单个癌结节直径 <3cm 或两个癌结节合计直径 <3cm,多呈球形,边界清楚,切面无出血坏死。

(2)晚期肝癌:肝大、重量显著增加。分三型:①巨块型:直径常 >15cm,多位于肝右叶、质软、常有出血坏死,瘤体周围常有散在瘤结节;②结节型:最常见,常合并肝硬化。结节大小不等、可融合为较大结节;③弥漫型:少见,无明显结节,癌组织弥散于肝内。常发生于肝硬化的基础上。

2. 镜下观

(1)肝细胞癌:最多见,由肝细胞发生,分化程度不一。分化较好者癌细胞类似肝细胞,并可分泌胆汁,癌细胞排成巢状,血管多间质少;分化差者癌细胞异型性明显,常有巨核及多核瘤巨细胞。

(2)胆管细胞癌:较少见,发生于肝内胆管上皮细胞。组织结构多为腺癌或单纯癌,一般不合并肝硬化。

(3)混合性癌:少见,具有肝细胞癌和胆管上皮癌两种结构。

(三) 扩散途径

首先在肝内直接或沿门静脉分支蔓延扩散,在肝内形成转移性癌结节。肝外淋巴道转移可转移至肝门、上腹部、腹膜后等处淋巴结。晚期经血道转移至肺、脑、肾等处。有时可出现种植性转移。

四、子宫颈癌

子宫颈癌是女性生殖系统最常见的恶性肿瘤,也是导致女性因肿瘤死亡的主要原因。发病年龄多在 40 ~ 60 岁。临床上常有不规则阴道出血或接触性出血,白带增多伴特殊腥臭味,下腹部或腰骶部疼痛等症状。随着宫颈液基细胞学检查的普及,宫颈癌得到有效的早期防治,其发病率和病死率明显下降。

（一）病因和发病机制

宫颈癌与早婚、早育、多产、子宫颈撕裂伤、性生活紊乱、包皮垢刺激等多种因素有关。近年来发现人类乳头状瘤病毒（HPV-16、18、31、33 型）和单纯疱疹病毒 Ⅱ 感染与宫颈癌的发病密切相关。

（二）病理变化

子宫颈癌好发于子宫颈管的柱状上皮与鳞状上皮的交界处，由于此处反复损伤和修复，鳞状上皮或柱状上皮下的储备细胞发生异常增生转化为癌细胞。

肉眼观：①糜烂型：宫颈黏膜呈糜烂状或颗粒状突起，质硬，触之易出血。在组织学上多属于原位癌或早期浸润癌。②外生菜花型：癌组织突出于子宫颈表面，呈乳头状或菜花状，灰白色，触之易出血，表面常继发坏死、浅表溃疡形成和出血。③内生浸润型：癌组织向深部浸润生长，使宫颈不均匀增大或呈结节状突起，表面常较光滑。临床不易早期发现，常延误诊断。④溃疡型：癌组织坏死脱落形成火山口状溃疡，伴出血及恶臭分泌物，并向深部浸润。

光镜下：①鳞状细胞癌：最常见，约占宫颈癌的 90%。多由鳞状上皮异型增生连续演变而来，即上皮内瘤变 Ⅰ 级—Ⅱ 级—Ⅲ 级—原位癌—早期浸润癌（突破基膜，向下浸润深度 <5mm)- 浸润癌（浸润深度 >5mm）。按分化程度可分为高、中、低分化三级。②腺癌：较少见，仅占宫颈癌的 5% ~ 10%。按分化程度也分为高、中和低分化三级（见书后彩色插图 17）。子宫颈腺癌对放疗和化疗药物治疗均不敏感，预后较差。

（三）扩散

1. 直接蔓延 癌组织向上浸润破坏整段子宫颈，但很少侵犯子宫体。向下可累及阴道壁。向两侧可侵犯主韧带、阴道旁组织，甚至蔓延到骨盆壁，晚期侵犯或压迫输尿管可引起肾盂积水。向前后蔓延可侵犯膀胱或直肠。

2. 淋巴道转移 最常见，癌组织首先转移至子宫旁淋巴结，然后依次至闭孔、髂内、髂外、髂总、腹股沟及骶前淋巴结，晚期可转移至锁骨上淋巴结。

3. 血道转移 较少见，晚期可经血道转移至肺、骨及肝等部位。

五、乳腺癌

乳腺癌是起源于乳腺终末导管小叶上皮的恶性肿瘤。临床上早期无症状，常是自我检查或体检时发现乳房硬结，多为单侧，多数病灶发生于乳腺的外上象限，其次为乳腺中央区和内上象限。发病率呈逐年上升趋势，目前居女性恶性肿瘤的第一位。好发于 40 ~ 60 岁左右的女性。男性乳腺癌偶见，占 1% 左右。

（一）病因和发病机制

乳腺癌的病因和发病机制可能与雌激素长期作用、家族遗传倾向、环境因素、长时间大剂量接触放射线及某些病毒作用等多种因素有关。5% ~ 10% 的乳腺癌患者有家族遗传倾向，此类患者约 20% 有抑癌基因 BRCA1 点突变或缺失。

（二）病理变化

乳腺癌一般根据其是否发生浸润分为非浸润性癌、浸润性癌和特殊类型癌三大类，前两类又按组织起源分导管癌和小叶癌。

1. 非浸润型癌 主要包括导管内原位癌和小叶原位癌。

(1)导管内原位癌：发生于乳腺小叶的终末导管，由于乳腺影像学检查的普及，检出率明显提高,占乳腺癌的 15% ~ 30%。根据组织学改变分为粉刺癌和非粉刺型导管内癌。

1) 粉刺癌:50% 以上发生于乳腺中央区,切面可见乳腺导管扩张,内含灰黄色软膏状坏死物,挤压时可由导管内溢出,状似皮肤粉刺,故称粉刺癌。由于肿瘤有明显的间质纤维化和坏死区钙化,质地较硬,肿块明显,临床较易被检出。镜下见,乳腺小叶终末导管明显扩张,癌细胞局限于扩张的导管内,呈实性排列,中央常见坏死,是其特征性改变,坏死区可见钙化,导管基膜完整。癌细胞体积较大,胞质嗜酸性,分化程度不等,大小不一,核仁明显,核分裂象多见。导管周围见纤维组织增生和慢性炎细胞浸润(图 11-6)。

图 11-6 粉刺癌
癌细胞排列成实性团块,异型性明显,中央有大块坏死灶

2) 非粉刺型导管内癌:癌细胞在导管内排列成实性、乳头状或筛网状等多种形式,一般无坏死或仅有轻微坏死。癌细胞体积较小,形态比较规则,异型性不如粉刺癌明显。导管周围纤维组织增生也不如粉刺癌明显。

导管内原位癌如不经任何治疗,其中 30% 在 20 年内可发展为浸润癌,这说明并不是所有的导管内原位癌都能转变为浸润癌。转变为浸润癌的概率与组织类型有关,粉刺癌远远高于非粉刺型导管内癌。

(2) 小叶原位癌:来源于乳腺小叶的终末导管和腺泡,好发于绝经前妇女。约 30% 的小叶原位癌累及双侧乳腺,常呈多中心性分布,因肿块小,临床上一般摸不到肿块,也无症状。肉眼上不易与乳腺小叶增生区别,常在乳腺切除标本中无意发现。镜下见,小叶结构紊乱,癌细胞局限于扩张的末梢导管和小叶腺泡内,未突破基膜,呈实性排列,一般无坏死,肿块大小较为一致,核圆形或卵圆形,核分裂象罕见。亦无间质纤维组织增生和炎症反应。小叶原位癌如不经治疗,20% ~ 30% 在 20 年内可发展为浸润性小叶癌。

2. 浸润性癌

(1) 浸润性导管癌:由导管内原位癌发展而来,是最常见的乳腺癌类型,占乳腺癌的 70% 左右。肉眼观,肿瘤呈灰白色,质硬,切面有沙砾感,与周围组织界限不清,无包膜,常可见灰白色的癌组织呈树根状侵入邻近组织。若癌组织累及乳头,可出现乳

头回缩、下陷现象;若侵及皮肤,癌组织与皮肤粘连并导致皮肤出现不规则浅表微小凹陷,呈橘皮样外观(见书后彩色插图18)。

光镜下:癌细胞突破导管基膜向间质浸润,组织学形态多样,癌细胞排列成巢状,或伴有少量腺样结构。可保留部分导管内原位癌结构或完全缺如。癌细胞大小形态各异,呈明显多形性,核分裂象多见,常见局部肿瘤细胞坏死。肿瘤间质因纤维组织增生而致密。根据肿瘤实质和间质的比例不同,将浸润型导管癌分三种类型:①单纯癌:癌实质与间质的比例大致相等;②硬癌:癌实质少而间质多;③不典型髓样癌:癌实质多而间质少,间质内常无淋巴细胞浸润。

(2)浸润性小叶癌:由小叶原位癌穿透基膜向间质浸润所致。占乳腺癌的5%～10%,其中约20%浸润性小叶癌累及双侧乳腺,在同一乳腺内呈弥漫性多中心分布,不易被临床和影像学检查发现。肿瘤切面灰白色橡皮样,质地柔韧,与周围正常组织边界不清。镜下见,癌细胞突破基膜向间质浸润,在纤维间质内呈单行串珠状或细条索状排列,或环行排列于正常导管周围。癌细胞较小,大小较一致,核分裂象少见。

3. 特殊类型癌 主要有典型髓样癌、佩杰特病、管状癌、黏液癌、神经内分泌癌、浸润性筛状癌等。

(1)典型髓样癌:多体积较大,边界较清,质软,切面灰白色状如脑髓,中央常有出血、坏死;镜下癌细胞多排列成片,癌细胞体积大,核大染色浅,核分裂象多;间质少,其内常有淋巴细胞、浆细胞浸润。此型预后较好。

(2)佩吉特病:伴有或不伴有间质浸润的导管内癌的癌细胞沿乳导管向上扩散,累及乳头和乳晕。在该处表皮内可见大而异型、胞质透明的肿瘤细胞,这些细胞可孤立散在或成巢分布,细胞形态与病变下方导管内癌的细胞相似。病变好发于单侧乳房和乳晕部,初发皮损为乳头和乳晕部的鳞屑性红斑或斑块,表面有浅表溃疡、渗出或结痂,呈湿疹样改变,故又名湿疹样癌。

(三)扩散

1. 直接蔓延 癌细胞沿乳腺导管直接蔓延,累及相应的乳腺小叶腺泡。或沿导管周围组织间隙向周围扩散侵袭脂肪组织,甚至向内侵袭胸肌、胸壁,向外侵犯乳头、皮肤等。

2. 淋巴道转移 是乳腺癌最常见的转移途径,首先转移到同侧腋窝淋巴结,晚期可转移至锁骨下、上淋巴结。乳腺内上象限和乳晕部的乳腺癌常转移到乳内动脉旁淋巴结,进一步转移到纵隔淋巴结。偶尔可转移到对侧腋窝淋巴结。

3. 血道转移 晚期癌细胞可经血道转移至肺、肝、骨、脑等处。

(鲜于丽)

复习思考题

1. 肿瘤性增生与炎症和修复时发生的增生有何本质上的区别?
2. 试述恶性肿瘤细胞血行播散。
3. 试比较良性肿瘤与恶性肿瘤的区别。
4. 简述癌和肉瘤的主要不同点。

第十二章

课件
12章PPT

心血管系统疾病

 学习要点

扫一扫
知重点

1. 重要概念：动脉粥样硬化、冠心病、心绞痛、心肌梗死、高血压、向心性肥大、离心性肥大、风湿病、风湿细胞、风湿小体、心力衰竭。

2. 动脉粥样硬化的病理变化；冠心病的临床表现；缓进型高血压的各期病变特点；风湿病的基本病变及风湿性心脏病的病变特点；心力衰竭时机体主要功能代谢变化。

3. 动脉粥样硬化、高血压病、风湿病、心力衰竭的病因及发病机制。

心血管系统疾病是严重威胁人类健康的一组常见的重要疾病。在我国和欧美等一些发达国家，心血管系统疾病的发病率和死亡率均居第一位或第二位。本章主要涉及常见的心血管系统疾病，包括动脉粥样硬化、高血压病、风湿病、冠心病以及心力衰竭等疾病。

第一节　动脉粥样硬化

动脉粥样硬化（AS）是一种与血脂异常及血管壁成分改变有关的动脉性疾病。主要累及大、中型动脉，即弹力型动脉（如主动脉及其一级分支）和弹力肌型动脉（如冠状动脉和脑动脉）。病变特点是：血中脂质沉积于动脉内膜下，内膜灶状纤维性增厚；深部组织坏死、崩解，形成粥样物质；动脉管壁变硬、管腔狭窄，引起相应器官缺血性改变。AS 是心血管系统疾病中最常见的疾病之一，多见于中、老年人，以 40～50 岁发展最快。

动脉硬化为泛指一切动脉壁的增厚与变硬性疾病。包括：①动脉粥样硬化：为最常见的一类动脉硬化；②细动脉硬化：常见于高血压病和糖尿病患者，特点是细小动脉的玻璃样变；③动脉中膜钙化：少见，好发于老年人的下肢动脉，特点是动脉中膜发生营养不良性钙化。通常所说的动脉硬化多指 AS。

一、病因和发病机制

（一）危险因素

动脉粥样硬化的病因目前尚不清楚，下列因素被视为危险因素。

1. **高脂血症**　动脉粥样硬化的发生和发展与血浆中脂质升高有密切关系。在动脉粥样硬化病变中的脂质来源于血浆脂蛋白的浸润，其主要成分是游离胆固醇，其次是甘油三酯和 β 脂蛋白。高脂血症是指血浆总胆固醇和（或）甘油三酯异常增高。

正常情况下，血浆中的脂质主要以脂蛋白的形式存在。脂蛋白可分为极低密度脂蛋白（VLDL）、低密度脂蛋白（LDL）、乳糜颗粒（CM）和高密度脂蛋白（HDL）。在动脉粥样硬化发病过程中，各种脂蛋白所起的作用不同。其中低密度脂蛋白是动脉粥样硬化和冠心病发生的重要致病因素，其水平高低被认为是判断冠心病（CHD）的重要指标。研究发现，LDL 被动脉壁细胞氧化修饰后具有促进粥样斑块形成的作用。目前认为氧化 LDL（ox-LDL）是最重要的致粥样硬化因子，是损伤内皮细胞和平滑肌细胞（SMC）的主要因子。ox-LDL 不能被正常 LDL 受体识别，而被巨噬细胞的清道夫受体识别而快速摄取，促进巨噬细胞形成泡沫细胞。极低密度脂蛋白和乳糜颗粒也与动脉粥样硬化的发生密切相关，两者的残体可以转化为低密度脂蛋白，并且可被巨噬细胞所吞噬，沉积于粥样斑块内。高密度脂蛋白可激活胆固醇卵磷脂酰基转移酶，将外周胆固醇转入肝内并进行降解和排泄，是拮抗动脉粥样硬化和冠心病的重要因子。此外，HDL 还有抗氧化作用，防止 LDL 的氧化，可竞争性抑制 LDL 与内皮细胞的受体结合而减少其摄取。

目前认为，血浆低密度脂蛋白、极低密度脂蛋白水平的持续升高与高密度脂蛋白水平的降低与动脉粥样硬化的发生率呈正相关。低密度脂蛋白、极低密度脂蛋白及总胆固醇的异常增高是判断动脉粥样硬化和冠心病的最佳指标。

2. **高血压**　高血压是动脉粥样硬化发生的主要危险因素之一，高血压患者与同年龄、同性别无高血压者相比，其 AS 发病较早且病变较重。高血压引发动脉粥样硬化的发病机制尚不清楚，可能是高血压时，血管壁的壁内压或透壁压增高，使血管内皮细胞损伤，通透性增高，脂蛋白易于进入血管内膜而沉积，单核细胞和血小板黏附并迁入内膜；同时又使中膜致密，对脂蛋白的外移受阻。动脉粥样硬化多分布于大动脉的分支部、血管的分叉处以及血管弯曲处等血流动力学易发生变化的部位，具有一定的规律性。

3. **吸烟**　流行病学资料表明，吸烟与动脉粥样硬化的发生密切相关。吸烟者较不吸烟者冠心病发病率高，年轻吸烟组死于冠心病者是同龄不吸烟组的 2 ～ 3 倍。其发生的机制可能是吸烟导致血液中的一氧化碳浓度升高，造成血管内皮细胞缺氧性损伤，同时一氧化碳刺激内皮细胞释放生长因子，诱导中膜平滑肌细胞向内膜移行、增生，参与动脉粥样硬化的形成。大量吸烟可使血中 LDL 易于氧化，ox-LDL 可促进血液单核细胞迁入内膜并转化为泡沫细胞。吸烟的冠心病患者，容易发生猝死和心律不齐，因此吸烟被认为是主要的、独立的心肌梗死的危险性因素。

4. **导致继发性高脂血症的疾病**　①糖尿病患者由于肝脏过度合成极低密度脂蛋白，使血液中的甘油三酯和极低密度脂蛋白水平显著升高，而高密度脂蛋白水平降低，而且高血糖可致 LDL 氧化促进血液单核细胞迁入内膜并转化为泡沫细胞；②高胰岛素血症可促进动脉壁 SMC 增生,并降低血中高密度脂蛋白的水平;③甲状腺功能减退和肾病综合征均可引起高胆固醇血症,使血浆低密度脂蛋白增高。这些均加快了动脉粥样硬化的发病进程。

5. 遗传因素　冠心病的家族聚集现象提示遗传是动脉粥样硬化发生的危险因素之一。家族性高胆固醇血症患者,由于细胞的低密度脂蛋白受体基因突变以致其功能缺陷,使血浆低密度脂蛋白升高。现已确定约有 200 种基因对脂质的代谢有影响。

6. 性别　雌激素可改善血管内皮的功能、降低血浆胆固醇水平,并间接抑制血小板的聚集,所以女性绝经期前患动脉粥样硬化的发病率低于男性,但绝经期后两性的这种差异消失。

7. 年龄　流行病学调查显示,随着年龄的增加,动脉粥样硬化的发病率也同步增加。这与血管壁的年龄性变化有关。

（二）发病机制

AS 的发病机制尚未完全清楚,目前主要的相关学说简介如下:

1. 脂质渗入学说　LDL 是一种多相(混合)脂蛋白,至少有 15 种亚型。可概括分为 3 个等级:大、轻 LDL;中间密度 LDL;小、致密 LDL。其中,小、致密 LDL 是高胆固醇及高甘油三酯血症患者 LDL 的主要成分,它较易穿透动脉内膜,与动脉壁基质中的硫酸软骨素蛋白多糖有很强的亲和力,因此具有很强的致动脉粥样硬化的作用。小、致密 LDL 微粒的抗氧化作用弱,进入富含脂质的动脉粥样斑块后,其致粥样硬化作用就更加明显。此学说认为,血浆增多的胆固醇等沉积于动脉内膜,引起结缔组织增生,使动脉壁增厚和变硬,继而结缔组织发生坏死而形成动脉粥样斑块。

2. 内皮损伤学说　内皮细胞不仅是血液和血管平滑肌之间的一层半通透性屏障,而且可通过释放具有抗增生效应的扩血管物质以及具有促有丝分裂作用的缩血管物质,对血管进行局部调节。各种刺激因素可使内皮细胞结构和功能发生不同程度的损伤。轻者使其通透性增强,重者使内皮细胞变性、坏死。内皮细胞屏障功能的损伤,使脂蛋白过量地沉积于内膜下,同时造成血小板黏附、聚集和释放出各种活性物质,进一步加重了内皮细胞的损伤。

损伤的内皮细胞分泌生长因子,如单核细胞趋化蛋白 1(MCP-1),血小板源性生长因子(PDGF),转换生长因子 β(TGFβ),它们会吸引单核细胞聚集并使其迁入到内皮下间隙摄取已进入内膜下的脂质,形成单核细胞源性泡沫细胞;同时激活动脉中膜 SMC,经内弹力膜的窗口迁入内膜,经其表面的 LDL 受体介导而吞噬脂质,形成 SMC 源性泡沫细胞。

3. 慢性炎症学说　AS 是血管壁的慢性炎症反应,是该疾病发生发展过程中的核心因素。AS 早期,单核细胞通过内皮细胞表达的黏附分子,在趋化因子的作用下迁入内膜,吞入脂质变为泡沫细胞,成为脂斑、脂纹的主要成分。在 AS 进展期,巨噬细胞产生多种炎症介质,促进白细胞的黏附和趋化,促进 SMC 的增生,与趋化到病灶的 T 淋巴细胞相互作用,从而使病变继续发展。

4. 动脉平滑肌增殖学说　SMC 是一种多潜能的细胞,是 AS 病变中重要的组成成分。SMC 的迁移和增殖是 AS 的成因之一,故平滑肌成分越多,血管对粥样硬化性损伤的反应也越活跃。当动脉中膜的 SMC 迁入内膜后增生并发生表型转变,从收缩型细胞转变为合成型细胞。这些增生的 SMC 能合成胶原蛋白、弹性蛋白、糖蛋白等,使此处内膜增厚、变硬,促进硬化斑块的形成。同时通过表面的 LDL 受体介导而吞噬脂质,形成 SMC 源性泡沫细胞。

二、病理变化

(一) 脂纹、脂斑

是 AS 肉眼可见的早期病变。随着动脉内膜脂质沉积的逐渐增多,血液中的单核巨噬细胞迁入内皮下,摄取低密度脂蛋白和胆固醇脂,形成巨噬细胞源性泡沫细胞;同时血管内皮细胞、巨噬细胞和血小板可产生并释放生长因子,刺激中膜平滑肌细胞增生和迁入内膜,摄取低密度脂蛋白,形成肌源性泡沫细胞。大量上述泡沫细胞聚集,并向内皮隆起。

图 12-1 脂纹、脂斑

肉眼观:动脉内膜可见散在、不规则的淡黄色或黄色的斑块或条纹,平坦或稍隆起,条纹宽 1 ~ 2cm,长 1 ~ 5cm(见书后彩色插图 19),常见于主动脉后壁及其分支出口处。光镜下:病灶处内皮细胞下可见大量泡沫细胞和脂类物质聚集。泡沫细胞呈圆形或椭圆形,体积大,胞浆中含有大量脂质空泡。泡沫细胞来源于巨噬细胞和 SMC,苏丹Ⅲ染色呈橘红色(图 12-1)。

(二) 纤维斑块

由脂纹发展而来。肉眼可见内膜面散在不规则、表面隆起的灰黄色或瓷白色斑块。光镜下,病灶表面可见大量胶原纤维,胶原纤维可发生玻璃样变性,斑块表面为大量平滑肌细胞和细胞外基质所组成的厚薄不一的纤维帽,其下为泡沫细胞以及脂质和炎细胞(图 12-2)。

(三) 粥样斑块

随着病变的进一步加重,纤维斑块深层的细胞、组织发生变性、坏死和崩解,并与病灶内的脂质相混合,形成黄色粥糜样物质,因此称粥样斑块,又称为粥样瘤,为动脉粥样硬化的典型病理表现。

肉眼观:病灶处有灰黄色斑块,斑块既向内膜表面隆起又向深部压迫中膜,切面可见斑块管腔面为白色质硬组织,深部为黄色或黄白色质软的粥样物质。

光镜下:典型的粥样斑块病灶表面是纤维结缔组织,其下是无定形的坏死崩解物质,其中含大量胆固醇结晶(HE 染色切片中呈针状裂隙)和少量纤维素,底部及周边是肉芽组织和少量的淋巴细胞、泡沫细胞;中膜平滑肌萎缩,弹力纤维破坏而变薄;外膜可见新生的毛细血管、结缔组织以及炎细胞浸润(图 12-3)。

图 12-2 纤维斑块

三、继发性病变

1. 斑块内出血　是动脉粥样硬化常见的并发症。出血可为斑块底部或边缘新生的毛细血管破裂,或粥样斑块出现裂隙,动脉腔内的血液进入斑块中所形成。斑块内出血可使管腔进一步狭窄,甚至闭塞。

2. 斑块破裂　粥样斑块表层的纤维帽坏死破溃,病灶表面形成粥瘤样溃疡;粥样物质流出入血可形成胆固醇栓子,引起栓塞。

3. 血栓形成　斑块表面,尤其斑块破裂形成的溃疡处易形成附壁血栓,加重管腔阻塞,血栓脱落可形成栓子,进而引起器官梗死。

图 12-3　粥样斑块

4. 动脉瘤形成　严重的动脉粥样硬化,因中膜萎缩,弹性减弱,在血压增高时,局部血管壁可向外膨出形成动脉瘤,动脉瘤破裂可造成大出血。

5. 钙化　在粥样斑块内可发生钙盐沉积,使动脉壁变硬、变脆。

四、主要动脉的病理变化

（一）主动脉粥样硬化

粥样硬化好发于主动脉后壁及其分支开口处,以腹主动脉病变最严重,胸主动脉、主动脉弓次之,升主动脉病变轻。动脉瘤多发生于腹主动脉。主动脉因管径大,即使有严重的粥样硬化也可以不引起明显的症状,但其继发性病变可导致严重的后果,特别是腹主动脉瘤的破裂可发生致命性大出血。

（二）冠状动脉粥样硬化（详见本章第二节）

（三）颈动脉及脑动脉粥样硬化

最常见于颈内动脉起始部、基底动脉、大脑中动脉和 Willis 环,由于脑动脉血管管腔狭窄,脑组织因长期供血不足可发生脑萎缩,严重者临床常表现有智力减退,甚至痴呆。由于斑块处常继发血栓形成致管腔阻塞,引起脑梗死。脑动脉粥样硬化病变常可形成动脉瘤,动脉瘤多见于 Willis 环部,患者血压突然升高时可致其破裂引起脑出血。

（四）肾动脉粥样硬化

好发于肾动脉开口处及主干近侧端,也可发生于叶间动脉和弓形动脉。常由于斑块或血栓形成导致管腔狭窄,引起顽固性肾血管性高血压。受累动脉供血区缺血而发生肾缺血性梗死,梗死灶机化后形成较大的瘢痕,多个瘢痕使肾脏体积缩小,形成动脉粥样硬化性固缩肾。

（五）四肢动脉粥样硬化

下肢动脉发生粥样硬化较上肢常见且严重,常发生在髂动脉、股动脉及前后胫动脉。当较大的动脉管腔狭窄,患者可因下肢供血不足,在行走或运动时出现疼痛,休息后好转,即所谓间歇性跛行。如肢体动脉管腔严重狭窄或完全阻塞,而又无有效的侧支循环形成时,可引起缺血性坏死和干性坏疽。

第二节　冠状动脉粥样硬化和冠状动脉性心脏病

一、冠状动脉粥样硬化

冠状动脉粥样硬化以左冠状动脉前降支为最常见,其余依次为右主干、左主干或左旋支、后降支。由于解剖学和力学的特点,斑块性病理变化多发生于心壁侧的血管,在横切面上,斑块多呈半月形,管腔呈偏心性狭窄。按管腔狭窄程度可将病变分为4级:Ⅰ级 ≤ 25%、Ⅱ级 26% ~ 50%、Ⅲ级 51% ~ 75%、Ⅳ级 >76%(见书后彩色插图20)。

冠状动脉粥样硬化如伴发冠状动脉痉挛,可使管腔狭窄程度加重,甚则管腔闭塞,血流中断,引发心肌缺血及相应的心脏病变,如心绞痛、心肌梗死等,并可成为心源性猝死的原因。

二、冠状动脉性心脏病

由于冠状动脉狭窄导致心肌缺血而发生的心脏病,称为冠状动脉性心脏病(CHD),简称为冠心病,也称缺血性心脏病。冠心病在欧美国家发病率及病死率甚高,近年该病在我国呈增高趋势。由于冠状动脉粥样硬化是冠心病最常见的原因,因此习惯上把冠心病视为冠状动脉粥样硬化性心脏病。

（一）病因

1. 冠状动脉供血不足　冠状动脉粥样硬化斑块、冠状动脉痉挛以及继发性病变(如血栓形成、斑块内出血等)造成动脉管腔狭窄,使冠状动脉灌注期血量下降,心肌供血不足。

2. 心肌耗氧量剧增　如过度劳累、情绪激动、血压骤升、心动过速等原因,使心肌负荷增加,冠状动脉相对供血不足,引发心肌缺血。

（二）冠心病的主要临床表现

1. 心绞痛　因冠状动脉供血不足及心肌耗氧量骤增导致的心肌急性、短暂性缺血、缺氧所引起的,临床以胸痛为代表症状的综合征,称为心绞痛。其典型表现为阵发性胸骨后压迫性或紧缩性疼痛,疼痛可向心前区、左侧肩部和左上肢放射,持续数分钟,经休息或服用硝酸酯类药物后症状可缓解。心绞痛发生机制是由于心肌缺血缺氧而造成代谢不全的酸性产物和多肽类物质堆积,刺激心内交感神经,信号经 1 ~ 5 胸交感神经节和相应脊髓段传至大脑,产生痛觉。

心绞痛可分为以下几种类型:

(1)稳定型心绞痛:又称轻型心绞痛,病情可稳定数月,一般不发作,仅在体力劳动增加、心肌耗氧量增多时发作。冠状动脉横切面可见斑块阻塞管腔 >75%。

(2)不稳定型心绞痛:临床上不稳定,在休息、负荷时均发病,是一种进行性加重的心绞痛。通常由冠状动脉粥样硬化斑块破裂和血栓形成而诱发。该型心绞痛往往是心肌梗死的前兆。

(3)变异型心绞痛:多无明显诱因,常在休息或梦醒时发作。患者冠状动脉明显狭窄,亦可因发作性痉挛所致。

2. 心肌梗死（MI）　冠状动脉持续性供血中断引起的较大范围的心肌缺血性坏

死,称为心肌梗死。心肌梗死以中老年人多见,男性多于女性,冬春季节多发。临床有剧烈而持久的胸骨后疼痛,休息或服用硝酸酯类药物不能使其缓解,可伴发热、白细胞增多、血清心肌酶水平升高及心电图变化,是冠心病严重和常见的类型。

(1)类型

1)心内膜下心肌梗死:梗死仅累及心室壁内侧 1/3 的心肌,病变可波及肉柱和乳头肌。表现为小灶性、多发性坏死,直径为 0.5 ~ 1.5cm,不规则地分布于心室壁四周,严重者可波及整个左心室内膜下心肌,形成环状梗死。此种类型的梗死多由于严重、弥漫性冠状动脉狭窄,并在存在某种诱因的情况下,加重冠状动脉末梢区域的缺氧而导致的心内膜下心肌梗死。

2)透壁性心肌梗死:是典型 MI 的类型,也称区域性 MI。心肌梗死的部位同闭塞的冠状动脉支供血区相一致,病灶较大,直径可达 2.5cm 以上,病变累及心室壁全层或未累及全层而深达室壁 2/3。最常发生的部位是冠状动脉左前降支供血区,即左室前壁、心尖部、室间隔前 2/3 区域,其次为右冠状动脉供血区,即左室后壁、室间隔后 1/3 和右心室。

(2)病理变化:心肌梗死多属贫血性梗死,其形态学改变呈动态演变过程,一般于梗死 6 小时后肉眼方可辨认,梗死灶多不规则,呈苍白色;8 ~ 9 小时后呈土黄色;光镜下,心肌纤维早期呈凝固性坏死改变,间质水肿,伴不同程度的中性粒细胞浸润;4天后梗死灶边缘出现明显的充血、出血带;7 天 ~ 2 周,边缘区出现肉芽组织,或肉芽组织向梗死灶内长入,呈红色;3 周后梗死灶逐渐机化并形成瘢痕(见书后彩色插图 21)。

(3)生化改变:由于心肌缺氧时糖酵解加强,心肌缺血 30 分钟后心肌细胞内糖原减少或消失。心肌细胞受损后,肌红蛋白、肌钙蛋白迅速从心肌细胞溢出入血,在 MI后 6 ~ 12 小时内出现峰值,是诊断心肌梗死的敏感指标。心肌细胞坏死后,心肌细胞内的谷氨酸 - 草酰乙酸转氨酶(GOT)、谷氨酸 - 丙酮酸转氨酶(GPT)、肌酸磷酸激酶(CPK)及乳酸脱氢酶(LDH)透过损伤的细胞膜释放入血,致血清中这些酶的浓度升高。

(4)合并症

1)心力衰竭:心肌梗死后心肌收缩力显著减弱,可引起左心、右心或全心衰竭,是导致患者死亡的主要原因之一。

2)心源性休克:当梗死范围达到或者超过左心室的 40% 时,则心室收缩力严重降低,心排血量骤减而引起心源性休克,这种休克很难纠正。

3)心律失常:若梗死累及传导组织可致心律失常,严重者可导致心搏骤停、猝死。

4)室壁瘤:10% ~ 30% 的心肌梗死病例合并室壁瘤,常发生于梗死的愈合期。原因是梗死灶失去弹性或被机化后,在心腔内压力的作用下向外膨出而形成室壁瘤。

5)附壁血栓形成:多见于左心室。由于梗死灶心内膜粗糙,或因室壁瘤形成处血流形成涡流等原因,易诱发附壁血栓形成。

6)心脏破裂:多发生于透壁性心肌梗死,较少见。常发生在心肌梗死后 2 周内,由于梗死灶周围中性粒细胞和单核细胞释放的蛋白水解酶以及坏死的心肌自身溶酶体酶的溶解作用,梗死灶内软化,在心腔压力下而破裂。

7)急性心包炎:透壁性心肌梗死累及心外膜时,可引起急性纤维素性心包炎。

3. 心肌纤维化　由于冠状动脉狭窄,心肌纤维长期的、反复性的缺血缺氧,使心肌发生萎缩、变性及间质纤维组织增生,可引起广泛的心肌纤维化。最后逐渐发展为心力衰竭的疾病。

4. 冠状动脉性猝死　猝死是指因冠状动脉病变而导致的突然发生的意外死亡。冠状动脉性猝死多见于 40 ~ 50 岁患者,男性较女性多,常在某种诱因下发作,如劳累、饮酒、吸烟或运动后等。症状发作后迅速死亡,或一至数小时内死亡,有部分患者在夜间睡眠时死亡。

引起猝死的原因多数是一支或多支冠状动脉有狭窄性动脉粥样硬化,有的可并发血栓形成。部分病例冠状动脉粥样硬化较轻或无动脉粥样硬化而猝死,可能是由于冠状动脉痉挛或冠状动脉栓塞等因素所致。诊断冠状动脉性猝死需要具备两个条件:①法医学检查排除他杀和自杀;②尸检除了冠状动脉和相应的心肌疾病外,无其他致死性疾病。

第三节　高血压病

高血压病是一种原因未明的、以体循环动脉血压升高为主要表现的独立性、全身性疾病,其基本病理变化为全身细动脉硬化,常导致心、脑、肾及眼底的改变。

高血压病可分为原发性高血压和继发性高血压两种。继发性高血压的原发病明确,高血压是原发病的一项临床表现,若原发病治愈后血压可恢复正常。常见引起继发性高血压的疾病有主动脉狭窄、肾动脉狭窄、肾炎、肾上腺肿瘤等;原发性高血压的发病率远远高于继发性高血压,占 90% ~ 95%。

高血压病是我国常见的一种心血管疾病,多见于中老年人,55 岁前,男性的患病率较高,到 75 岁时,女性的患病率反而高于男性。该病的病程漫长,多呈渐进性发展,后期可有多脏器受累,是危害人类健康的主要疾病之一。

一、病因与发病机制

目前认为高血压病是一种遗传因素与环境因素相互作用所致的疾病,但其病因及发病机制复杂,仍尚未完全阐明。

(一) 危险因素

1. 遗传因素　本病常有明显的家族聚集性,同一家族高血压病患者常集中出现,双亲均有高血压病的发病率比无高血压病家族史者高 2 ~ 3 倍,单亲有高血压病则高 1.5 倍。有原发性高血压倾向者,常伴有血管紧张素编码基因的分子变异。目前认为,原发性高血压是受多基因遗传影响,在多种后天因素作用下血压调节机制失调而导致的疾病。

2. 环境因素

(1)社会心理因素:精神长期或反复处于紧张状态的人,可使大脑皮质功能失调,失去对皮层下血管舒缩中枢的调控能力,当血管舒缩中枢产生持久的以收缩为主的兴奋时,可引起全身细、小动脉痉挛而增加外周血管阻力,诱发本病。

(2)饮食因素:日均摄盐量高的人群,高血压病的发病率高于日均摄盐量低的人群,两者呈正相关,但并非所有人都对钠盐敏感。WHO 建议每人每日摄取钠盐量应控制在 5g 以下。

3. 其他因素　肥胖、吸烟、缺乏体力活动、年龄等被认为是诱发高血压病的重要危险因素。

（二）发病机制

高血压病的发病机制未完全清楚,相关学说概述如下。

1. 功能性血管收缩　凡能使细小动脉广泛收缩的物质,如儿茶酚胺、血管升压素、肾素等增多,均可致外周阻力增加,引起高血压病。

2. 水、钠潴留　各种导致水、钠潴留的因素,均可造成循环血容量增加,心排出量加大而引发高血压病。

3. 结构性血管壁增厚　全身细小动脉由于压力增加,血管壁增厚,管腔狭窄,引起高血压病。

高血压病的发病机制复杂,学说较多。其发病机制可能是多种因素共同参与或相互作用,最终导致本病的发生。

二、类型和病理变化

（一）缓进型高血压

缓进型高血压又称良性高血压,约占高血压病患者的 95% 以上。发病年龄大多在 35 ~ 40 岁以后。病程长,病情进展缓慢,可达 10 余年或数十年。按其病变过程中的病理变化可分为三期。

1. 功能紊乱期　是高血压病的早期,表现为全身细小动脉间歇性痉挛,无血管的器质性病变。临床表现为血压升高呈波动性,可无明显症状或伴有头昏、头痛、失眠等症状。经适当休息或药物治疗可恢复正常,一般不需服用降压药。

2. 动脉病变期

（1）细动脉:主要表现为细动脉玻璃样变。由于细动脉持续、反复痉挛,细动脉管壁缺氧,内皮细胞变性,基膜受损,内皮间隙扩大,血浆蛋白渗入到内皮下间隙并沉积;同时,内皮细胞与血管平滑肌细胞分泌的细胞外基质增多,平滑肌细胞因缺氧而凋亡,血管壁原有结构消失,发生玻璃样变。光镜下:病变处细动脉管壁增厚,管腔狭窄,内皮以下呈无结构、均质状伊红染色。细动脉硬化早期视网膜动脉表现最明显,可见视网膜动脉反光增强,有动静脉交叉处的静脉受压痕迹。

（2）小动脉:由于血压持续升高,小动脉内平滑肌细胞增生,胶原纤维和弹力纤维增加,内弹力膜分裂,致使小动脉管壁增厚、变硬,管腔狭窄,形成小动脉硬化。

（3）大、中动脉:无明显病变或伴发动脉粥样硬化性病变。

动脉病变期患者血压进一步升高,失去波动性,稳定于较高水平,需要服用降压药物才能缓解临床症状。前期头晕、头痛、疲乏、注意力不集中等症状加重。

3. 内脏病变期　是高血压病的后期病理变化,常有多脏器受累,其中最重要的是心、脑、肾等器官的病理改变。

（1）心脏:随着动脉硬化的渐进性发展,因血压持续升高,外周阻力加大,左心室为维持正常血液供应需要增加心肌收缩力,最终心肌发生代偿性肥大。早期心脏重量增加,可达 400g 以上,少数严重者可达 900 ~ 1000g,又称为"牛心"（正常成人心脏重约 250g）。左心室壁增厚,乳头肌和肉柱增粗变圆,但心腔不扩张,称为向心性肥大（见书后彩色插图 22）。光镜下:心肌细胞增粗、变长,有较多分支。心肌细胞核肥大,呈圆形或椭圆形,核深染。高血压病后期,左心室肥大的心肌细胞自身供血相对不足,心肌收缩力降低,心腔逐渐扩张,发生失代偿,严重时出现心力衰竭,此时称为离心性肥大。由于高血压病引起的心脏形态和功能的改变,称之为高血压性心脏病。

(2)肾脏:由于入球细动脉、叶间动脉及弓形动脉的硬化,使这些动脉的管腔狭窄,所属肾单位缺血,肾小球发生玻璃样变性、纤维化,相应的肾小管萎缩或消失,并出现间质纤维化和淋巴细胞浸润。残存的肾小管和肾小球发生代偿性肥大及扩张。病变发展可致大部分肾单位萎缩或消失,由纤维组织所取代。肉眼观:双侧肾脏对称性缩小,重量减轻,单侧肾可小于100g(正常成人单侧肾重150g),质地变硬,表面呈细小颗粒状。切面皮质变薄,皮髓质界线不清。这种改变称为原发性颗粒性固缩肾,或称高血压性固缩肾。

(3)脑:高血压病时,由于脑内细动脉的痉挛和器质性狭窄,病人可出现不同程度的脑病症状。常见的有:

1)脑出血:是高血压病最严重、也是引起高血压病患者死亡的最严重的并发症。出血部位多发生于基底节、内囊,其次为大脑白质、脑桥和小脑。多为大出血灶,出血区脑组织完全被破坏,形成囊腔,囊腔内充满坏死的脑组织和凝血块。如坏死范围很大,可破入侧脑室。

引起脑出血的原因是由于脑内细小动脉的硬化、血管壁变脆,当血压升高时可致血管破裂而出血;亦可由于血管壁弹性的下降,局部向外膨出形成小动脉瘤和微小动脉瘤,当血压再次剧烈波动时,小动脉瘤和微小动脉瘤破裂而导致脑出血的发生;基底节、内囊区域的供血血管是豆纹动脉,该动脉从大脑中动脉呈直角分出,直接受压力较大的大脑中动脉的血流冲击,使已经有病变的豆纹动脉破裂出血,因此脑出血以这些部位的出血多见。

2)脑水肿:脑内细小动脉的病变使局部缺血,毛细血管的通透性增高,引起脑水肿。临床可见头痛、头晕、眼花、呕吐、视物模糊等不同程度的高血压脑病症状。血压急剧升高者还可出现剧烈头痛、抽搐、意识障碍等症状,此时称为高血压危象。

3)脑软化:由于细小动脉的病变,造成供血区脑组织缺血、缺氧,局部脑组织发生液化性坏死,出现多个小软化灶。坏死组织最终可被吸收,由胶原组织增生来修复,形成胶质瘢痕。

(4)视网膜:视网膜中央动脉常发生硬化。眼底检查早期可见视网膜中央动脉痉挛变细;中期眼底视网膜血管迂曲,颜色苍白,反光增强,呈银丝样改变,动、静脉交叉处静脉受压现象。晚期可有视乳头水肿、视网膜出血,患者出现视力减退。

(二)急进型高血压

急进型高血压又称为恶性高血压,约占高血压病发病率的5%。好发于青少年,可由缓进型高血压发展而来,但多数起病即是急进型高血压。该病病情严重,发展迅速,血压急剧升高,尤其以舒张压表现明显,常超过230/130mmHg,预后差,患者常较早出现肾衰竭、视网膜出血等。

病理变化特点以坏死性细动脉炎和增生性小动脉硬化为主,主要累及肾脏。光镜下可见肾入球小动脉内膜和中膜发生纤维素样坏死,动脉管壁周围有炎细胞浸润。病变可波及肾小球,使肾小球毛细血管丛发生节段性坏死,称为坏死性细动脉炎;如病变内膜增厚,胶原纤维和弹力纤维增生,平滑肌细胞增生肥大,使管壁呈同心圆状增厚,动脉管腔狭窄,状如洋葱切面,称之为增生性小动脉硬化。该病理变化以肾的入球小动脉最多见,脑及视网膜也可发生。

第四节　风　湿　病

风湿病是一种与 A 组乙型溶血性链球菌感染有关、以全身结缔组织及血管受累为主的变态反应性疾病。该病病理特征是在病变局部有风湿小体形成。受累最常见的是心脏、关节和血管,以心脏病变最严重,其次为皮肤、皮下组织和脑。本病发病后,呈急性或慢性病变过程,常反复发作,急性期称之为风湿热,此期临床除有心脏和关节等组织器官的症状外,常伴有关节痛、发热、白细胞增多、抗链球菌溶血素"O"抗体滴度增高、血沉加快等症状,此外可有皮疹、皮下结节、舞蹈症以及心电图的改变等。

本病可发生于任何年龄,以始发于 5 ~ 15 岁儿童为多见,发病的高峰是 6 ~ 9 岁。性别与发病率无明显的相关性,在我国寒冷地区,如东北和华北风湿病发病较多,是一种常见病。

一、病因与发病机制

风湿病的发生与 A 组乙型溶血性链球菌感染有关。部分风湿病患者在发病前 2 ~ 3 周,常患有扁桃体炎、咽峡炎等与 A 组乙型溶血性链球菌感染有关的疾病。抗生素广泛使用后,不但能预防和治疗扁桃体炎、咽峡炎,而且能明显减少风湿病的发生和复发。

风湿病的发病机制至今尚未完全清楚。曾提出以下几种学说,如链球菌直接感染学说、链球菌毒素学说、变态反应学说等,目前多倾向于抗原抗体交叉反应学说,即链球菌细胞壁的 C 抗原(糖蛋白)或 M 抗原(蛋白质)刺激机体产生相应的抗体,该抗体可分别与结缔组织(如心瓣膜、关节)的糖蛋白,血管平滑肌及心肌的某些成分发生交叉免疫反应,导致组织损伤。遗传易感性可能对这种变态反应起调节作用。

二、基本病理变化

风湿病主要病变发生于结缔组织的胶原纤维,全身各器官均可受累,但以心脏、血管和浆膜等处改变较明显。其特征性病理变化为风湿小体的形成。该病病程较长,可分为三期。

（一）变质渗出期

变质渗出期是风湿病的早期改变,表现为结缔组织基质发生黏液样变性和胶原纤维发生纤维素样坏死。病变开始为胶原纤维肿胀,基质蛋白聚糖增多,即为黏液样变性。肿胀的胶原纤维断裂、崩解成无结构颗粒状物质,与黏液样变性物质混合,形似纤维蛋白,称之为纤维素样坏死。同时,病灶内可有浆液、纤维素的渗出和炎细胞浸润。此期持续约 1 个月。

（二）增生期（肉芽肿期）

此期病变特点是病灶内的心肌间质组织细胞聚集、增生,并吞噬纤维素样坏死物质后,转化成风湿细胞或称阿少夫细胞。风湿细胞体积大,圆形或多边形,胞浆丰富,嗜碱性。核大,单核或多核,呈圆形或卵圆形,核膜清楚,染色质集中于中央,纵切面

图 12-4　风湿性心肌炎的风湿小体

染色质似毛虫状,横切面如枭眼状。在心肌间质内、心内膜下及皮下结缔组织内,以纤维素样坏死灶为中心,周围有风湿细胞增生和少量淋巴细胞、单核细胞浸润构成的球形、椭球形或梭形小体,称之为风湿小体或阿少夫小体。典型的风湿小体为风湿病的特征性病变。此期持续 2 ～ 3 个月(图12-4)。

（三）纤维化期（愈合期）

风湿小体中的纤维素样坏死物质逐渐被吸收,炎细胞减少,风湿细胞转变为成纤维细胞,细胞间产生胶原纤维,使风湿小体逐渐纤维化,最后风湿小体演变为梭形小瘢痕。此期持续 2 ～ 3 个月。

上述病变进程持续 4 ～ 6 个月。由于风湿病反复发作,所以病变处三期变化可同时并存。病变持续性反复进展,纤维化的瘢痕可不断形成,破坏组织结构,影响器官功能。

三、各器官的病理变化

（一）风湿性心脏病

风湿性心脏病（RHD）在急性期表现为风湿性心内膜炎、风湿性心肌炎和风湿性心外膜炎或风湿性心包炎。如风湿病以上三者同时出现,则称之为风湿性全心炎。

1. 风湿性心内膜炎　病变主要侵犯心瓣膜,其中以二尖瓣最常见,其次是二尖瓣与主动脉瓣同时受累,房室瓣邻近的腱索和内膜也可受累,三尖瓣和肺动脉瓣病变则极少受累。

在病变早期,浆液渗出,瓣膜肿胀,间质发生黏液样变性和纤维素样坏死。病变瓣膜表面,尤其在闭索缘处形成粟粒大小（1 ～ 2mm）、灰白色、半透明的疣状赘生物,常呈单行串珠状排列。该赘生物与瓣膜结合紧密,不易脱落。光镜下,赘生物由血小板和纤维蛋白构成,周围可出现少量的阿少夫细胞。病变后期,由于病变反复发作,瓣膜因大量纤维组织增生而增厚、卷曲、变硬、短缩,瓣膜间可发生粘连,腱索增粗、短缩,使心瓣膜变形,形成瓣膜口狭窄或关闭不全,导致慢性心瓣膜病。临床可见有发热、心尖区收缩期及舒张期杂音,严重者可出现心力衰竭表现(图 12-5)。

2. 风湿性心肌炎　风湿性心肌炎主要累及心肌间质结缔组织,多见于左心室、室间隔及左心房等处。病变以心肌间质小血管附近形成风湿小体为特征。病变后期,风湿小体发生纤维化,形成梭形小瘢痕。风湿性心肌炎有时表现为心肌间质弥漫性水肿和炎细胞浸润,心肌细胞水肿及脂肪变性,

图 12-5　风湿性疣状心内膜炎

呈非特异性炎性变化,这种情况以儿童多见,可发生急性充血性心力衰竭或传导阻滞。

3. **风湿性心外膜炎**　也称风湿性心包炎,常和风湿性心肌炎、风湿性心内膜炎伴随发生。病变主要累及心包脏层,呈浆液性或纤维素性炎症。当大量浆液渗出到心包腔内时,可形成心包积液。若渗出物以纤维素为主时,大量纤维素覆盖于心脏外膜,在心脏的搏动下,被牵拉成绒毛状,称为绒毛心(见书后彩色插图11)。

在病变的恢复期,渗出的浆液可被吸收,纤维素也可被溶解吸收,少数病例心包表面的纤维素未被完全吸收,则可发生机化,使心包脏、壁两层部分粘连,甚至形成缩窄性心包炎。

（二）风湿性关节炎

约75%的风湿病患者在疾病的早期可出现风湿性关节炎,多见于成年人。病变主要累及大关节,如膝关节、肩关节、肘关节、踝关节、腕关节及髋关节等。病变处滑膜及软组织充血、肿胀,发生纤维素样坏死,有时可见风湿小体形成,关节腔内有浆液渗出和纤维素渗出。临床发病时可有各关节游走性、对称性疼痛,局部出现红、肿、热、痛和功能障碍。风湿性关节炎愈复时,渗出物被吸收,关节无器质性改变。

（三）风湿性动脉炎

风湿性动脉炎可发生于冠状动脉、肾动脉、肠系膜动脉、脑动脉及肺动脉等处。主要病变是在急性期血管壁的黏液样变性和纤维素样坏死,伴有炎细胞浸润,可有风湿小体形成;后期,血管壁因瘢痕形成而不规则增厚,致使管腔狭窄,严重者管腔闭塞,并发血栓形成。

（四）皮肤病变

风湿病急性期,皮肤出现的环行红斑和皮下结节具有诊断意义。环形红斑为渗出性病变,多见于躯干和四肢,为淡红色环状红晕,中央皮肤色泽正常,略微隆起皮肤。光镜下可见红斑处真皮浅层血管充血,血管周围水肿,有炎细胞浸润。病变常在1～2天消退。

皮下结节为增生性病变。多见于肘、腕、膝、踝等关节附近的伸侧面皮下,呈圆形或椭圆形,直径0.5～2cm,质地较硬,压之不痛的结节。光镜下可见结节中央为大片纤维素样坏死物质,周围是增生的成纤维细胞和组织细胞呈栅状排列,并伴有淋巴细胞和单核细胞浸润。后期结节转变为瘢痕组织。

（五）风湿性脑病

以5～12岁的儿童,女孩多发。病变主要累及大脑皮质、基底节、丘脑及小脑皮质等部位,表现为脑血管壁的纤维素样坏死,炎细胞浸润,神经细胞变性及胶质细胞增生,胶质结节形成。当病变累及锥体外系统时,患儿可出现不自主的肢体运动,称之为小舞蹈病。

第五节　心力衰竭

在各种致病因素作用下,心脏的收缩和（或）舒张功能发生障碍,心排出量下降,不能满足机体组织代谢需要所形成的一种病理过程,称为心力衰竭。心力衰竭属于心功能不全的失代偿阶段,患者出现明显的临床症状和体征。

一、原因和诱因

（一）心力衰竭的原因

1. 心肌舒缩功能障碍　因心肌本身的结构性或代谢性损害引起受累心肌舒缩性能降低。常见于病变严重的心肌炎、心肌梗死、心肌纤维化、冠心病、贫血及严重的维生素 B_1 缺乏等疾病时。由于心肌细胞发生严重、广泛的变性、坏死或纤维化病变，使心肌舒缩功能减弱，导致心力衰竭。

2. 心脏负荷过重

（1）容量负荷（前负荷）过重：是指心脏在舒张末期、收缩前期所承受的负荷增加，使心室壁压力增高。早期心室腔代偿性扩大，心肌收缩功能尚能代偿，但心脏结构和功能发生改变超过一定限度后即出现失代偿表现。主要见于主（肺）动脉瓣或二（三）尖瓣关闭不全、房室间隔缺损时的血液逆流，严重的贫血以及甲状腺功能亢进时的循环速度加快，单位时间内回心血量增加等。

（2）压力负荷（后负荷）过重：是指心脏收缩时所承受的负荷增加，使收缩期心腔压力增高。心肌代偿性肥厚以克服增高的阻力，保证射血量，久之终致心肌结构、功能发生改变而失代偿。如高血压时，左心室压力加大，引起左心衰竭；肺动脉瓣狭窄、阻塞性肺病及肺动脉高压时，右心室负荷加重，引起右心衰竭。

（二）心力衰竭的诱因

1. 感染　各种感染是心力衰竭最常见的诱因，其中以呼吸道感染多见。感染可引起发热、心率加快、耗氧量增加以及内毒素对心肌收缩的抑制作用，均可加重心脏负荷而诱发心力衰竭。

2. 心律失常　心律失常尤其是快速性心律失常时，心肌耗氧量增加，同时舒张期缩短影响冠状动脉血液灌流，心肌缺血而易诱发心力衰竭。

3. 其他诱因　如电解质和酸碱平衡紊乱、妊娠、情绪激动、过度劳累、输液过多过快、手术等因素均可诱发心力衰竭。

二、分类

心力衰竭有多种分类方法，常见的有：

（一）按心力衰竭发生的过程分类

1. 急性心力衰竭　起病急，发展迅速，心排出量急剧下降，机体代偿机制来不及充分发挥。见于急性心肌梗死、严重的心肌炎等。临床可见肺水肿、心源性休克及昏迷等。

2. 慢性心力衰竭　起病缓慢，病程较长，机体有时间动员代偿机制。在代偿阶段临床症状可不明显，失代偿后可有心排出量减少、水肿、淤血等症状。这类心力衰竭临床常见于高血压、肺动脉高压及心瓣膜病等。

（二）按心力衰竭发生的部位分类

1. 左心衰竭　主要因左心室负荷过重或受损，收缩力下降，引起的心力衰竭。常见于冠心病、高血压、心肌病及二尖瓣关闭不全等。左心衰竭的临床表现主要有肺淤血、肺水肿表现。

2. 右心衰竭　常因肺动脉高压、慢性阻塞性肺疾病、二尖瓣狭窄及肺栓塞等导致的右心后负荷加重而发生的心力衰竭。临床表现为体循环淤血,静脉压升高,下肢甚至全身性水肿。

3. 全心衰竭 是左心、右心功能都发生衰竭。常见于心力衰竭的后期,由一侧心衰逐渐发展形成,少数也可由于风湿性心肌炎、严重的贫血等直接引起全心衰竭。临床既有肺循环淤血,又有体循环淤血症状。

(三)按心力衰竭时心排出量分类

1. 低输出量性心力衰竭 主要见于冠心病、高血压、心瓣膜病、心肌炎等引起的心力衰竭。特点是心力衰竭时心排出量低于正常水平。

2. 高输出量性心力衰竭 多见于甲状腺功能亢进、严重贫血、妊娠、维生素 B_1 缺乏及动 - 静脉瘘等。此类心力衰竭发生时,心排出量高于或接近正常人水平,心脏负荷显著加大,但仍不能满足机体代谢需要而发生的心力衰竭。

三、机体主要功能代谢变化

(一)心排出量不足

心力衰竭最具有特征性的血流动力学变化是心排出量的减少。心力衰竭初期,心排出量由于代偿可维持较为正常的水平。随着心衰加重,心排出量的明显下降,产生一系列外周血液灌流量不足的表现。

1. 皮肤 心排出量的不足,加上交感神经兴奋,使皮肤血管收缩,血液灌流量减少。患者出现皮肤苍白、温度降低、冷汗等;随着血流缓慢,组织缺氧,血液中还原血红蛋白含量超过 50g / L 时即可发生发绀。

2. 嗜睡、失眠及疲惫 中枢神经系统对缺氧十分敏感,当发生心力衰竭时,心排出量下降可导致脑血流量不足,使中枢神经系统功能紊乱,患者出现头痛、烦躁、失眠等症状,严重者可发生嗜睡或昏迷。心力衰竭时,机体各部肌肉的供血量减少,能量代谢水平降低,因此患者常感觉疲乏无力。

3. 尿量减少 心力衰竭时,由于心排出量的下降以及交感神经兴奋,肾动脉发生收缩,使肾血液灌流量减少,肾小球滤过率降低,而肾小管重吸收增加,致使尿量减少。

4. 心源性休克 轻度的心力衰竭,通过心率加快、外周血管收缩等代偿作用,可维持动脉血压的相对正常。急性或严重的心力衰竭,由于心排出量的急剧下降,动脉血压随之迅速下降,导致组织、器官内微循环灌流量严重不足而发生休克。

(二)肺循环淤血

肺循环淤血主要见于左心衰竭患者。当肺毛细血管楔压升高,首先出现肺循环淤血,当肺淤血严重时,可出现肺水肿。它们的共同表现是呼吸困难,呼吸困难又根据淤血和水肿的严重程度有不同的表现形式。

1. 劳力性呼吸困难 为左心衰竭的最早表现。是指患者在进行体力活动后发生呼吸困难,休息后可减轻或消失。其发生机制为:①体力活动时耗氧量增加,而由于左心衰竭,不能提供相应的输出量,使机体缺氧进一步加重;②体力活动时心率加快,心室舒张期缩短,致使左心室充盈减少,肺循环淤血加重;③体力活动时,回心血液量增多,肺淤血加重。

2. 端坐呼吸 心力衰竭的患者因平卧造成呼吸困难加重,被迫采取端坐位或半卧位以减轻呼吸困难的状态,称为端坐呼吸。其发生机制为:①端坐时,部分血液因重力作用转移到身体的下部,肺内血液含量相对减少,肺淤血相对减轻;②端坐时,膈肌位置下移,肺与胸腔容积加大,可改善通气;③端坐时,身体下部水肿液吸收减少,使血容量相应减少,肺淤血减轻。

3. 夜间阵发性呼吸困难 是指患者夜间入睡后,因突然感觉气闷而惊醒,被迫坐起,咳喘后呼吸困难减轻。又称为心源性哮喘。其发生机制为:①卧位时,体静脉血液回流量增加,肺淤血加重;②入睡后迷走神经兴奋,支气管收缩使管腔狭窄,通气阻力加大;③入睡后中枢神经系统处于抑制状态,神经反射的敏感性降低,故只有当肺淤血比较严重,动脉血氧下降到一定程度时,才能刺激呼吸中枢,使患者发生呼吸困难而惊醒。夜间阵发性呼吸困难是左心功能衰竭的典型临床表现。

肺水肿是急性左心衰最严重的临床表现。患者咳嗽、呼吸困难、咳粉红色泡沫痰、双肺可闻及湿啰音。其发病机制主要为肺毛细血管压升高和毛细血管壁通透性增加,导致液体渗出到肺泡和肺间质,发生水肿。

（三）体循环淤血

当右心功能衰竭或全心衰竭时,可发生体循环淤血。其主要表现是体循环静脉系统血液充盈过度,静脉管腔压力增高,使内脏器官发生充血、水肿。

1. 静脉淤血和静脉压升高 体循环淤血时,静脉血液回流受阻,体循环静脉系统有大量血液淤积,致使静脉内压升高。临床表现为颈静脉怒张、肝颈静脉反流征阳性等。

2. 肝大和肝功能异常 由于下腔静脉回流受阻,肝静脉压升高,导致肝脏发生淤血、水肿,体积增大、包膜紧张,可有压痛及肝功能异常。持久的肝淤血、水肿,肝细胞可发生萎缩、变性,可引起淤血性肝硬化。

3. 水肿 心力衰竭时发生的水肿称为心性水肿,其发生机制主要与钠水潴留、毛细血管内压升高有关。临床主要表现为皮下水肿、腹水及胸水等。

4. 胃肠功能改变 慢性心衰时,由于胃肠道淤血及动脉血液灌流不足,可出现消化系统功能障碍,如食欲不振、恶心、呕吐等。

（张宏泉）

 复习思考题

1. 简述动脉粥样硬化的基本病理变化及其继发性病变。

2. 简述心肌梗死的类型及其合并症。

3. 风湿病的分期及各期病理表现如何?

4. 叙述原发性高血压的类型及其病理变化。

5. 案例分析:某患,男,65 岁。高血压病史 10 余年,得病初期经饮食调节及休息后血压可恢复正常。8 年前,血压升高明显,血压常维持在 160/100mmHg 左右。昨晚因生气后,自觉头痛、恶心、呕吐,今晨被家人发现其意识不清,小便失禁,送往医院。头颅 CT 显示基底节区高密度影,测得血压为 200/115mmHg。

请用本章知识判断该患者所患疾病,并解释该病的病理变化。

第十三章

课件
13章PPT

呼吸系统疾病

扫一扫
知重点

学习要点

1. 重要概念:慢性阻塞性肺疾病、慢性肺源性心脏病、大叶性肺炎、小叶性肺炎、结核病、结核结节、原发综合征、呼吸衰竭、肺性脑病。

2. 大叶性肺炎、小叶性肺炎的基本病理变化和临床病理联系;结核病的基本病理变化和转归;原发性肺结核与继发性肺结核的区别;呼吸衰竭发病机制。

3. 慢性阻塞性肺疾病、慢性肺源性心脏病、间质性肺炎的主要病理变化和临床病理联系;继发性肺结核的病理类型;肺外器官结核的主要病变特点。

呼吸系统由鼻、咽、喉、气管、支气管和肺组成,是机体与外界相通的门户,具有摄取氧和排出二氧化碳的功能。正常呼吸道黏膜的黏液-纤毛排送系统与黏液中溶菌酶、分泌性免疫球蛋白等免疫活性物质,以及肺内巨噬细胞等共同构成强有力的自净和防御系统。当机体抵抗力和免疫功能下降,呼吸系统的自净和防御功能削弱时,外界有害物质则进入呼吸系统引起疾病发生。

第一节　慢性阻塞性肺疾病

慢性阻塞性肺疾病(COPD)是一组以小气道与肺实质受到病理损害,引起的以慢性不可逆性气道阻塞、肺功能不全为共同特征的肺疾病的总称。主要包括慢性支气管炎、肺气肿、支气管哮喘及支气管扩张症等疾病。

一、慢性支气管炎

慢性支气管炎是呼吸系统最常见的慢性疾病。其主要病变为气管、支气管黏膜及其周围组织的慢性非特异性炎症。可发生于任何年龄,老年人为多见,冬春季节多发。临床特征以迁延不愈、反复发作的咳嗽、咳痰或伴喘息为主要症状,病程长,多呈慢性经过。凡上述症状每年持续约3个月,连续2年以上即可诊断为慢性支气管炎。晚期常并发阻塞性肺气肿和慢性肺源性心脏病。

（一）病因和发病机制

慢性支气管炎常为多种因素长期综合作用所致,常见的有关发病因素有:

1. 感染因素 呼吸道病毒或细菌感染是导致慢性支气管炎发生和发展的重要原因。因病毒感染引起支气管黏膜损伤和防御功能削弱,为寄生在呼吸道内的细菌致病创造了条件。常见的病毒有流感病毒、副流感病毒、鼻病毒、腺病毒、呼吸道合胞病毒等,常见的致病菌有肺炎球菌、流感嗜血杆菌、奈瑟球菌和甲型链球菌等。

2. 理化因素 长期吸烟是慢性支气管炎发生的重要因素,烟雾中尼古丁、焦油等有害物质进入人体,并损伤支气管黏膜,通常吸烟者比不吸烟者的患病率高2～8倍;空气污染,过多吸入二氧化硫等有害气体、刺激性烟雾和粉尘微粒等可使腺体分泌增加、肺泡巨噬细胞的吞噬功能降低,削弱呼吸道的自净和免疫防御功能;气候骤变或寒冷空气可使支气管黏膜的血管收缩,黏液分泌增多、纤毛排送系统和巨噬细胞的防御功能减弱,因此本病好发于冬春寒冷季节。

3. 过敏因素 喘息型患者常有过敏史,以脱敏为主的综合治疗效果较好。

4. 其他 机体内部因素如自主神经功能紊乱、内分泌功能变化等与慢性支气管炎的发生有关。如老年人的肾上腺皮质激素分泌减少,可引起呼吸道黏膜萎缩,肺组织弹性降低,导致老年人患病率高且预后差。

（二）病理变化

慢性支气管炎病变可累及各级支气管。

肉眼观:支气管黏膜粗糙、充血、水肿,管腔内有黏液或脓性分泌物。

光镜下:

1. 黏膜上皮的损害 支气管黏膜上皮纤毛粘连、倒伏或脱失,上皮细胞变性、坏死、脱落,若炎症反复刺激,可发生鳞状上皮化生(见书后彩色插图23)。

2. 腺体增生肥大 早期气管、支气管黏膜上皮内杯状细胞大量增生,黏液腺泡增生、肥大,浆液腺泡黏液化使黏液分泌亢进。这些病变是慢性支气管炎患者出现咳嗽、咳痰的病理学基础。若不能咳出可在小、细支气管内形成黏液栓阻塞气道。后期分泌亢进的细胞逐渐转向衰竭,腺泡萎缩、消失,气道内黏液分泌减少或无黏液(见书后彩色插图24)。

3. 支气管壁的损伤 早期支气管壁充血水肿,淋巴细胞、浆细胞浸润;晚期管壁平滑肌束、弹性纤维及软骨可变性、萎缩、破坏,甚至发生纤维化、钙化和骨化,但喘息型患者可出现平滑肌束增生、肥大、管腔变窄。

（三）病理临床联系

慢性支气管炎时因杯状细胞和黏液腺肥大、增生,黏液分泌旺盛,刺激黏膜使患者出现咳嗽、咳痰,痰液多呈白色黏液泡沫状,不易咳出;继发感染时,痰量增多,呈黄色脓性,同时肺部可闻及干、湿性啰音。后期因黏液分泌耗竭,黏液腺萎缩、消失,患者出现少痰或无痰的干咳。喘息型患者因支气管平滑肌痉挛,可出现明显哮喘症状,听诊两肺布满哮鸣音,呼吸急促,不能平卧。

（四）结局及并发症

慢性支气管炎常反复发作,若治疗、护理不及时,病变可逐渐加重,引起阻塞性肺气肿、支气管扩张症和慢性肺源性心脏病等。

二、肺气肿

肺气肿是指呼吸性细支气管、肺泡管、肺泡囊和肺泡这些末梢肺组织,因过度充气而呈持久性扩张,并伴有肺泡间隔破坏、肺组织弹性减弱、肺体积膨大、功能降低的一种病理状态,是常见的慢性阻塞性肺疾病之一。

（一）病因和发病机制

肺气肿常继发于其他慢性肺疾病,如慢性支气管炎、支气管哮喘、肺尘埃沉着症等,也与吸烟、先天性 α_1- 抗胰蛋白酶缺乏、空气污染等多种因素密切相关。其主要发生机制是:

1. 阻塞性通气障碍 细小支气管的阻塞性通气障碍是形成肺气肿的关键环节。如慢性支气管炎时纤维增生、炎细胞浸润使管壁增厚、管腔狭窄,同时炎性渗出物及黏液栓导致管腔不完全阻塞,形成"活瓣"。吸气时,细支气管扩张,气道狭窄减轻,气体进入肺泡,呼气时,细支气管壁弹性回缩,合并黏液栓的阻塞,使气道狭窄加重,气体不能充分排出,久之导致末梢肺组织内残余气体过多而过度充气、膨胀,弹性减退甚至破裂。

2. 细支气管壁和末梢肺组织的结构损伤 炎细胞释放弹性蛋白酶、基质金属蛋白酶和氧自由基降解了细支气管壁和肺泡壁的弹性蛋白和胶原蛋白,使细支气管失去支撑而管腔塌陷,同时细支气管和末梢肺组织的弹性回缩力亦降低。此外,α_1- 抗胰蛋白酶是弹性蛋白酶的抑制物,先天性 α_1- 抗胰蛋白酶缺乏,弹性蛋白酶失去抑制而相对增多,也使肺组织结构被破坏,肺泡回缩力减弱,导致肺气肿。临床资料表明,α_1-AT 缺乏的家庭,肺气肿的发病率较正常人群高 15 倍。

（二）类型及病理变化

1. 类型 一般按部位将肺气肿分为肺泡性肺气肿和间质性肺气肿,其中肺泡性肺气肿又分为腺泡中央型、腺泡周围型和全腺泡型三型。腺泡中央型最常见,位于中央区的呼吸性细支气管扩张成囊,肺泡管和肺泡囊变化不明显;腺泡周围型以肺泡管和肺泡囊扩张成囊而呼吸性细支气管变化不明显;全腺泡型则是整个腺泡受累。

2. 病理变化 肉眼观:肺显著增大,边缘圆钝,灰白色,肺组织柔软而弹性差,切面见扩大的肺泡囊腔,部分形成直径大于 2cm 的囊腔。光镜下:肺泡扩张,间隔变窄或断裂,相邻肺泡可相互融合形成较大囊腔,肺泡壁毛细血管床减少,肺小动脉内膜呈纤维性增厚,管腔狭窄(见书后彩色插图 25)。

（三）病理临床联系

本病进展缓慢,早期症状轻,随病情加重,因肺泡表面积及毛细血管减少,出现进行性加重的胸闷、气短、发绀、呼吸困难和呼吸性酸中毒等症状。晚期重度肺气肿患者,由于肺内残气量明显增多,肺过度膨胀,胸廓前后径加大,肋间隙增宽,膈下降,形成特征性体征"桶状胸",叩诊呈过清音,心浊音界缩小或消失,肝浊音界下降,听诊呼吸音减弱,X 线检查示两肺透明度增加等临床表现。

（四）结局及并发症

随着病变的末梢肺组织增多,能进行气体交换的肺泡和毛细血管床越来越少,最终引起动脉血氧分压降低,肺循环阻力增加,肺动脉高压,导致慢性肺源性心脏病,甚至出现右心衰竭、呼吸衰竭、肺性脑病等多种并发症。

三、支气管扩张症

支气管扩张症是指支气管、小支气管持久性扩张为特征的慢性呼吸道疾病。病变特点是支气管的慢性化脓性炎症。临床表现为长期咳嗽、大量脓痰或反复咯血等症状。

(一) 病因及发病机制

支气管和肺的感染及支气管阻塞是支气管扩张症发病的主要因素。

1. 感染　如慢性支气管炎及麻疹、百日咳等所引起的支气管肺炎,可使支气管壁的平滑肌和弹力纤维、甚至软骨遭到破坏,故管壁弹性减弱,吸气时胸腔负压对支气管向外牵拉的作用而易于扩张,呼气时又不能充分的弹性回缩,可发生支气管扩张。

2. 支气管不完全阻塞　支气管腔内肿瘤、异物阻塞或管外肿物压迫,可使支气管发生不完全阻塞或形成活瓣,在吸气时,因受胸腔负压影响致管腔扩张,使气体吸入容易,而呼气时管腔缩小,气体呼出困难,因而在阻塞处以下的支气管内压力增大,促使支气管扩张。同时,支气管腔引流不畅,分泌物潴留,容易并发感染,加重管壁的损伤,形成恶性循环。

若肺实变或肺纤维化,则该部位肺组织失去对胸腔负压牵拉的缓冲作用,可使受损的支气管更易被牵拉而扩张。

(二) 病理变化

本病主要发生在Ⅲ、Ⅳ级支气管及细支气管,病变多见于左肺下叶。

肉眼观:病变支气管可呈圆柱状、囊状扩张或同时并存,扩张支气管的数目多少不等,多者肺切面呈蜂窝状。扩张的支气管腔内含有黏液性脓性渗出物,常继发腐败菌感染而带恶臭,有时有血性渗出物。周围肺组织常发生程度不一的肺萎缩、纤维化和肺气肿。囊状扩张常发展为肺脓肿,炎症波及胸膜,可引起纤维蛋白性胸膜炎或化脓性胸膜炎。

光镜下:支气管壁呈慢性炎症改变并有不同程度的组织结构破坏。可见黏膜水肿、上皮脱落和深浅不等的溃疡形成。残存的柱状上皮可发生鳞状上皮化生。支气管壁平滑肌、弹性纤维和软骨减少,有时甚至完全消失。管壁为肉芽组织取代,并见淋巴细胞和浆细胞或中性粒细胞浸润。

(三) 病理与临床联系

支气管扩张患者常因反复的支气管慢性炎症刺激,分泌物增多,伴有化脓性感染导致咳嗽和大量脓痰。咳嗽、咳痰主要是由于慢性炎症的刺激,腺体分泌亢进和继发化脓性感染所致。咯血是因支气管壁的血管遭受炎症破坏所致。胸痛与并发胸膜炎有关。肺组织破坏较严重时,可并发肺气肿,晚期肺组织广泛纤维化,肺毛细血管床减少,导致肺动脉高压,引起慢性肺源性心脏病。

四、支气管哮喘

支气管哮喘是以支气管发作性痉挛为特征的慢性阻塞性炎性疾病。临床表现为反复发作伴有哮鸣音的呼气性呼吸困难、咳嗽或胸闷等症状,发作间歇期可完全无症状。严重病例常合并慢性支气管炎,并导致肺气肿和慢性肺源性心脏病。

（一）病因和发病机制

本病的病因和发病机制尚未完全阐明，一般认为与以下因素有关：

1. 免疫性因素　导致哮喘的抗原或变应原较多，如花粉、尘螨、动物毛屑、真菌、某些食品和药物等。主要经呼吸道吸入，也可通过食物或其他途径进入人体。抗原或变应原刺激机体产生 IgE，与支气管黏膜的肥大细胞或嗜碱性粒细胞结合，再次接触相同的抗原或变应原时，发生 I 型超敏反应，引起支气管平滑肌收缩、血管扩张且通透性增高，腺体分泌增多。

2. 遗传性因素　一部分哮喘可能是自主神经调控气道功能异常的结果。由于遗传因素的作用，机体获得特异性体质，其气道反应性较正常人高 100 ～ 1000 倍，当气道受精神因素、空气污染等因素轻微刺激时即可发生明显的收缩，引起气道阻力明显升高，导致哮喘发生。

（二）病理变化

肉眼观：肺因过度充气而膨胀，常有灶状肺萎陷。支气管管腔内含有黏稠的黏液栓，偶见支气管扩张。光镜下：支气管黏膜水肿，上皮层中杯状细胞增多，黏膜的基膜显著增厚并可有玻璃样变，黏液腺和管壁平滑肌细胞增生和肥大，在固有膜、黏膜下及肥厚的肌层内有嗜酸性粒细胞、单核细胞及淋巴细胞、浆细胞浸润。在支气管管壁和黏液栓中往往可见嗜酸性粒细胞的崩解产物夏科 - 雷登（Charcot-Leyden）结晶。

（三）临床病理联系

哮喘发作时，由于细支气管痉挛和黏液栓阻塞，引起呼气性呼吸困难并伴有哮鸣音。症状可自行或经治疗缓解。反复的哮喘发作可导致胸廓变形及弥漫性肺气肿，有时可发生自发性气胸。

第二节　慢性肺源性心脏病

慢性肺源性心脏病简称肺心病，是指因肺或肺血管等疾病引起肺循环阻力增加，导致以肺动脉压力升高和右心室肥厚、扩张为特征的心脏病。

一、病因和发病机制

引起肺心病的原因很多，但其发生的关键环节均是肺动脉高压，使右心室的后负荷增加，导致右心室肥厚、扩张。

1. 肺疾病　慢性阻塞性肺疾病、肺尘埃沉着症、慢性纤维空洞型肺结核、弥漫性肺间质纤维化等肺疾病是引起肺心病的主要原因。这些疾病一方面导致阻塞性通气障碍和换气功能障碍，使动脉血氧分压降低，缺氧引起肺小动脉反射性痉挛；另一方面导致肺毛细血管床减少，肺动脉血流受阻，两者均引起肺循环阻力增加，导致肺动脉高压。

2. 胸廓、胸膜疾病　胸廓疾病、脊柱畸形、胸膜纤维化等疾病限制肺的伸展或胸廓运动，引起限制性通气障碍，同时又使支气管和肺血管受压、扭曲，导致肺循环阻力增加，引起肺动脉高压。

3. 肺血管疾病　原发性肺小动脉硬化症、结节性多动脉炎、肺小动脉栓塞等肺血管疾病使肺循环阻力增加，均可导致肺动脉高压而引起肺心病。

二、病理变化

1. 肺组织病变　慢性肺心病多是各种慢性肺疾病的晚期并发症,这些肺疾病均以弥散性肺纤维化或肺气肿为共同结局,形成不可逆性肺部病变。

2. 肺血管病变　主要表现为肺泡壁毛细血管数量显著减少、肺小动脉炎、肺小动脉中膜平滑肌增生使血管壁增厚、管腔狭窄,偶见动脉内血栓形成和机化。

3. 心脏病变　右心室因肺动脉高压而发生代偿性肥厚,这是肺心病最主要的病理形态标志。

肉眼观:心脏体积增大、重量增加,肺动脉圆锥显著膨隆,心尖部钝圆。右心室壁肥厚,心腔扩大,右心室内乳头肌、肉柱、室上嵴显著增厚。肺动脉圆锥处心壁增厚,通常以肺动脉瓣下 2cm 处右心室壁厚度超过 0.5cm(正常为 0.3 ～ 0.4cm)作为病理诊断肺心病的标准。光镜下:心肌细胞肥大、核深染,也可见缺氧导致的肌纤维萎缩、横纹消失、间质水肿和胶原纤维增生等现象。

三、病理临床联系

肺心病临床经过缓慢,可持续数年,患者除有肺疾病的症状以外,也可出现心悸、气急、颈静脉怒张、肝淤血、下肢水肿等右心衰竭的症状和体征。若伴有严重呼吸道感染,可并发呼吸衰竭、肺性脑病甚至死亡。积极预防、控制病因是防治肺心病的关键。

第三节　肺　　炎

肺炎是指发生在肺组织的急性渗出性炎症,是呼吸系统的常见病、多发病。它可以是原发的独立性疾病,也可以是其他疾病的并发症。肺炎按病变部位和范围可分为大叶性、小叶性和间质性肺炎;按病因可分为细菌性、病毒性、真菌性、支原体性和寄生虫性肺炎等;按炎症性质可分为纤维蛋白性、化脓性、出血性、干酪样肺炎等。

一、大叶性肺炎

大叶性肺炎指以肺泡内纤维蛋白渗出为主要病变特征的急性炎症。病变始于局部肺泡,迅速蔓延至一个肺段甚至整个肺大叶。临床表现为急骤起病、寒战、高热、咳嗽、咳铁锈色痰、胸痛和呼吸困难,同时伴有肺实变体征和白细胞增高等。典型病变病程为 5 ～ 10 天,青壮年男性多见,好发于冬、春季节。

(一)病因及发病机制

引起大叶性肺炎的细菌种类繁多,最常见的致病菌为肺炎球菌,其中Ⅲ型毒力最强。肺炎杆菌、溶血性链球菌、流感嗜血杆菌、金黄色葡萄球菌等也可引起。

正常情况下肺炎球菌存在于鼻咽部黏膜中,当机体在受寒、过度疲劳、醉酒、感冒、麻醉等诱因作用下,呼吸道防御功能减弱,抵抗力降低时,细菌经呼吸道侵入肺泡并迅速繁殖,引起肺组织的急性变态反应。细菌及炎性渗出物沿肺泡间孔或呼吸性细支气管迅速向周围肺组织蔓延,从而波及肺段或整个肺大叶,带菌渗出物经肺叶支气管播散,也可引起数个肺大叶病变。

（二）病理变化和病理临床联系

病变多见于左肺下叶，典型的病变发展过程大致可分为四期：

1. **充血水肿期** 为起病 1 ~ 2 天的变化。肉眼观：病变肺组织肿大，重量增加，呈暗红色。光镜下：肺泡壁毛细血管扩张充血，肺泡腔内大量浆液渗出，其中有少量红细胞、中性粒细胞和巨噬细胞。

临床上患者出现寒战、高热、咳嗽、咳痰、外周血白细胞增高等毒血症表现。因肺泡腔有浆液渗出，肺部听诊可闻及湿性啰音，渗出液中可检出细菌，肺部 X 线检查见片状模糊阴影。

2. **红色肝样变期** 一般为起病 3 ~ 4 天后的变化。肉眼观：病变肺叶肿大，因充血呈暗红色，质实如肝，肺表面粗糙呈颗粒状，故称红色肝样变期。光镜下：肺泡壁毛细血管仍扩张充血，肺泡腔内充满大量纤维蛋白、红细胞、少量中性粒细胞和巨噬细胞。相邻肺泡间渗出的纤维蛋白通过肺泡间孔连接成网，这种纤维蛋白网既有利于限制细菌的扩散，又有利于中性粒细胞和巨噬细胞吞噬病原菌。但肺泡腔因渗出物过多而通气不足，肺泡气体交换障碍。

临床上患者有持续高热、咳嗽、咯铁锈色痰、胸痛、呼吸困难、缺氧等症状，咳铁锈色痰是由于肺泡腔内渗出的红细胞被巨噬细胞吞噬、崩解后血红蛋白被分解，形成棕黄色含铁血黄素颗粒混入痰液中所致。炎症病变累及胸膜者，可出现胸痛，并随咳嗽或呼吸加重。若肺实变范围广使肺泡通气不足，而肺泡壁毛细血管扩张又使血流量增大，导致通气 / 血流比值下降，动脉血氧饱和度降低，故患者出现呼吸困难和发绀。查体时病变部呈典型实变体征：视诊患侧呼吸运动减弱，触诊语颤增强，叩诊呈浊音，听诊呼吸音减弱，可闻及支气管呼吸音，病变累及胸膜者还可闻及胸膜摩擦音。X 线检查可见大片致密阴影。渗出液仍可检出大量细菌。

3. **灰色肝样变期** 起病 5 ~ 6 天后进入此期。肉眼观：病变肺叶仍肿大，因肺泡壁毛细血管大量受压闭塞，使病变肺组织血流减少而呈灰白色贫血状，质实如肝，故称灰色肝样变期。光镜下：肺泡腔内渗出的纤维蛋白网更加致密，相邻肺泡间的纤维蛋白网连接更明显，肺泡腔充满大量中性粒细胞，红细胞多已溶解消失，肺泡壁毛细血管受压闭塞（见书后彩色插图 26）。此时因机体的特异性抗体已形成，渗出液中的细菌大多已被消灭而不易检出。

此时，患者由咳铁锈色痰逐渐转变成咳黏液脓性痰，而发热、呼吸困难和缺氧等症状均有所减轻，因肺泡虽不能充气，但渗出的纤维蛋白压迫肺泡壁毛细血管使血流也显著减少，故缺氧症状有所缓解，呼吸困难反而较红色肝样变期轻。肺实变体征、X 线检查与红色肝样变期基本相同。

4. **溶解消散期** 起病 1 周左右病变进入此期。肉眼观：病变肺组织质地变软，通气恢复，实变病灶和颗粒样外观逐渐消失。光镜下：肺泡腔内中性粒细胞已坏死溶解，纤维蛋白网也被白细胞释放的蛋白溶解酶溶解液化，巨噬细胞明显增多，溶解的渗出物被巨噬细胞吞噬清除，经淋巴管吸收或被咳出。肺泡通气逐渐恢复，肺泡壁毛细血管也恢复正常。

临床表现：体温降至正常，毒血症和肺实变体征逐渐消失。由于炎性渗出物溶解液化，患者痰量可增多，咯黏液脓性痰，听诊可闻及湿啰音。X 线检查病变部位阴影密度降低，透亮度增加。

上述大叶性肺炎各期病变的发展演变是一个动态的连续过程,相互之间并无绝对界限,不同阶段的病变可发生于同一肺叶不同部位,只有未经及时治疗的病例才能见其典型经过。目前由于抗生素的广泛应用以及肺炎球菌变异,使大叶性肺炎的病程缩短,上述四期典型病变已不多见,病变的范围也多局限于肺段,临床表现亦不典型。

(三) 结局及并发症

1. 肺肉质变 由于肺泡腔内纤维素过多,中性粒细胞渗出过少,其释放的蛋白水解酶不足,渗出物不能被及时溶解吸收,而逐渐由肺泡壁或细支气管壁增生的肉芽组织长入渗出物内将其机化,病变肺组织呈褐色肉样,称肺肉质变(见书后彩色插图27)。

2. 肺脓肿及脓胸 多见于由金黄色葡萄球菌引起的肺炎。

3. 败血症或脓毒败血症 严重感染时,细菌侵入血流繁殖所致。

4. 中毒性休克 是大叶性肺炎严重的并发症,常见于大叶性肺炎的早期。由于严重的毒血症引起的中毒症状和微循环衰竭,肺部病变可不典型。

二、小叶性肺炎

小叶性肺炎又称支气管肺炎,是指以细支气管为中心,并向周围或末梢肺组织扩展,形成散在的以肺小叶为单位的急性化脓性炎。主要发生于小儿、老人、体弱多病或久病卧床者。患者有发热、咳嗽、咳痰、呼吸困难等症状,听诊肺部可闻及散在的湿性啰音。冬春寒冷季节发病率增高。

(一) 病因及发病机制

小叶性肺炎主要由致病力较弱的化脓菌引起,常由多种病菌混合感染。常见致病菌有葡萄球菌、链球菌、肺炎球菌、嗜血流感杆菌、铜绿假单胞菌、大肠杆菌和嗜肺军团杆菌等,这些细菌多为上呼吸道的常驻菌群。在呼吸道急性传染病、昏迷、营养不良、恶病质、醉酒、全身麻醉或手术后等诱因作用下,使机体抵抗力及呼吸道防御功能降低,上述细菌经呼吸道或血道侵入细支气管及末梢肺组织,引起小叶性肺炎。如长期卧床患者,肺下叶或背侧的血液坠积使细菌易于滋生繁殖引起的坠积性肺炎;全身麻醉、昏迷后误吸入呼吸道分泌物、呕吐物引起的吸入性肺炎;新生儿吸入羊水引起的羊水吸入性肺炎;麻疹继发性肺炎、百日咳继发性肺炎等均属于小叶性肺炎。

(二) 病理变化

小叶性肺炎的病变特征是以细支气管为中心的肺组织化脓性炎症。

肉眼观:两肺下叶及背侧的表面或切面散在分布着灰黄色实变病灶,病灶直径多在 0.5 ~ 1cm 之间(相当于肺小叶范围),大小不等,形状不规则,常可在病灶中央见到 1 ~ 2 个细支气管断面。严重时,病灶可相互融合,形成融合性支气管肺炎,但一般不累及胸膜。

光镜下:细支气管黏膜充血、水肿、中性粒细胞弥漫浸润,黏膜上皮变性、坏死、脱落,管腔内充满中性粒细胞、脓细胞、坏死崩解的黏膜上皮和浆液。其周围所属的肺组织充血、水肿,肺泡腔内充满中性粒细胞、脓细胞和脱落的肺泡上皮,有时可见少量红细胞和纤维蛋白,病灶周围的肺组织可伴有不同程度充血、水肿和代偿性肺气肿(见书后彩色插图28)。

(三) 病理临床联系

小叶性肺炎因多为其他疾病的合并症,且起病隐匿,临床症状容易被原发病所掩盖。由于炎性渗出物刺激支气管黏膜，患者常有咳嗽、咳黏液脓痰等症状。因病灶小而分散，除融合性支气管肺炎外，肺实变体征不明显，听诊可闻及两肺散在湿啰音。X线检查可见散在不规则小片状或斑点状模糊阴影。严重病例可出现呼吸困难、缺氧及发绀，甚至惊厥、昏迷等严重症状。

（四）结局及并发症

小叶性肺炎经及时诊断和治疗，多数患者预后良好，肺内渗出物可完全吸收而痊愈。但幼儿、年老体弱者或继发于其他疾病的小叶性肺炎，预后较差。常见的并发症有呼吸衰竭、心力衰竭、脓毒血症、肺脓肿及脓胸等。病程长者，支气管损伤较重，可引起支气管扩张症。

三、间质性肺炎

间质性肺炎是指发生于肺间质即肺泡隔、细支气管周围及小叶间隔等处的渗出性炎症。主要由病毒或支原体引起。

（一）病毒性肺炎

1. 病因及发病机制　病毒性肺炎常是上呼吸道病毒感染向下蔓延所致。主要有流感病毒、呼吸道合胞病毒、腺病毒、麻疹病毒及巨细胞病毒等。多见于儿童，主要经呼吸道传播，一般为散发，偶见流行。

2. 病理变化　肉眼观：肺组织因充血、水肿，体积可轻度增大。光镜下：炎症从支气管、细支气管向肺间隔延伸，肺泡间隔明显增宽，肺间质内血管充血、水肿以及淋巴细胞、单核细胞浸润，肺泡腔内一般无渗出物或仅有少量浆液。病变较重者可见支气管、细支气管上皮灶性坏死，肺泡腔内由巨噬细胞、浆液、纤维蛋白、红细胞等渗出物混杂，形成一层红染的膜状物，贴附于肺泡腔面，称肺透明膜形成（见书后彩色插图29）。病毒性肺炎中最具诊断意义的病变是病毒包含体，其呈圆形或椭圆形、红染、周围有清晰的透明晕，可出现在支气管上皮、肺泡上皮细胞或多核巨细胞的核或胞质内。

3. 病理临床联系　临床症状差别较大，体征少，除病毒血症引起发热和全身中毒症状外，主要表现为剧烈咳嗽、呼吸困难、发绀等症状。严重病例合并多种细菌或病毒混合感染时，可导致心、肺功能不全等后果。

知识链接

严重急性呼吸综合征

严重急性呼吸综合征（SARS）是由新型的冠状病毒感染引起，其传染性极强，以呼吸道传播为主，直接接触病人的粪便、尿液和血液等也会感染，发病有家庭和医院聚集现象。该病预后差，病死率较高，为我国法定传染病。

病理变化以肺和免疫系统最为突出，心、肝、肾等实质性脏器也可见小血管炎和不同程度的变性、坏死等。临床起病急，发热，伴头痛、肌肉和关节酸痛，干咳、少痰，严重者出现呼吸窘迫。外周血白细胞总数降低或不升高，淋巴细胞减少。X线或CT检查，肺部常有不同程度的块状、斑块状浸润性阴影。

（二）支原体性肺炎

1. 病因及发病机制　支原体肺炎是指由肺炎支原体感染引起的一种间质性肺炎。肺炎支原体的生物学特性介于细菌与病毒之间,主要经飞沫传播,多发生于 20 岁以下的青少年,发病率随年龄增长而减少。常呈散发,偶可引起流行。

2. 病理变化　肉眼观:肺炎支原体可侵犯整个呼吸道黏膜引起气管炎、支气管炎和肺炎,病变主要呈灶状分布于肺间质,多累及单侧肺叶,以下叶多见,切面可有少量红色泡沫状液体溢出。光镜下:病灶内肺泡隔、细支气管及周围组织明显增宽,血管扩张、充血,有大量淋巴细胞、巨噬细胞浸润,肺泡腔内无明显渗出物或仅有少量巨噬细胞和浆液渗出。

3. 病理临床联系　起病较急,多有发热、头痛、咽痛、乏力及剧烈咳嗽,初为干性呛咳,后期可咳少量黏液痰。一般无明显肺实变体征。X 线检查,肺部显示节段性纹理增强及网状或斑状阴影。白细胞计数轻度升高,淋巴细胞和单核细胞增多。本病预后良好,自然病程约 2 周,患者可痊愈,死亡病例极少见。

第四节　结　核　病

结核病是由结核杆菌引起的一种慢性传染病。全身各器官均可发病,以肺结核最为多见。特征性病变是结核结节形成伴不同程度的干酪样坏死。临床上患者常有低热、盗汗、食欲不振、消瘦等症状。

一、概述

（一）病因及发病机制

结核病的病原菌为结核杆菌,对人有致病作用的主要是人型和牛型。结核杆菌的传播途径主要是呼吸道传播,其次是消化道传播,偶经破损的伤口感染。

结核杆菌无侵袭性酶,不产生内、外毒素,其致病作用主要与菌体所含的成分如脂质、蛋白和多糖有关。脂质与结核杆菌的毒力和形成典型的结核结节相关;蛋白具有抗原性,可使机体产生变态反应,导致组织坏死、结核结节形成和全身中毒症状;多糖作为半抗原参与免疫反应,对白细胞有趋化作用,可引起局部中性粒细胞浸润。脂质与糖、蛋白质结合形成糖脂(索状因子)和糖肽脂(蜡质 D),两者均能刺激 T 淋巴细胞和巨噬细胞增殖,引起结核结节形成和迟发型变态反应;索状因子还可以引起组织细胞严重损伤;蜡质 D 能引起剧烈的变态反应,并抑制细胞内吞噬体与溶酶体融合,使结核杆菌能在细胞内长期生存。

结核病的发生发展与感染的细菌数量、毒力强弱、机体免疫反应和变态反应有关。当人体初次感染结核杆菌时,无细胞免疫能力,巨噬细胞吞噬结核杆菌却难以将其杀灭,细菌可在细胞内繁殖潜伏而长期存在,亦可经血道或淋巴道播散至全身,个别患者感染过重者可死亡。在经过 30～50 天后人体逐渐形成以细胞免疫为主的获得性免疫,即在致敏的 T 淋巴细胞释放的淋巴因子作用下,趋化和激活巨噬细胞向感染部位聚集,并大量增生,吞噬杀灭结核杆菌,形成结核结节使病灶局限。机体免疫反应的同时也常伴随有Ⅳ型迟发型变态反应,变态反应较强时可引起干酪样坏死和组织结构破坏。免疫反应与变态反应常贯穿于疾病的始终,当细菌数量少,毒力弱,机体免疫反应占优势时,病灶局限,致病菌被杀灭,疾病好转、痊愈。反之以变态反应为主,机体组织结构损害,病情恶化进展。

（二）结核病的基本病理变化

1. 渗出性病变 常见于结核病初期或机体免疫力低下,菌量多、毒力强或变态反应较强时。好发于肺、浆膜、滑膜、脑膜等部位,局部病变以浆液渗出为主,也可有纤维蛋白、中性粒细胞、巨噬细胞渗出,在渗出液和巨噬细胞中可查见结核杆菌。渗出性病变不稳定,可完全吸收或转变为增生性病变,若变态反应剧烈,也可迅速转变为以变质为主的病变。

2. 增生性病变 当感染结核杆菌数量少、毒力低、机体免疫力较强时,常发生以增生为主的病变,主要是巨噬细胞和成纤维细胞增生形成具有诊断意义的结核结节,又称结核性肉芽肿。肉眼观:单个结核结节直径约 0.1mm,肉眼不易见到,数个结节融合后呈粟粒大小、灰白色、境界清楚的病灶,结节内有干酪样坏死时略显淡黄色,可微隆起于脏器表面。光镜下:典型的结核结节中央为干酪样坏死,周围有大量上皮样细胞、Langhans 巨细胞、致敏的 T 淋巴细胞、增生的成纤维细胞包裹,形成境界清楚的结节状病灶(见书后彩色插图 30)。上皮样细胞是巨噬细胞吞噬结核杆菌或干酪样坏死后变形而成,其胞质丰富,淡红色,境界不清,呈梭形或多角形,常伸出突起与相邻细胞连接成片,核圆形或卵圆形可见 1 ~ 2 个核仁,外形酷似鳞状上皮,故称为上皮样细胞(或称类上皮细胞)。朗格汉斯巨细胞即多核巨细胞,体积大,直径可达 300μm,胞质丰富,核由十几个到几十个不等,常排列在细胞质周围呈花环状、马蹄形或密集在胞体一端。

3. 变质性病变 当感染的结核杆菌数量多、毒力强、机体免疫力低下而变态反应强烈时,上述以增生或渗出为主的病变均可发生变质,出现干酪样坏死。肉眼观:干酪样坏死因含脂质较多呈淡黄色,均匀细腻、质地松脆似奶酪状。光镜下:干酪样坏死为红染无结构颗粒状物,坏死较彻底,原组织轮廓消失。较大的干酪样坏死灶不易液化和机化,其内所含结核杆菌,可存活若干年,一旦液化播散,便成为结核病恶化进展的原因。

渗出、增生和变质三种病变往往同时存在而且可以互相转化,常以其中某一种病变为主。

（三）结核病的转化

1. 转向愈合 当机体抵抗力增强,细菌被控制或消灭,病变可转向愈合。

(1)吸收消散:为渗出性病变的主要愈合方式。渗出物及微小的干酪样坏死可通过淋巴管及微静脉吸收而使病灶缩小或消散。X 线检查肺部病灶示边缘模糊的云雾状阴影,随着渗出物吸收,阴影缩小甚至消失,临床称为吸收好转期。

(2)纤维化:增生性病变、较小的干酪样坏死灶以及未被完全吸收的渗出性病变,可逐渐被肉芽组织机化取代形成瘢痕。X 线检查见边缘清楚、密度增高的条索状阴影。

(3)纤维包裹、钙化:较大干酪样坏死灶,不能完全被机化,则由周边纤维组织增生将其包裹,中心的干酪样坏死物逐渐干燥浓缩,并有钙盐沉着而发生钙化。钙化的结核病灶内仍有结核杆菌存活,当机体抵抗力降低时,病变可复发。X 线示密度甚高、边缘清晰的阴影,临床称为硬结钙化期。

2. 转向恶化 当机体抵抗力低,细菌毒力强或治疗不及时,病变转向恶化。

（1）浸润进展：当病变恶化进展时，原有病灶的周围又出现渗出性病变，使病灶扩大并继发干酪样坏死。X线示原病灶周围出现絮状边缘模糊阴影，临床上称为浸润进展期。

（2）溶解播散：干酪样坏死在病情恶化时发生溶解液化，液化的坏死物内含大量结核杆菌，可沿组织间隙蔓延到周围，或经自然管道播散到其他部位，引起新的结核病灶。坏死物排出形成空洞、窦道或瘘管。X线示空洞部位出现透亮区，空洞以外部位有深浅不一的阴影即播散病灶，临床称为溶解播散期。

二、肺结核

结核杆菌大多通过呼吸道感染，故肺结核最为常见，约占结核病的90%以上。由于初次感染与再次感染结核杆菌时机体的反应性不同，肺部病变的发生和发展亦不同，故将肺结核分原发性和继发性两大类。

（一）原发性肺结核

机体第一次感染结核杆菌引起的肺结核称原发性肺结核，多见于儿童，又称儿童型肺结核。原发性肺结核的病理特征是形成原发综合征。

1. 病理变化　结核杆菌经支气管到达肺组织，引起肺的原发病灶。肉眼观：原发灶多位于通气较好的肺上叶下部或下叶上部近胸膜处，多为单个圆形，直径为1～1.5cm，灰黄色。光镜下：早期以渗出为主，继而中央发生干酪样坏死。

由于是初次感染，机体缺乏对结核杆菌的特异性免疫能力，结核杆菌很快侵入淋巴管引起结核性淋巴管炎和肺门淋巴结炎，造成淋巴结肿大和干酪样坏死。肺的原发病灶、结核性淋巴管炎和肺门淋巴结结核三者合称为原发综合征（见书后彩色插图31）。X线呈哑铃状阴影，临床常无明显的症状和体征。

2. 转归　绝大多数原发性肺结核因机体对结核杆菌的特异性免疫逐渐增强而自然痊愈，渗出和较小的坏死灶可被完全吸收或纤维化，较大的坏死灶可发生纤维包裹或钙化。少数患者因合并其他传染病或营养不良等因素使机体免疫力低下，导致病情恶化，病灶扩大，并可通过淋巴道、血道等途径播散。经淋巴道播散可引起支气管、纵隔、颈部等处淋巴结结核。经血道播散可引起全身粟粒性结核病或粟粒性肺结核（见书后彩色插图32）。原发性肺结核一般较少经支气管播散，偶尔可经支气管播散形成干酪性肺炎。

（二）继发性肺结核

继发性肺结核是指机体再次感染结核杆菌而发生的肺结核病。多见于成年人，又称成人型肺结核病。其感染来源：一是内源性再感染，较多见，即结核杆菌从体内原发灶播散至肺形成潜伏性病灶，当机体免疫力降低时，结核杆菌大量繁殖引起继发性肺结核；二是外源性再感染，即细菌从外界再次侵入肺内引起，较少见。

1. 病变特点　因继发性肺结核是再次感染，机体已具备一定细胞免疫能力，故形成以下病变特点：①病变多始于肺尖部，因肺尖部血液循环较差，抵抗力较低，细菌易繁殖，而肺门淋巴结较少受累；②病变以增生为主，常形成结核结节；③主要经支气管播散，很少发生血道播散；④病变复杂多样，增生、渗出、变质性病变交织且新旧病变混杂；⑤病程长，病情时好时坏。

2. 病变类型

(1)局灶型肺结核:为继发性肺结核的早期病变。常位于右肺尖部,0.5 ~ 1cm 大小的结节状病灶,病变多以增生为主,可有渗出及干酪样坏死,后期多以纤维化、纤维包裹或钙化而愈合。患者常无明显症状,多在体检时发现,属非活动性结核病,X 线检查示肺尖部单个或多个境界清楚的结节状阴影。少数患者免疫力下降时可发展为浸润型肺结核。

(2)浸润型肺结核:是继发性肺结核最常见的类型,属活动性肺结核,大多由局灶型肺结核发展而来。病变多位于右肺尖部或锁骨下区,又称锁骨下浸润或早期浸润。病灶较局灶型肺结核大,形状不规则,边缘模糊,病变早期以渗出为主,中央有不同程度的干酪样坏死。患者常有咳嗽、咳痰、呼吸困难、午后低热、全身乏力、消瘦等症状。X 线示锁骨下可见边缘模糊的云絮状阴影,痰液检查结核菌阳性。

大多数患者经过及时治疗,病灶可吸收、纤维化或纤维包裹、钙化而愈合。若患者免疫力低下或治疗不及时,病情恶化进展,渗出和干酪样坏死扩大,坏死物液化后经支气管排出形成急性空洞,空洞大小不等、形状不规则、洞壁较薄、洞内壁附有干酪样坏死及结核杆菌,细菌可随痰液或坏死物排出,故又称开放性肺结核,传染性很强。急性空洞一般较小,经恰当治疗易愈合,若经久不愈,可逐渐发展为慢性纤维空洞型肺结核。靠近胸膜的急性空洞还可穿破胸膜引起自发性气胸、结核性脓气胸或干酪样肺炎。

(3)慢性纤维空洞型肺结核:多由浸润型肺结核形成的急性空洞经久不愈发展而来。常有以下特点:①肺内病灶多且新旧不一、大小不等,多由空洞内结核杆菌经支气管播散所致;②单个或数个厚壁空洞,多见于右肺上叶,洞壁厚 1cm 左右,洞壁镜下分三层:内层为干酪样坏死,其中有大量结核杆菌,中层为肉芽组织,外层为纤维结缔组织;③空洞小可由肉芽组织填补形成瘢痕,厚壁空洞大而难以完全愈合时,则由邻近的支气管上皮增生,覆盖于洞壁肉芽组织表面形成开发性愈合;④结核性肺硬化,后期肺组织大量破坏,广泛纤维增生所致,使肺功能严重受损甚至丧失;⑤重要传染源,因慢性空洞与支气管相通,不断向体外排菌,亦属开放性肺结核。

(4)干酪样肺炎:当机体免疫力低下、变态反应剧烈时由浸润型肺结核恶化进展而来,或由急、慢性空洞内的细菌经支气管播散所致。病变累及小叶或融合成片,波及整个大叶,呈黄色干酪样,质实,肺内广泛干酪样坏死,伴大量浆液、纤维蛋白渗出。本型临床中毒症状明显,病情危重病死率高,但目前较罕见。

(5)结核球:指纤维组织包裹的干酪样坏死灶,直径在 2cm 以上且境界清楚的孤立球形病灶,又称结核瘤。多为单个,常见于右肺上叶,影像学上应注意与周围型肺癌相鉴别。该型病变相对静止,常无临床症状。但因坏死范围较大,又有纤维包绕,抗结核药物难以进入,治愈可能性小,若机体免疫力下降,干酪样坏死液化、扩大,病灶又可恶化进展,因此临床多采取手术切除以防后患。

(6)结核性胸膜炎:常继发于各型肺结核,按病变性质分为两种:①渗出性结核性胸膜炎:多见于青年人,病变以浆液、纤维蛋白渗出为主,渗出物积聚在胸腔形成胸腔积液,量多时可压迫肺组织,引起呼吸困难甚至纵隔移位,经有效治疗,渗出物一般可吸收,若纤维蛋白渗出过多不易吸收,则可被机化造成胸膜脏壁层粘连和增厚;②增生性结核性胸膜炎:常由胸膜下结核病灶直接蔓延到胸膜所致,好发于肺尖部,病变以增生为主,常在胸膜形成结核结节,一般经纤维化而愈合,可引起局部胸膜增厚粘连。

三、肺外器官结核

肺外器官结核多由原发性肺结核的结核杆菌经血道或淋巴道播散至肺外器官,潜伏若干年后再繁殖引起,以腹膜、脑膜、肾、生殖系统、骨和关节等器官常见。肠结核多是咽下含菌的痰液所致,皮肤结核是细菌经伤口直接感染引起。

（一）肠结核病

绝大多数肠结核继发于肺结核伴空洞形成者,因咽下含结核杆菌的痰液感染,少数也可因食用带结核杆菌的食物或饮品而感染。病变好发于回盲部,按病变特点不同分两型。

1. 溃疡型　此型多见。结核杆菌侵入肠壁淋巴组织并随淋巴管蔓延,随后结核结节形成和干酪样坏死,由于肠壁淋巴管分布呈环形,干酪样坏死物脱落常形成环形溃疡,溃疡长径与肠纵轴垂直,边缘不整齐,底部为干酪样坏死和肉芽组织,可深达肌层,溃疡愈合后瘢痕收缩可导致肠狭窄,但出血、穿孔少见。局部浆膜常有纤维蛋白渗出,机化后可引起局部肠粘连(见书后彩色插图33)。

2. 增生型　较少见。病变肠壁内大量肉芽组织增生引起肠壁纤维化,使肠壁高度肥厚、肠腔狭窄。黏膜有浅表性溃疡或息肉形成。此型右下腹常可扪及包块,临床上易误诊为结肠癌,并常有慢性不完全低位性肠梗阻。

（二）结核性腹膜炎

常继发于溃疡型肠结核、肠系膜淋巴结结核或输卵管结核,分干、湿两型。干型结核性腹膜炎以大量纤维蛋白渗出为主,机化后引起腹腔脏器广泛粘连,病人常以肠梗阻和腹部包块来就诊;湿型结核性腹膜炎以大量浆液渗出引起腹水为特征,而肠管粘连少见。

（三）结核性脑膜炎

多见于儿童,病变以脑底部的软脑膜、蛛网膜及蛛网膜下腔最严重,蛛网膜常增厚,偶见粟粒大小的灰白色结核结节,蛛网膜下腔积聚大量灰白色、混浊的炎性渗出物,内含纤维蛋白、巨噬细胞和淋巴细胞等。当渗出物压迫或损害颅底视神经或动眼神经时可引起相应症状,若渗出物机化可使蛛网膜粘连,影响脑脊液循环形成脑积水,出现脑膜刺激征和颅内高压等症状。

（四）肾结核

肾结核多为单侧,病变起始于肾皮髓质交界处或肾乳头,初为局灶性,继而病灶扩大并发生干酪样坏死,坏死物常随尿排出,形成空洞,肾组织广泛破坏。干酪样坏死物随尿液下行,常导致输尿管和膀胱结核,引起肾盂积水和积脓,严重时可逆行至对侧输尿管和肾。

（五）生殖系统结核

生殖系统结核是不育不孕的常见原因。男性多发生在附睾,常由泌尿系统结核直接蔓延而来,血源感染偶见。附睾肿大变硬与阴囊壁粘连,形成结核结节和干酪样坏死,坏死物液化可穿破皮肤形成经久不愈的窦道。女性多发生在输卵管,常使输卵管狭窄或阻塞,也可蔓延引起子宫内膜或卵巢结核。

（六）骨与关节结核

常见于儿童和青少年，以脊椎骨和长骨的骨骺端最多见。多侵犯第 10 胸椎至第 2 腰椎，椎体发生干酪样坏死，并累及椎间盘和邻近组织，脊椎软化塌陷不能负重，引起脊柱畸形，严重者可压迫脊髓引起截瘫。干酪样坏死液化后可沿脊柱两侧向下流注，在腰大肌鞘膜下或腹股沟韧带周围，形成无明显红、热、痛的"冷脓肿"。此外，长骨结核以骨骺端骨质破坏形成干酪样坏死和死骨为特征，亦可在骨周围形成"冷脓肿"，并累及关节软骨和滑膜引起关节结核，使软骨破坏、滑膜纤维蛋白渗出和结核结节形成，关节腔内纤维组织增生导致关节强直。

（七）淋巴结结核

以颈部淋巴结结核最多见，其次是支气管旁和肠系膜淋巴结，淋巴结肿大并与周围组织粘连，形成结核结节和干酪样坏死，坏死物可穿破皮肤，形成窦道。

第五节 呼 吸 衰 竭

呼吸是机体摄取氧并排出二氧化碳的过程，包括外呼吸、气体运输和内呼吸三个环节。外呼吸包括肺通气和肺换气两个过程，肺通气是指肺泡内气体与外界气体交换，肺换气是指肺泡内气体与血液之间的气体交换。

呼吸衰竭是指因外呼吸功能严重障碍，导致在海平面静息呼吸状态下，成人动脉血氧分压（PaO_2）降低，伴有或不伴有二氧化碳分压（$PaCO_2$）升高并出现一系列损害的临床综合征。通常判断呼吸衰竭的主要血气标准为 PaO_2 低于 8kPa（60mmHg），伴有或不伴有 $PaCO_2$ 高于 6.6kPa（50mmHg）。

按血气变化特点可将呼吸衰竭分为低氧血症型（又称 Ⅰ 型，$PaO_2 < 60mmHg$）和高碳酸血症型（又称 Ⅱ 型，$PaO_2 < 60mmHg$ 伴有 $PaCO_2 > 50mmHg$）；按原发病所在部位分为中枢性和外周性呼吸衰竭；按病程发展快慢分为急性和慢性呼吸衰竭；按发病机制分为通气障碍型和换气障碍型呼吸衰竭。

一、病因和发病机制

凡能引起外呼吸功能障碍的病因，均可导致呼吸衰竭。外呼吸功能障碍通常包含有肺通气和肺换气功能障碍两个方面。

1. 肺通气功能障碍 肺通气功能障碍是指肺泡内气体与外界气体交换障碍，包括限制性和阻塞性通气不足。

（1）限制性通气不足：指肺泡扩张受限引起肺泡通气不足。常见原因有：①呼吸肌活动障碍：呼吸中枢损伤、支配呼吸肌的周围神经损伤、呼吸肌疲劳或疾病均使呼吸肌活动障碍；②胸廓顺应性降低：胸廓或胸膜疾病可增加胸廓弹性阻力和肺通气阻力，限制胸廓和肺泡扩张；③肺顺应性降低：肺淤血、肺水肿、肺炎、肺纤维化、肺不张等肺部疾病均可降低肺顺应性。

（2）阻塞性通气不足：指气道狭窄或阻塞使气道阻力增大引起肺泡通气不足。影响气道阻力最主要的因素是气道内径。当呼吸道管壁肿胀、纤维化，管腔被黏液栓、异物、肿瘤阻塞，或者肺组织弹性降低对管壁的牵引力减弱，均可导致阻塞性通气不足。可分为：①中央性气道阻塞：指气管分叉处以上的气道阻塞。喉头水肿、喉癌、声带麻痹等可引起胸腔外气道阻塞,吸气时因气道内压低于外界大气压,气道狭窄加重;呼气时则相反,气道狭窄减轻,患者表现为吸气性呼吸困难。气管白喉、异物吸入等可引起胸腔内的中央气道阻塞,吸气时胸内压降低,气道内压高于胸内压,阻塞减轻;呼气时气道内压低于胸内压,气道狭窄加重,患者表现为呼气性呼吸困难。②外周性气道阻塞:指气道内径小于 2mm 的细小支气管阻塞,常见于慢性阻塞性肺疾病,因纤维增生使细小支气管壁增厚、弹性降低,管腔黏液栓等使细小气道不完全阻塞。吸气时随着肺泡扩张,细小支气管受周围弹性组织牵拉,气道口径可稍增大使阻塞有所减轻;呼气时,细小支气管弹性回缩,加上黏液栓阻塞,气道狭窄程度加重,气道阻力增加,患者表现为呼气性呼吸困难。此时肺泡内气体排出受阻,残余气逐渐增多,不仅使肺泡有效通气量进一步减少,通气功能障碍,而且肺泡残余气过多也会压迫肺毛细血管床使肺换气功能障碍。

　　无论是限制性还是阻塞性通气不足,肺泡通气量均减少,导致肺泡内气体不能进行充分交换,PaO_2 降低同时伴有 $PaCO_2$ 升高,引起 II 型呼吸衰竭。

　　2. 肺换气功能障碍　　肺换气功能障碍是指肺泡内气体与血液之间的气体交换障碍,包括弥散障碍、肺泡通气与血流比例失调以及解剖分流增加。

　　(1)弥散障碍:氧与二氧化碳通过呼吸膜进行交换的过程发生障碍称为弥散障碍,包括:①肺泡表面积减少:正常成人肺泡总表面积约为 $80m^2$,储备量大,只有当肺泡表面积减少至一半以上时,才会发生换气功能障碍。肺叶切除、肺不张、肺实变等使肺泡表面积严重减少。②弥散距离增大:弥散距离是气体交换必须经过的路径,由呼吸膜(即肺泡表面液体层、肺泡上皮细胞和基膜、毛细血管基膜和内皮)以及血管内血浆、红细胞膜共同构成,总厚度为 1 ~ 4μm,故正常气体交换很快。肺水肿、肺泡透明膜形成、间质性肺炎、肺纤维化、肺泡毛细血管扩张等可使弥散距离增大。③血液流经肺泡隔毛细血管时间过短:正常静息时,血液流经肺泡隔毛细血管的时间约为 0.75 秒,而血液氧分压和肺泡气氧分压达到平衡的时间只需要 0.25 秒。当肺泡表面积减少或弥散距离增大时,虽然弥散速度减慢,但在静息时气体交换仍可在 0.75 秒内达到血气和肺泡气的平衡,而不至于发生弥散障碍。只有在体力活动、感染、发热时心排出量增加、肺血流加快、血液流经肺泡隔毛细血管时间过短的情况下,才会出现气体交换不充分而发生低氧血症。

　　由于 CO_2 在水中的溶解度比 O_2 大,其弥散速度也比 O_2 快,故单纯弥散障碍常引起 I 型呼吸衰竭,仅有低氧血症,$PaCO_2$ 一般正常。

　　(2)肺泡通气与血流比例失调:正常成人在静息状态下,肺泡每分通气量(VA)约为 4L,每分钟肺血流量(Q)约为 5L,两者的比例(VA/Q)约为 0.8,此时肺换气效率最高,若肺泡通气量与血流量比例失调,则发生气体交换障碍,引起呼吸衰竭。主要因素包括:①部分肺泡通气不足引起功能性分流:各种肺部疾病如慢性阻塞性肺疾病、肺纤维化、肺水肿等引起阻塞性或限制性通气障碍使部分肺泡通气明显减少,而血流未相应减少,使 VA/Q 比值显著降低,以致流经这部分肺泡的静脉血未经充分氧合便掺入到动脉血内,导致 PaO_2 降低,这种情况类似于动 - 静脉短路,故称功能性分流,又称静脉血掺杂;②部分肺泡血流不足引起死腔样通气:各种肺血管疾病如肺动脉栓塞、肺动脉炎、肺血管收缩等使部分肺泡血流不足而通气正常,VA/Q 比值显著增高,病变肺泡内的气体不能充分与血液内气体进行交换,肺泡通气属于无效通气,故称死腔样通气,此时肺换气效率显著下降,导致 PaO_2 降低(图 13-1)。

图 13-1 肺泡通气与血流比例失调模式图

肺泡通气与血流比例失调引起的血气变化特点为 PaO_2 降低,而 $PaCO_2$ 可正常、降低或升高,这取决于 PaO_2 降低时反射性引起肺组织代偿通气的程度,若肺代偿性通气正常,$PaCO_2$ 则正常;若肺代偿性通气过强,CO_2 排出过多,$PaCO_2$ 则低于正常,此时均为 I 型呼吸衰竭;若肺组织病变广泛,肺代偿性通气严重不足,PaO_2 降低的同时伴有 $PaCO_2$ 升高,则为 II 型呼吸衰竭。

(3)解剖分流增加:生理情况下,肺内有少量静脉血未经肺泡氧合而直接通过肺动-静脉吻合支或经支气管静脉-肺静脉交通支直接流入肺静脉,这种静脉血掺杂入动脉血,因确实有血管交通支的存在而称为解剖分流,又称真性分流,以此来区别上述因部分肺泡通气不足引起静脉血掺杂入动脉血之功能性分流。正常情况下解剖分流的血流量仅占心排出量的 2% ~ 3%,不至于对 PaO_2 产生影响。但严重创伤、休克、肺内 DIC、肺栓塞或肺细小动脉收缩等使肺内动-静脉短路开放,或者先天性肺动脉瘘,使解剖分流大量增加,导致 PaO_2 降低。

此外,肺叶严重病变,如大叶性肺炎红色肝样变、肺不张时,病变肺叶通气完全停止,但血液仍流经病变肺泡,静脉血未经氧合便掺杂入动脉血中,这种情况也类似于解剖分流增加。此类分流一般仅有 PaO_2 降低,属于 I 型呼吸衰竭。解剖分流时,吸入纯氧并不能显著提高 PaO_2,但功能性分流时,吸入纯氧可迅速提高 PaO_2,改善缺氧。

在呼吸衰竭的发病机制中,单纯的通气不足、单纯的弥散障碍或者单纯的通气血流比例失调均较少见,往往是多种机制同时或相继发生引起的综合结果。

二、机体的功能代谢变化

呼吸衰竭所致的低氧血症和高碳酸血症,早期机体可以通过改善组织供氧、调节酸碱平衡和改善组织器官代谢与功能来进行代偿,但病情严重时,机体代偿失调,则出现酸碱平衡及电解质紊乱,各系统功能代谢紊乱甚至危及生命。

（一）酸碱平衡及电解质代谢紊乱

Ⅰ型和Ⅱ型呼吸衰竭均有低氧血症,均可引起代谢性酸中毒;Ⅱ型呼吸衰竭因有高碳酸血症可出现代谢性酸中毒合并呼吸性酸中毒;此时若人工呼吸机使用不当,通气过度,CO_2排出过多,原来代偿性增多的HCO_3^-又不能及时排出,还可合并代谢性碱中毒等混合性酸碱平衡紊乱。

1. 代谢性酸中毒　可见于各型呼吸衰竭,因严重缺氧,糖无氧酵解增强,导致乳酸等酸性产物生成增多,若患者合并肾功能不全,酸性代谢产物由尿排出减少,大量酸性代谢产物堆积引起代谢性酸中毒。此时细胞内外H^+-K^+交换增强,肾泌H^+增加、排K^+减少,可伴有高血钾。

2. 呼吸性酸中毒　常见于Ⅱ型呼吸衰竭时,因大量CO_2潴留,血浆H_2CO_3浓度原发性增高,引起呼吸性酸中毒。同时因严重缺氧可合并代谢性酸中毒和高血钾。

3. 呼吸性碱中毒　Ⅰ型呼吸衰竭时PaO_2降低可刺激化学感受器,反射性兴奋呼吸中枢,使呼吸加深加快,肺代偿性过度通气,CO_2排出过多使血浆H_2CO_3浓度减少,引起呼吸性碱中毒,并伴有低血钾和高血氯。

（二）呼吸系统变化

呼吸系统的变化与PaO_2降低、$PaCO_2$增高以及引起外呼吸功能障碍的原发病有关,常表现出呼吸幅度、频率、节律的变化和呼吸困难。

PaO_2在30～60mmHg时,可刺激颈动脉体和主动脉体外周化学感受器,使呼吸中枢兴奋,呼吸加深加快;但PaO_2低于30mmHg时则抑制呼吸中枢,使呼吸减慢减弱。$PaCO_2$增高主要作用于中枢化学感受器,使呼吸中枢兴奋,但若$PaCO_2$超过80mmHg时则抑制呼吸中枢,此时呼吸活动主要靠低PaO_2对血管外周化学感受器的刺激得以维持。因此,当$PaCO_2$超过80mmHg时,吸氧浓度以30%的氧为宜,不可过高,以免完全纠正缺氧后出现呼吸抑制,使高碳酸血症加重,病情恶化。

中枢性呼吸衰竭常表现为呼吸频率浅而慢,甚至出现潮式呼吸、间歇呼吸、抽泣样呼吸、叹气样呼吸等节律紊乱,其中潮式呼吸最为常见。潮式呼吸是指因呼吸中枢兴奋过低引起呼吸暂停,从而使血中CO_2浓度逐渐增多,$PaCO_2$升高使呼吸中枢兴奋,恢复呼吸运动,使CO_2排出,$PaCO_2$浓度降低到一定程度又可导致呼吸暂停,如此形成的周期性呼吸运动。阻塞性通气障碍引起的呼吸衰竭常表现为呼吸频率深而慢,甚至呼吸困难,如胸外气道阻塞表现为吸气性呼吸困难,胸内气道阻塞表现为呼气性呼吸困难。胸廓和肺顺应性降低引起的呼吸衰竭常表现为呼吸频率浅而快。

（三）循环系统变化

一定程度的缺氧和二氧化碳潴留可兴奋心血管运动中枢,使心率增快、心肌收缩力增强,外周血管收缩和呼吸运动增强使静脉回流增加,心排出量增加。严重的缺氧和二氧化碳潴留则可直接抑制心血管中枢,导致血压下降、心肌收缩力减弱和心律失常。肺部疾病引起的呼吸衰竭常因心肌损害和肺动脉高压而并发肺源性心脏病,甚至右心衰竭。

（四）中枢神经系统变化

呼吸衰竭引起中枢神经系统功能紊乱,出现一系列精神神经症状的病理过程称肺性脑病,主要由缺氧、CO_2潴留和酸中毒等多种因素引起。PaO_2在60mmHg左右时可出现智力和视力减退;PaO_2在40～50mmHg以下时出现头痛、烦躁不安、定向障碍、嗜睡、抽搐甚至昏迷等一系列神经精神症状；PaO_2 低于 20mmHg 几分钟内，神经细胞不可逆性损伤。CO_2 潴留引起的中枢神经系统功能障碍又称二氧化碳麻醉，当 $PaCO_2$ 超过 80mmHg 时，可出现头痛、头晕、烦躁不安、言语不清、扑翼样震颤、精神错乱、昏迷、抽搐等严重表现。

（五）肾功能变化

呼吸衰竭时缺氧和 CO_2 潴留引起交感神经兴奋，肾血管收缩，肾血流量减少，肾小球滤过率降低，可出现不同程度肾功能损害，轻者出现蛋白尿、血尿、管型等，重者出现少尿、氮质血症甚至尿毒症等急性功能性肾衰竭的表现。

（六）消化系统变化

缺氧和 CO_2 潴留引起交感神经兴奋使胃肠血管收缩，胃肠黏膜上皮因缺血缺氧而变性坏死，黏膜糜烂、坏死、出血和溃疡形成，患者可出现恶心、呕吐、消化不良、食欲不振、腹痛、便血等消化道症状。

（彭　微）

 复习思考题

1. 简述慢性支气管炎的病理表现。
2. 简述呼吸衰竭的原因和发生机制。
3. 简述大叶性肺炎各期病变特点，解释咳铁锈色痰的病理学基础。
4. 简述原发性肺结核与继发性肺结核的区别。

扫一扫
测一测

第十四章

消化系统疾病

学习要点

1. 重要概念:慢性萎缩性胃炎、复合性溃疡、嗜酸性变、点状坏死、碎片状坏死、桥接坏死、肝硬化、假小叶、肝性脑病。

2. 慢性萎缩性胃炎、消化性溃疡、病毒性肝炎、肝硬化、肝性脑病的病因和发病机制;肝性脑病的诱发因素。

3. 消化性溃疡、病毒性肝炎、肝硬化病理变化及病理临床联系。

消化系统由消化管和消化腺两部分组成,具有消化、吸收、排泄、解毒和内分泌等功能,其功能受神经、内分泌系统的调节,与全身各器官系统相互联系、相互影响。各种致病因素可破坏上述调节与联系,损害消化系统的结构与功能。当致病因素的损害作用超过了机体的防御代偿能力时则可致病。

本章节着重讨论消化系统最常见的疾病,如慢性萎缩性胃炎、消化性溃疡、病毒性肝炎、肝硬化、肝性脑病等。

第一节 胃 炎

胃炎是胃黏膜的炎性病变。根据病程可分急性胃炎和慢性胃炎。

一、急性胃炎

急性胃炎根据主要病变特征分为:急性刺激性胃炎、急性出血性胃炎、急性腐蚀性胃炎、急性感染性胃炎四类。

1. 急性刺激性胃炎　主要是由于暴饮暴食、服食刺激性食物引起。表现为胃黏膜充血、水肿,伴有黏膜上皮细胞坏死脱落及炎细胞浸润。

2. 急性出血性胃炎　多由于服药不当、过量饮酒或急性应激反应有关。表现为胃黏膜急性出血,上皮细胞轻度坏死。

3. 急性腐蚀性胃炎　由于吞服强酸、强碱及其他腐蚀性化学物质引起。表现为胃黏膜发生坏死、溶解,可累及深层组织甚至引起胃穿孔,病变严重。

4. **急性感染性胃炎** 一般由化脓菌经血道感染或胃的外伤感染。表现为胃黏膜充血、水肿、炎细胞浸润,此型较少见。

二、慢性胃炎

(一)病因和发生机制

尚未完全阐明。近年来,以下几个因素受到重视:①幽门螺杆菌感染(Hp):Hp 是革兰染色阴性菌,生存于胃黏膜上皮和胃腺体黏液屏障之间,通过分泌的酶、代谢产物及毒素(氨、细胞空泡毒素等)和炎症介质等,而导致黏膜上皮和血管内皮的损伤引起慢性胃炎;②自身免疫损伤:常累及胃体,患者血清中可检测到抗壁细胞抗体和抗内因子抗体,伴不同程度胃酸缺乏、恶性贫血等;③十二指肠液、胆汁反流:多因胃肠动力学异常或胃手术后正常生理通道的改变所致,碱性肠液和胆汁反流引起胃黏膜损伤;④长期慢性刺激:包括酗酒、服用刺激性食物、吸烟或滥用非甾体类药物以及急性胃炎反复发作等。

(二)病理类型和病理变化

1. **慢性浅表性胃炎** 又称为慢性单纯性胃炎,此种类型临床最常见。多发生于胃窦部,灶性或弥漫性。局部散在糜烂和小灶状出血。光镜下:炎症多限于黏膜层上 1/3,以胃小凹之间的固有膜内淋巴细胞、浆细胞浸润为特征,腺体无破坏或减少,急性期可见中性粒细胞浸润。

2. **慢性萎缩性胃炎** 随着胃镜技术的发展,胃黏膜活检呈逐年增多趋势。胃窦部最常见。肉眼观:①黏膜变薄,皱襞变平或消失,表面细颗粒状;②正常橘红色消失、变浅,呈灰白或灰黄;③黏膜下血管清晰可见,伴渗出、糜烂。光镜下:①胃小凹变浅,黏膜固有层腺体萎缩、稀疏,腺体变小并见散在腺体囊状扩张。②黏膜全层淋巴细胞、浆细胞浸润,可伴淋巴滤泡形成。③肠上皮化生和假幽门腺化生:胃黏膜上皮被肠黏膜上皮取代称肠化,可再分为小肠性化生(完全性化生)和结肠性化生(不完全性化生)。小肠性化生见吸收细胞及纹状缘、杯状细胞和 Paneth 细胞,分泌唾液酸黏液,组织化学示奥辛蓝染色阳性。结肠性化生无 Paneth 细胞和纹状缘,分泌硫酸黏液,高铁二胺染色阳性。通常认为结肠性化生与胃癌关系密切。假幽门腺化生指胃底和胃体部的壁细胞和主细胞消失,由分泌黏液的细胞取代后似幽门腺而称之。④急性活动期可见糜烂及多量中性粒细胞浸润。

按照腺体萎缩的程度分 3 级:轻度指胃黏膜厚度无明显变薄,仅个别或灶性腺体萎缩、减少,不超过原有腺体数量的 1/3;重度指胃黏膜厚度明显变薄,腺体萎缩、减少的数量超过 2/3;介于二者之间的为中度。

3. **肥厚性胃炎** 又称肥厚型胃病、Menetrier 病。发病原因不明,以胃黏膜皱襞显著肥厚为特征,状如脑回(见书后彩色插图 34),好发于胃底和胃体。局灶性或弥漫性,病人常伴原因未明的低蛋白血症。光镜下:腺体增生,黏液分泌细胞增多,淋巴细胞、浆细胞等炎细胞浸润不明显。

4. **疣状胃炎** 是一种原因未明的慢性胃炎。病变多位于胃窦部,黏膜表面出现痘疹样结节为其特征,黏膜表面有急性渗出物覆盖。

第二节 消化性溃疡

消化性溃疡是指以胃或十二指肠黏膜形成慢性溃疡为特征的一种常见的消化系统疾病,多发生于 20 ~ 50 岁的成人,男性多于女性。溃疡好发于十二指肠球部和胃,前者约占 70%,后者约为 25%,约 5% 的病例同时在胃和十二指肠发生,称复合性溃疡。临床上呈慢性、周期性、节律性上腹部疼痛,伴反酸、嗳气等症状,易反复发作。

一、病因和发病机制

消化性溃疡的病因及发病机制复杂,目前尚未完全阐明。近年研究表明,消化性溃疡的发生是一种或多种有害因素对黏膜破坏超过了黏膜抵御损伤和自身修复能力所引起的综合结果。

(一)幽门螺杆菌感染

临床证实,胃镜检查中,消化性溃疡患者感染 Hp 的检出率较高,根除 Hp 可促进溃疡愈合和降低溃疡的复发率。其发病机制主要与 Hp 对局部胃黏膜的损伤,增加胃泌素和胃酸的分泌,削弱黏膜的防御和修复功能有关。

(二)黏膜防御屏障功能受损

临床上许多胃溃疡患者胃酸水平正常或低于正常,十二指肠溃疡患者中也有 50% 的人无高胃酸,甚至很多人有高胃酸而无溃疡。提示胃、十二指肠黏膜屏障功能的破坏是胃或十二指肠黏膜组织被胃酸和胃蛋白酶消化而形成溃疡的重要原因。正常胃和十二指肠黏膜通过黏液屏障(胃黏膜分泌黏液覆盖于黏膜表面)和黏膜屏障(黏膜上皮细胞膜的脂蛋白)保护黏膜免受胃液的消化作用。当胃黏液分泌不足或黏膜上皮受损时,黏膜防御屏障功能减弱,抗胃液消化能力降低,导致溃疡形成。

此外,若长期服用非甾体类抗炎药物如阿司匹林等,除直接刺激黏膜外,还可抑制黏膜前列腺素的合成,影响黏膜血液循环;吸烟可损害黏膜血液循环,削弱黏膜防御屏障。

(三)胃液的消化作用

胃酸和胃蛋白酶对胃肠道黏膜的自身消化是形成消化性溃疡的直接原因之一。十二指肠溃疡时可见分泌胃酸的壁细胞总数明显增加,致使胃酸分泌明显增加。空肠与回肠内为碱性环境,极少发生这种溃疡病。但胃空肠吻合术后,吻合口处的空肠则可因胃液的消化作用而易形成溃疡。这说明胃液对胃壁组织的自身消化过程是消化性溃疡形成的原因。抑制胃酸可以促进溃疡愈合。

(四)其他因素

长期精神紧张、焦虑、情绪波动等刺激,引起自主神经功能紊乱,与溃疡形成有密切关系。在迷走神经功能亢进时,可使胃酸分泌增加,这与十二指肠溃疡的发生有关;在迷走神经功能降低时,胃蠕动减弱,可使胃泌素分泌增加,进而引起胃酸分泌增加,这与胃溃疡形成有关。

流行病学调查显示,消化性溃疡在一些家族中有高发趋势,显示该病的发生与遗传因素有关。有报道 O 型血人群十二指肠溃疡的发病率较其他血型人群高,提示遗传因素在消化性溃疡的发病起一定的作用。但近年来的研究还发现 O 型血者消化性溃疡的家族聚集现象与 Hp 感染有关。

二、病理变化

肉眼观:胃溃疡多发生于胃小弯近幽门处,以胃窦部小弯区最多见。溃疡常为一个,圆形或椭圆形,直径多在2cm以内。溃疡边缘整齐,状如刀切,周围黏膜可有轻度水肿,因溃疡底部的瘢痕组织收缩牵引,出现胃黏膜皱襞呈放射状向溃疡底部集中的现象(见书后彩色插图35)。溃疡底部较平坦,常可穿透黏膜下层,深达肌层甚至浆膜层,溃疡处的黏膜至肌层组织可完全被破坏,由肉芽或瘢痕组织取代。

十二指肠溃疡多发生在十二指肠球部的前后壁,溃疡小而浅,直径多在1cm以内,较易愈合。

光镜下:溃疡底部从内向外大致由四层组织构成:①渗出层:由少量炎性渗出物(中性粒细胞和纤维素)组成;②坏死层:由无结构的坏死组织细胞碎片构成;③肉芽组织层:由新鲜的肉芽组织构成;④瘢痕组织层:由肉芽组织变成的纤维瘢痕组织构成(图14-1)。在瘢痕组织中还可见细小动脉炎性增生、神经纤维断端呈球状增生,瘢痕收缩刺激增生的神经纤维可引起疼痛。

图14-1　慢性胃溃疡底部结构(模式图)
1. 深处层;2. 坏死层;3. 肉芽组织层;4. 瘢痕组织层;5. 增生性动脉内膜炎

三、结局和并发症

早期浅层溃疡多数可愈合。当溃疡表层的渗出物及坏死组织吸收或排出后,由底部肉芽组织增生填充,周围黏膜上皮再生覆盖溃疡而愈合。如溃疡长期反复发作,可出现下述并发症:

1. 出血　是最常见的并发症,10% ~ 35%的患者发生出血。轻者因溃疡底部的毛细血管破裂而表现为大便潜血。若溃疡底部的大血管被腐蚀而破裂则导致大出血,临床上出现呕血和(或)柏油样大便,甚至发生失血性休克。

2. 穿孔　是最危险的并发症,约见于5%的患者,十二指肠溃疡穿孔较胃溃疡穿孔常见。穿孔后胃内容物漏入腹腔可引起腹膜炎。

3. 幽门梗阻　约3%的患者发生。主要由于瘢痕收缩引起幽门狭窄,使胃内容物滞留,继发胃扩张。某些患者可因反复呕吐引起水、电解质失衡和营养不良。部分患者在溃疡病急性发作时,可因炎性水肿、幽门平滑肌痉挛而发生功能性幽门梗阻。

4. 恶变 约见于 1% 的胃溃疡患者,而十二指肠溃疡几乎不发生恶变。

第三节 病毒性肝炎

病毒性肝炎是一组由肝炎病毒引起的以肝实质细胞变性、坏死为主要病变的常见传染病。本病在世界各地均有发生和流行,各种年龄及不同性别均可发病,我国人群中发病率较高。临床上患者常有乏力、恶心、厌油腻、食欲减退、肝区疼痛等症状,部分患者出现黄疸和发热。

一、病因和发病机制

目前已知的肝炎病毒有 6 种(HAV ~ HGV),各性肝炎病毒的特点见表 14-1。

表 14-1 各型肝炎病毒的特点及肝炎类型

病毒类型及性质	潜伏期(周)	传染途径	肝炎类型
HAV 27nm,单链 RNA	2 ~ 6	肠道	急性肝炎
HBV 43nm,DNA	4 ~ 26	密切接触、输血、注射	急、慢性肝炎;肝硬化
HCV 30 ~ 60nm,单链 RNA	2 ~ 26	同上	同上
HDV 缺陷性 RNA	4 ~ 7	同上	同上
HEV 32 ~ 34nm,单链 RNA	2 ~ 8	肠道	急性肝炎
HGV 单链 RNA	不详	输血、注射	不详

病毒性肝炎的发病机制目前尚未完全阐明。一般认为,甲型肝炎病毒可能直接破坏肝细胞,也可能通过细胞免疫机制导致肝细胞间接损伤。乙型肝炎病毒不直接引起肝细胞损害,而是通过免疫介导,尤其是 CD8$^+$T 细胞识别并杀伤被感染的肝细胞,导致肝细胞坏死或凋亡。其他类型肝炎病毒引起肝细胞损伤机制还有待研究。

二、基本病理变化

病毒性肝炎的基本病变属于变质为主的炎性病变,表现为肝细胞变性、坏死,同时伴不同程度的炎细胞浸润、肝细胞再生和纤维组织增生等。

(一)肝细胞变质

1. 肝细胞变性

(1)细胞水肿:是最常见的病变。光镜下见肝细胞明显肿大,胞质疏松呈网状、半透明,称为胞浆疏松化。肝细胞水肿严重时,肝细胞体积更为肿大,呈圆球形,胞浆几乎完全透明,称为气球样变。电镜下可见内质网扩张、囊泡变、核蛋白颗粒脱失;线粒体肿胀、嵴消失;溶酶体增多等。

(2)嗜酸性变和嗜酸小体:多散在于小叶内,累及单个或几个细胞。病变肝细胞胞浆因水分脱失而浓缩,使肝细胞体积缩小,嗜酸性染色增强,细胞核染色加深,称为嗜酸性变。嗜酸性变进一步加重,细胞质浓缩,细胞核浓缩甚至消失,形成均匀红染的圆形小体,称为嗜酸小体。嗜酸小体为肝细胞的死亡,属于细胞凋亡。

2. 肝细胞溶解坏死 由严重的细胞水肿发展而来。不同类型的病毒性肝炎此种坏死的范围和分布不同,可分为:①点状坏死:为肝小叶内 1 ~ 数个肝细胞坏死,同时伴有炎细胞浸润,常见于急性普通型肝炎;②碎片状坏死:为小叶周边界板肝细胞的片状、灶状、或连结状坏死,伴炎细胞浸润,常见于慢性肝炎;③桥接坏死:为中央静脉和汇管区之间或两个中央静脉之间出现互相连接的肝细胞坏死带,常见于中、重度慢性肝炎;④亚大块坏死和大块坏死:指几乎累及整个肝小叶或波及多个肝小叶的融合性坏死,病变范围广,性质严重,常见于重型肝炎。

(二)渗出性病变

在小叶坏死区内或汇管区常有程度不等的炎细胞浸润。浸润的细胞主要为淋巴细胞和单核细胞,可见少量的浆细胞、中性粒细胞等。

(三)增生性病变

1. 肝细胞再生 肝细胞坏死时,邻近的肝细胞可通过分裂再生进行修复。坏死严重时,再生的肝细胞呈团状排列,称为结节状再生。

2. Kupffer 细胞增生、肥大 这是肝内单核巨噬细胞系统的炎性反应。该细胞增生肥大,并可突出于肝窦壁或脱入窦内成为游走的吞噬细胞。

3. 间叶细胞及成纤维细胞的增生 间叶细胞和成纤维细胞增生参与损伤的修复。间叶细胞具有多向分化的潜能,存在于肝间质内,参与损伤的修复;成纤维细胞增生则可自汇管区插入肝小叶成为肝硬化的基础。

4. 小胆管增生 慢性且坏死严重的病例在汇管区尚可见细小胆管增生。

上述基本病变中,肝细胞疏松化、气球样变、点状坏死及嗜酸性小体形成对于诊断普通型肝炎具有相对的特征性;而肝细胞大片坏死、崩解则是重型肝炎的主要病变特征。

三、临床病理类型

常用的分类有两种:①按病毒类型分为甲、乙、丙、丁、戊、庚 6 型;②从临床病理角度分为普通型及重型两大类。普通型又分为急性及慢性两类。急性病毒性肝炎又分为无黄疸型和黄疸型;慢性病毒性肝炎又分为轻、中、重三类。重型中又分为急性及亚急性两种。

(一)急性(普通型)肝炎

最常见。临床根据有无黄疸而分为黄疸型和无黄疸型两种,两型肝炎病变基本相同。我国以无黄疸型多见,且多属乙型肝炎。光镜下,肝细胞广泛变性,以胞浆疏松化和气球样变为主,肝细胞坏死轻微,肝小叶内可见点状坏死和嗜酸性小体(图 14-2)。肝小叶内与汇管区可见轻度炎细胞浸润。黄疸型坏死较重,毛细胆管内常有淤胆和胆栓形成。肉眼观:肝体积肿大,质软,表面光滑。

图 14-2 急性病毒性肝炎

　　临床上,由于肝脏体积肿大,肝脏包膜紧张,可引起肝区疼痛。肝细胞受损,可引起血液中丙氨酸转氨酶(ALT)和门冬氨酸氨基转移酶(AST)升高和肝功能异常。病变严重者可出现黄疸。

　　本型患者大多在 6 个月内治愈,少数可发展成为慢性肝炎,极少数可恶化为重型肝炎。

　　(二) 慢性(普通型)肝炎

　　病毒性肝炎病程持续半年以上者即为慢性肝炎。

　　1. 轻度慢性肝炎　有点状坏死,偶见轻度碎片状坏死,汇管区周围少量纤维组织增生,肝小叶结构完整。

　　2. 中度慢性肝炎　肝细胞变性、坏死较明显,除灶状、带状坏死外,有中度碎片状坏死及特征性的桥接坏死。肝小叶内有纤维间隔形成,但小叶结构大部分保存(图14-3)。

图 14-3 中度慢性肝炎(模式图)

1.肝细胞气球样变;2.桥接坏死;3.碎片状坏死;

4.汇管区纤维组织增生,向小叶内伸展形成纤维间隔

3. 重度慢性肝炎 肝细胞坏死严重而且广泛,有重度碎片状坏死和大范围桥接坏死。坏死区出现肝细胞不规则再生。小叶周边与小叶内肝细胞坏死区间形成纤维性连接,纤维间隔分割肝小叶结构(假小叶形成),此时出现肝硬化。

轻、中度慢性肝炎大多可治愈,少数病情加重。重度慢性肝炎患者除演变为肝硬化外,有时还可发展为重型肝炎。

(三)重型病毒性肝炎

本型较少见,但病情严重,临床经过凶险,病死率高。根据病变程度和临床经过又可分为急性重型和亚急性重型两种。

1. 急性重型肝炎 起病急骤、发展迅速、经过凶险、病死率高,又称暴发型肝炎。肉眼观:肝脏体积明显缩小,重量减轻,质地柔软,被膜皱缩,切面呈黄色或红褐色,部分区域呈红黄相间的斑纹状,临床称其为急性黄色肝萎缩或急性红色肝萎缩(见书后彩色插图 36)。光镜下:见肝细胞坏死严重而广泛。肝细胞索解离、肝细胞溶解,出现弥漫性大片坏死。坏死多自小叶中央开始,迅速累及小叶周边。肝窦扩张充血及出血,Kupffer 细胞增生肥大,并吞噬细胞碎屑及色素。小叶内和汇管区有淋巴细胞和单核巨噬细胞为主的炎细胞浸润。残留的肝细胞再生现象不明显。大多数患者在两周内因肝功能衰竭、消化道出血、急性肾衰竭而死亡,少数幸存者可发展为亚急性重症型肝炎。

2. 亚急性重型肝炎 多由急性重型肝炎迁延而来,少数病例由普通型肝炎恶化而来,或一开始病变就呈亚急性经过,病变可长达数周至数月。肉眼观:肝体积缩小、质地软硬不一,被膜皱缩,切面呈红褐色或土黄色。光镜下:可见肝细胞新旧不等的大片坏死,又有肝细胞结节状再生,故失去原有的小叶结构和功能。坏死区有大量的淋巴细胞和单核细胞浸润及纤维组织增生。小叶周边部小胆管增生并可见胆酸形成。此型肝炎若积极治疗,病情可缓慢或停止进展。多数患者病情常继续发展而成为坏死后性肝硬化,并伴肝功能不全。

第四节 肝 硬 化

肝硬化是指在多种病因引起肝细胞弥漫性变性、坏死,继发性间质纤维组织增生和肝细胞结节状再生。三种病变反复交替,导致肝小叶结构被破坏,假小叶形成。结果使肝内血液循环途径逐渐被改建,肝脏质地变硬。该病为一种常见的慢性进行性肝病,早期常无明显症状,后期出现不同程度的门静脉高压症和肝功能障碍。

肝硬化分类较复杂:①按病因分为病毒性、酒精性、胆汁性、寄生虫性和隐源性肝硬化等;②按形态分为小结节型、大结节型、大小结节混合型以及不全分割型肝硬化;③综合分类为门脉性、坏死后性、胆汁性、淤血性、寄生虫性和色素性肝硬化等。我国常采用结合病因、病变特点以及临床表现的综合分类方法。以下主要介绍我国常见的几种肝硬化。

一、门脉性肝硬化

门脉性肝硬化相当于国际分类的小结节型肝硬化,是最常见的一型肝硬化。

（一）病因和发病机制

1. **病毒性肝炎**　是我国门脉性肝硬化的主要原因，尤其是乙型和丙型病毒性肝炎。

2. **慢性酒精中毒**　是导致肝硬化的另一主要原因。长期酗酒，乙醇对肝脏持续长期损伤，引起肝细胞水肿和脂肪变，逐渐发展为肝细胞坏死和纤维化。

3. **营养缺乏**　动物试验表明，缺乏胆碱和蛋氨酸食物的动物，可由脂肪肝发展为肝硬化。

4. **毒物中毒**　某些化学毒物如砷、四氯化碳、黄磷、杀虫剂等慢性中毒可引起肝硬化。长期服用某些药物，如异烟肼、甲基多巴、甲氨蝶呤等药物可导致药物性肝炎而发展为肝硬化。

上述各种因素导致肝细胞变性坏死，以后在坏死区发生胶原纤维增生。初期增生的纤维组织尚未互相连接成间隔，称肝纤维化，为可复性病变。如病变继续发展，小叶中央区和汇管区等处的纤维间隔互相连接，最终使肝小叶结构破坏和肝血液循环被改建而形成肝硬化。

（二）病理变化

肉眼观：早、中期肝体积正常或稍大（肝细胞脂肪变）、质地稍硬。晚期肝体积缩小、重量减轻（由正常的 1500g 减至 1000g 以下）、质地变硬、表面小结节状（结节大小相仿，直径一般不超过 1.0cm）。切面可见结节周围有纤维组织间隔包绕（图 14-4），结节呈黄褐色（脂肪变）或黄绿色（淤胆）。

图 14-4　门脉性肝硬化（肉眼观）

光镜下：正常的肝小叶结构被破坏，由广泛增生的纤维组织将肝细胞再生结节分割包绕成大小不等、圆形或椭圆形的肝细胞团，称假小叶。假小叶内肝细胞常排列紊乱，再生的肝细胞较大、核大、染色较深、可有双核。中央静脉常缺如、偏位或有两个甚至两个以上。假小叶周围增生的纤维组织间隔增宽、其内有慢性炎细胞浸润，还可见小胆管增生和胆汁淤积（图 14-5）。

图 14-5　门脉性肝硬化(镜下观)
1. 假小叶;2. 偏位的中央静脉;
3. 增生的纤维组织及淋巴细胞浸润;4. 小胆管增生

(三)临床病理联系

1. 门脉高压症　主要产生原因是:①肝内广泛的结缔组织增生,肝血窦闭塞或窦周纤维化使门静脉循环受阻(窦性阻塞);②假小叶和肝纤维化压迫或扭曲了小叶下静脉,使肝窦内血液流出受阻,致门静脉回流受阻(窦后性阻塞);③肝动脉分支与门静脉分支之间在汇入肝窦前形成了异常吻合,动脉血流入门静脉(窦前性阻塞)。

门静脉压力增加后,患者可出现一系列的临床表现。主要表现为:

(1)淤血性脾大:门静脉高压使脾静脉血回流受阻,长期慢性淤血致脾大,并常引起脾功能亢进。

(2)胃肠道淤血、水肿:门静脉高压使胃肠静脉回流受阻,胃肠道淤血、水肿,胃肠道蠕动减弱,消化吸收障碍,患者表现出食欲减退、消化不良等症状。

(3)腹水:为淡黄色透明的漏出液。腹水形成主要原因有:①门静脉高压使门静脉系统毛细血管内淤血,组织液回吸收减少而漏入腹腔;②门静脉高压使小叶中央静脉和小叶下静脉受压闭塞,血浆自肝窦壁渗入窦旁间隙,肝淋巴液生成增多而漏入腹腔;③肝脏合成蛋白功能减退,使血浆胶体渗透压降低;④肝脏灭活功能降低导致醛固酮、抗利尿激素增多,引起水、钠潴留。患者表现出腹胀,大量腹水时腹部膨隆,状如蛙腹。

(4)侧支循环形成:门静脉高压时,通过门静脉与腔静脉之间的吻合支代偿,可以减轻门静脉压力,使部分门静脉血不经过肝脏通过侧支直接流入腔静脉回流到右心。主要的侧支循环和临床意义有:①门静脉血经胃冠状静脉、食管静脉丛、奇静脉入上腔静脉;常引起食管下段静脉丛曲张,破裂时可引起大出血,是肝硬化患者常见的死因之一。②门静脉血经肠系膜下静脉、直肠静脉丛、髂内静脉进入下腔静脉;常引起直肠静脉(痔静脉)丛曲张,破裂时发生便血,长期便血可引起患者贫血。③门静脉血经脐静脉、脐旁静脉、腹壁上、下静脉流入上、下腔静脉;常引起脐周及腹壁静脉丛曲张,表现为"海蛇头"(图 14-6)。

图 14-6 门脉高压时侧支循环示意图

2. 肝功能不全 是肝实质反复长期破坏的结果。其主要临床表现有：

(1)蛋白质合成障碍：主要是白蛋白合成障碍，使血浆蛋白降低，而球蛋白相对增加。生化检查出现血浆总蛋白下降，白蛋白与球蛋白比值下降，甚至出现倒置现象。

(2)贫血和出血倾向：因肝脏合成凝血因子减少和脾功能亢进所致。患者可有鼻出血、牙龈、黏膜、浆膜出血以及皮下淤斑等。

(3)肝脏对激素灭活功能下降：主要是雌激素灭活减少，使血液雌激素水平增加。出现蜘蛛痣（小动脉末梢扩张所致）；手掌大小鱼际及指尖等部位小血管扩张出现鲜红色，称为肝掌；部分男性患者有睾丸萎缩、乳腺发育，女性患者出现月经不调、不孕等。

(4)黄疸：晚期肝内胆管阻塞，使胆红素代谢障碍而出现黄疸。

(5)血清酶活性改变：丙氨酸转氨酶（ALT）、门冬氨酸氨基转移酶（AST）、乳酸脱氢酶活性升高。这是因为肝细胞变性坏死、细胞膜通透性增加引起肝细胞内的酶大量释放入血所致。另外，因肝细胞受损，使血中胆碱酯酶合成减少，故血清中该酶活性降低。

(6)肝性脑病（肝昏迷）：由于肝衰竭，肠内含氮物质不能经肝脏解毒而引起的氨中毒。这是晚期肝硬化患者死亡的重要原因之一。

(四) 结局

门脉性肝硬化时，肝组织结构被增生的纤维组织改建，原有的结构和功能受损，但肝组织具有较强的代偿能力，只要及时治疗，可使病变处于相对稳定状态并长期维持。此时肝细胞的变性、坏死基本停止，纤维组织增生相对静止。如病变持续进展，最终可致肝功能衰竭，患者可因肝昏迷死亡。此外，还可因食管下段静脉丛破裂引起的上消化道大出血、合并肝癌及感染等导致死亡。

二、坏死后性肝硬化

相当于大结节型肝硬化和大小结节混合型肝硬化，此型肝硬化是在肝细胞大片坏死的基础之上发展而来的，病程较短，预后较差。

（一）病因及发病机制

1. 病毒性肝炎　多数是由亚急性重型肝炎迁延而来。慢性肝炎反复发作中坏死严重时亦可发展为本型肝硬化。

2. 药物及化学物质中毒　某些药物或化学物质在引起肝细胞广泛中毒性坏死后，继发结节状再生而导致本型肝硬化的发生。

（二）病理变化

肉眼观：肝体积缩小、重量减轻、质地变硬。表面有大小不等的结节，最大结节直径可达 5 ~ 6cm，由于结节大小不等常使肝脏变形。切面可见结节由较宽大且厚薄不均的纤维间隔包绕，结节呈黄绿或黄褐色。

光镜下：肝细胞有不同程度的变性和坏死。坏死的程度、范围及形状不规则，故假小叶的形状及分布亦不规则，纤维间隔增宽且厚薄不均，其中的炎细胞浸润、小胆管增生均较门脉性肝硬化更为显著。

三、胆汁性肝硬化

是由胆道阻塞、胆汁淤积而引起的肝硬化，临床上较少见。分为原发性和继发性两类。

1. 原发性胆汁性肝硬化　又称慢性非化脓性破坏性胆管炎，在我国少见。原因不明，可能与自身免疫有关。多发生于中年以上的妇女。病变主要是小胆管破坏和汇管区纤维组织增生并出现淤胆现象。增生的纤维组织侵入肝小叶内形成间隔，分割小叶最终发展为肝硬化。临床表现有长期梗阻性黄疸、肝大和因胆汁刺激而引起的皮肤瘙痒等。

2. 继发性胆汁性肝硬化　通常是由胆管系统阻塞，引起胆汁淤积，使肝细胞变性坏死，继发纤维组织增生而引起肝硬化。肉眼观：肝体积变化不明显，表面平滑或细颗粒状，硬度中等，呈深绿色或绿褐色，切面结节较小。光镜下：肝细胞胞浆内胆色素沉积，肝细胞变性、坏死。坏死的肝细胞肿大、胞浆疏松呈网状，核消失，称网状或羽毛状坏死。坏死区胆管破裂、胆汁外溢，形成"胆汁湖"。纤维组织增生和小叶改建都较轻。假小叶周围纤维组织分割包绕不完全。伴有胆管感染时，汇管区有大量中性粒细胞浸润甚至微脓肿形成。

第五节　肝性脑病

肝脏是人体最重要的代谢器官，具有多种生理功能，参与体内的消化、代谢、排泄、解毒以及免疫等功能。因此，当肝脏受到各种损害后，可引起不同程度的细胞损害及肝功能障碍。由于肝脏具有强大的代偿和再生能力，只有当肝脏遭受到严重损害时，才会导致肝功能不全。

各种致病因素使肝实质细胞发生严重损害，引起明显的代谢、分泌、合成、生物转化和免疫功能障碍，机体发生水肿、黄疸、出血、感染、肾功能障碍及肝性脑病等临床综合征，称肝功能不全。肝功能不全的晚期阶段称为肝功能衰竭。主要发生肝性脑病和肝 - 肾综合征，本节重点讨论肝性脑病。

肝性脑病是指由于肝功能严重障碍，大量的毒性代谢产物在体内蓄积，经血液循环入脑,引起的一系列精神、神经综合征。慢性肝性脑病的临床经过常分为四期。一期(前驱期):有轻微的性格和行为的异常表现,如欣快感或沉默寡言、躁动不安、注意力不集中等;二期(昏迷前期):以精神错乱、睡眠障碍、行为失常为主,如哭笑无常、睡眠昼夜颠倒、定向障碍以及运动不协调、扑翼样震颤、肌张力增强、腱反射亢进等神经体征;三期(昏睡期):以昏睡和精神错乱为主,如木僵、幻觉、嗜睡、昏睡等;四期(昏迷期):患者完全丧失神志、不能唤醒即呈昏迷状态,故临床上习惯称本病为肝昏迷。

一、分类和原因

肝性脑病按临床经过常分为急性和慢性肝性脑病两种类型。

急性肝性脑病起病急,病情凶险,迅速出现黄疸、出血倾向,2 ~ 4天后由嗜睡进入昏迷状态,其发生主要是由于严重而广泛的肝细胞变性坏死所致,常见于重型肝炎、严重的毒物或药物中毒引起的肝细胞损伤时。

慢性肝性脑病病程较长,进展缓慢,多发生于各类肝硬化和部分肝癌的晚期,在肝性脑病发生之前常有较长的代偿期,通常在某些诱因的作用下,肝脏损伤加重、肝脏功能失代偿而病情加重,最后发生昏迷。促使慢性肝性脑病发生的常见诱因有:上消化道出血、感染、服用镇静剂、使用麻醉剂、水电解质和酸碱平衡紊乱、休克、氮质血症等。

二、发病机制

肝性脑病的发生机制尚未完全阐明。根据大量临床与实验研究,目前多倾向于肝性脑病的发生是多种因素综合作用的结果。现将主要学说简介如下。

（一）氨中毒学说

临床观察及研究发现,60% ~ 80%的肝性脑病患者有血氨增高现象;口服铵盐、尿素等含氮物质或进食大量蛋白质后,血氨增高,并可发生与肝性脑病相同的症状和脑电图改变。说明肝性脑病的发生与氨代谢障碍关系密切。

在正常情况下,血氨的生成与消除保持动态平衡。当氨的清除不足或生成过多导致血氨浓度增高时,可引起脑功能障碍而发生肝性脑病。

1. 血氨升高的原因

（1）氨清除不足:体内氨的清除主要是在肝内经鸟氨酸循环合成尿素,再经肾脏排泄而完成的。鸟氨酸循环需要多种酶和足够的ATP参与。在肝功能障碍时,由于肝内酶系统受损,ATP供给不足,鸟氨酸循环发生障碍,尿素合成减少,致使氨的清除不足。在肝硬化门脉高压或(和)门体静脉分流术后,由于门－体侧支循环的建立,来自肠道氨部分或大部分未经肝清除而直接进入体循环,也可引起血氨升高。

（2）氨生成过多:其主要原因有:①严重肝疾病引起的消化道出血,血液蛋白质在肠道经细菌分解生成大量的氨;②肝硬化时,由于门脉高压,消化道黏膜淤血、水肿,消化腺和胆汁分泌减少,消化道蠕动功能减弱等,使食物的消化、吸收和排空发生障碍,肠道细菌分解蛋白质导致产氨显著增多;③肝硬化晚期因合并肾功能障碍而引起氮质血症,潴留于血中的大量尿素弥散至胃肠道,经肠内细菌尿素酶的作用,导致氨生成增多;④肌肉中腺苷酸分解是体内重要的产氨方式,肝性脑病前期患者躁动不安、肌肉活动增加,肌肉内的腺苷酸分解加强,使肌肉产氨增加。

此外,肠道 pH 的高低也可影响肠道中氨的吸收,进而影响血氨水平。当肠道 pH 降低(pH<6.0 时),NH_3 与 H^+ 可结合成不被吸收的 NH_4^+ 而随粪便排出。故在临床上,依据此原理使用肠道不易吸收的弱酸性溶液(如乳果糖)灌肠治疗肝性脑病取得了一定效果。此法亦称"酸透析"法。

2. 氨对脑组织的毒性作用

(1)干扰脑组织的能量代谢:脑组织的正常能量代谢是保持意识清醒和精神状态正常的基本条件。脑的功能活动复杂而频繁,需要能量特别多,而能量主要来自葡萄糖的氧化。但脑内贮存的糖原极少,脑组织随时都要依赖血液输送葡萄糖来提供能量。进入脑内的氨能阻碍葡萄糖生物氧化过程而干扰脑的能量代谢。其可能的机制是:①抑制丙酮酸脱氢酶的活性,影响丙酮酸的氧化脱羧过程,使三羧酸循环受阻,ATP 产生减少;②氨与 α-酮戊二酸结合生成谷氨酸,消耗了大量 α-酮戊二酸,同时还消耗大量还原型辅酶Ⅰ,阻碍了呼吸链中的递氢过程,致使 ATP 生成减少;③氨进一步与谷氨酸结合生成谷氨酰胺,也消耗了大量 ATP,导致脑细胞供能不足。ATP 生成不足,消耗过多,使脑的能量代谢发生障碍,不能维持正常的功能和代谢活动而引起昏迷(图 14-7)。

图 14-7　氨对脑组织的毒性作用示意图

(2)氨使脑内神经递质发生改变:实验研究证明,慢性氨中毒时,脑功能障碍在早期是由于兴奋性递质(谷氨酸、天冬氨酸等)缺乏所致,在后期才是由于原发性能量衰竭所致。故有人认为,氨中毒使脑内乙酰胆碱、谷氨酸等兴奋性神经递质减少,而 γ-氨基丁酸、谷氨酰胺等抑制性神经递质增多,神经递质间的平衡失调,同时诱导星形胶质细胞肿胀、大量自由基生成等变化,最终导致中枢神经系统功能紊乱。

(3)氨对神经细胞膜的抑制作用:有人提出,氨增高可干扰神经细胞膜 Na^+-K^+-ATP 酶的活性,引起 Na^+、K^+ 在神经细胞膜内外的异常分布,使脑细胞的电位变化、兴奋及传导过程发生异常,从而导致肝性脑病。

(二) 假性神经递质学说

1970 年 Parkes 首先报道用左旋多巴治疗肝性脑病获得成功,经左旋多巴治疗后肝性脑病患者迅速恢复清醒,虽未能完全治愈,但其疗效得到了肯定。受此启示,后来有人提出了关于肝性脑病的假性神经递质学说。该学说认为,肝性昏迷的发生是由于假性神经递质在网状结构的神经突触部位堆积,使神经突触部位冲突的传递发生障碍,引起神经系统功能障碍而导致肝性脑病发生的。

网状结构位于中枢神经系统的中轴位置,对维持大脑皮质的兴奋性和唤醒具有特殊的作用,其中上行性激动系统能激动整个大脑皮质的活动,使其保持兴奋性和唤醒状态。上行性激动系统在网状结构中多次更换神经元,通过的突触特别多,突触在传递信息时需要正常(真性)的神经递质方能完成此功能。

正常的中枢神经递质有乙酰胆碱、单胺类(包括去甲肾上腺素、多巴胺和 5- 羟色胺)和氨基酸类(γ- 氨基丁酸、谷氨酸和天冬氨酸)。在肝功能障碍或有门 - 体侧支循环时,肠道内的食物蛋白质分解产生氨基酸,氨基酸再经细菌脱羧酶作用形成胺类,其中芳香族氨基酸如苯丙氨酸和酪氨酸转变为苯乙胺和酪胺,苯乙胺和酪胺不能在肝脏解毒(正常时在肝脏经单胺氧化酶作用分解而清除),而是经体循环进入中枢神经系统,后在脑细胞非特异性 β- 羟化酶作用下羟化形成(图 14-8)。这些物质的化学结构与真性神经递质去甲肾上腺素和多巴胺极为相似,但并不具有正常神经递质所具有的生理功能,称假性神经递质(FNT)。

去甲肾上腺素　　　　　　　　　　苯乙醇胺

多巴胺　　　　　　　　　　　　羟苯乙醇胺

图 14-8　正常与假性神经递质结构示意图

随着肝功能障碍的进展,脑干网状结构中假性神经递质逐渐增多,并可竞争性地取代正常神经递质而被神经末梢摄取、贮存,每当神经冲动传来时又释放出来,使上行激动系统功能失常,传至大脑皮质的兴奋冲动受阻,致使大脑功能抑制,出现意识障碍甚至昏迷。此外,有人认为肝性脑病患者出现抽搐、扑翼样震颤可能与锥体外系统中的假性神经递质有关。

(三) γ- 氨基丁酸(GABA)学说

GABA 属于抑制性神经递质,介导突触后和突触前神经抑制。目前认为 GABA 能神经元的活动变化与肝性脑病的发生发展有密切关系。

1. GABA 增高的原因　血中 GABA 主要源自肠道,由谷氨酸经肠道细菌脱羧酶催化形成,被肠壁吸收后经门静脉入肝,由肝细胞摄取和清除。肝功能障碍时,肝脏对 GABA 的清除能力降低,致使血中 GABA 浓度升高,加之此时血脑屏障对 GABA 的通透性增高,从而使脑内 GABA 增多。

2. GABA 的受体增加　有研究表明,肝性脑病时,中枢神经系统内的 GABA 受体有明显增加。

3. GABA 的毒性作用　GABA 与突触后神经元的特异性受体相结合,使 GABA-A 受体复合物与配体结合能力变化以及内源性 GABA-A 受体变构调节物质浓度增加,产生中枢抑制作用。

（四）血浆氨基酸失衡学说

研究证实,在肝性脑病患者中,血浆氨基酸型式(或称血浆氨基酸的比值)有明显改变,即血浆支链氨基酸（BCAA）／芳香族氨基酸（AAA）比值由正常的 3 ～ 3.5 降到 0.6 ～ 1.2。若用中性氨基酸混合液将比值矫正到 3 ～ 3.5 时,部分患者的中枢神经系统的症状会得到缓解。于是有学者提出了氨基酸失衡学说。

1. 氨基酸失衡的原因　造成 BCAA/AAA 比值下降的原因主要是:①因肝功能严重障碍或门体侧支循环形成,使胰岛素、胰高血糖素在肝内灭活减弱,进入体循环形成高胰岛素血症。由于高胰岛素的作用,使骨骼肌、脂肪组织对 BCAA 的摄取和分解加强,最终导致血浆的 BCAA 水平下降。②严重肝功能障碍时,胰岛素和胰高血糖素的降解减缓,血中浓度升高,但以胰高血糖素升高更为显著,致使胰岛素／胰高血糖素比值下降,体内分解代谢强于合成代谢。结果大量 AAA 从肌肉和肝脏蛋白质分解出来,同时由于肝转化 AAA 的能力减弱,最终导致血浆的 AAA 明显增多。

2. 芳香族氨基酸增多与肝性脑病的关系　由于 BCAA/AAA 的比值失衡,苯丙氨酸、酪氨酸、色氨酸等芳香族氨基酸大量进入脑细胞,使假性神经递质生成增多,并抑制去甲肾上腺素的合成,导致肝性脑病的发生。所以有人又将氨基酸失衡学说看成是对假性神经递质学说的补充和发展。临床观察中发现血浆假性神经递质和(或)抑制性神经递质增多与上述氨基酸失衡有密切关系。

上述几种学说均有一定的临床和实验资料作为依据,但每种学说都不能对肝性脑病的发生机制做出全面的解释。目前比较一致的看法是:不同类型的肝性脑病或肝性脑病的不同时期,可能是不同的机制在发挥作用,或两种以上的机制在协同发生作用。因此,对不同类型、不同时期的肝性脑病应动态观察和具体分析,以制订相应的防治措施,这是临床上治疗肝性脑病的关键。

三、肝性脑病的诱发因素

凡能增加体内中枢毒性物质生成和(或)加重脑组织代谢、功能障碍的因素,都可能成为肝性脑病的诱发因素。在慢性肝性脑病时,其常见诱因有:

（一）消化道出血

是肝硬化患者发生肝性脑病的最常见诱因,常由食管下段静脉丛曲张破裂而引起。出血后,血液中的蛋白质经肠内细菌作用产生大量氨及其他毒物。另外,出血还可导致血容量减少,血压降低,使肝、肾、脑等器官发生缺血性损伤,从而促进肝性脑病的发生。

（二）碱中毒

肝功能不全时,体内易发生呼吸性碱中毒和代谢性碱中毒,碱中毒可促进氨的生成和吸收,导致血氨升高,诱发肝性脑病。

（三）药物

严重肝脏疾病时,若镇痛药、镇静药、麻醉药使用不当,增加肝脏负荷,加重肝功能障碍,增加中枢神经的敏感性而诱发肝性脑病;若利尿药应用不当,可引起血容量降低及急性肾衰竭,继而引起低钾血症及代谢性碱中毒,使血中 pH 升高,可促进氨进入脑组织而诱发肝性脑病。

（四）感染

感染时,细菌及其毒素一方面可加重肝细胞损伤,另一方面可使体内分解代谢增强,氨的生成增多;加上缺氧和体温升高,组织分解代谢增强,脑组织能量消耗加快,使脑对氨的敏感性增加而诱发肝性脑病。

（五）放腹水

若腹腔穿刺放腹水过多或过快,可使腹内压骤然下降,门静脉系统血管扩张,血管床增加,回流肝的血液减少,使肝细胞发生缺血性损伤,加重肝功能障碍;大量放腹水还可使蛋白质和电解质丧失过多,从而诱发肝性脑病。

（六）高蛋白饮食

肝功能不全时,尤其是伴门体分流的肝病患者,因肠道对蛋白质的消化、吸收功能降低,在一次性大量摄入蛋白质食物时,蛋白质在肠道被细菌分解可产生大量氨和有毒物质,吸收入血后可诱发肝性脑病。

其他原因,如输入库存的陈旧血液、酗酒、低血糖等均可诱发肝性脑病,应予以注意。

（曹　璋）

扫一扫
测一测

复习思考题

1. 简述慢性萎缩性胃炎的病变特点。
2. 简述溃疡病的病变特点和并发症。
3. 假小叶的结构特点如何?
4. 试分析病毒性肝炎与肝硬化之间的关系。
5. 肝性脑病的常见诱因有哪些?

第十五章

课件
15章PPT

泌尿系统疾病

学习要点

扫一扫
知重点

1. 重要概念：肾小球疾病、肾盂肾炎、肾衰竭、尿毒症。
2. 肾小球疾病的分型及各型特征性病理变化和病理临床联系。
3. 肾盂肾炎的病因和感染途径，特征性病理变化及病理临床联系。
4. 急性肾衰竭、慢性肾衰竭、尿毒症的原因、主要功能代谢变化。

　　泌尿系统是由肾、输尿管、膀胱、尿道四部分组成。肾脏是机体主要的排泄器官之一，其主要功能是将代谢产物和毒物通过尿液排出体外，维持体内水、电解质和酸碱平衡；也是机体重要的内分泌器官，能分泌促红细胞生成素、肾素、前列腺素等活性物质，对维持机体内环境稳定起重要作用。

　　肾脏的结构和功能较复杂，其中肾单位是肾脏的基本结构和功能单位，由肾小球和与之相连的肾小管构成，每个肾由100万个肾单位构成。肾小球主要执行过滤功能，生成原尿。肾小球可分为血管球与肾小囊两部分（图15-1）。血管球起自入球小动脉，形成20～40个毛细血管袢，终于出球小动脉。肾小球毛细血管之间为系膜细胞和系膜基质构成的中轴，具支持、收缩、吞噬功能，并能产生基质和胶原，分泌生物活性物质等。肾小囊为壁层上皮细胞和附着于球囊基膜的脏层上皮细胞即足细胞构成。肾小球毛细血管内皮细胞、肾小球基膜、肾小囊脏层上皮细胞三者共同构成滤过膜（图15-2），只允许一定分子量的物质滤过，是形

图 15-1　正常肾小球结构模式图

175

成原尿的重要组成部分,肾小球损伤后不能完全再生,只能由残存的肾单位肥大代偿损伤的功能,所以肾小球发生弥漫性严重损伤时,可给患者造成严重的后果。肾小管包括近端小管、细段、远端小管,主要完成重吸收和分泌功能,生成终尿。肾小管再生能力很强,发生损伤后,只要引起损伤的因素及时消除,肾小管可以完全再生,并能恢复功能。

图 15-2　正常肾小球滤过膜及系膜结构示意图

泌尿系统疾病包括肾脏和尿路的病变,本章介绍肾小球肾炎、肾盂肾炎、肾衰竭。

第一节　肾小球肾炎

肾小球肾炎是一组以肾小球损害和病变为主的疾病。肾小球肾炎主要可分为原发性肾小球肾炎和继发性肾小球肾炎。原发性肾小球肾炎是原发于肾脏的独立疾病。继发性肾小球肾炎是指在某些疾病过程中出现的肾小球病变,如糖尿病、高血压病、系统性红斑狼疮、过敏性紫癜等。遗传性肾炎是指一组以肾小球改变为主的遗传性家族性疾病,是遗传异常导致的肾脏病变。本节仅介绍原发性肾小球肾炎。

一、病因与发病机制

肾小球疾病的病因和发病机制目前尚未完全阐明,现已明确大部分原发性肾小球肾炎和继发性肾小球疾病是由免疫机制引起的肾小球变态反应性疾病。

（一）病因

能引起肾小球肾炎的抗原物质种类较多,根据其来源可分为:

1. 内源性抗原　包括肾小球性抗原(肾小球基膜抗原、足细胞、内皮细胞和系膜细胞的细胞膜抗原等)和非肾小球性抗原(DNA、免疫球蛋白、核抗原、肿瘤抗原等)。

2. 外源性抗原　包括细菌、病毒、螺旋体、真菌和寄生虫等病原生物的成分,以及药物、异种血清等。

（二）发病机制

肾小球肾炎是因抗原-抗体复合物引起的肾小球变态反应性疾病。病变类型与复合物形成部位有关,主要分为:

1. 原位免疫复合物形成　抗原与抗体在肾小球局部结合,导致原位免疫复合物形成,引起肾小球损伤。

(1)肾小球本身的固有成分成为抗原:如感染可造成肾小球基膜结构改变而产生抗原性,或由于基膜与某些病原微生物具有共同抗原引起交叉免疫反应,导致抗肾小球基膜肾炎。通过免疫荧光检查发现,抗体与基膜(GBM)成分结合可形成连续的线性荧光。

(2)植入性抗原:非肾小球抗原进入肾小球后与肾小球某一成分结合而形成植入性抗原,刺激机体产生相应抗体。免疫荧光检查,在肾小球基膜或系膜区常显示不连续的颗粒状荧光。

2. 循环免疫复合物沉积 外源性抗原(如细菌、病毒、异种蛋白、药物等)和内源性抗原(如 DNA、甲状腺球蛋白、肿瘤抗原等)均可刺激机体产生相应抗体,抗原和抗体在血液循环中结合而形成循环免疫复合物(IC),IC 随血液流经肾小球时沉积于系膜区、内皮下或上皮下,继而引起免疫损伤。免疫荧光检查显示沿基膜或系膜区出现不连续的颗粒状荧光。

 知识链接

影响 IC 沉积的因素

IC 在肾小球内的沉积主要受其分子量大小和所带电荷的影响。大分子的 IC 常在血液中被单核巨噬细胞系统吞噬,小分子的 IC 易通过肾小球滤过膜,均不易在肾小球内沉积。含大量阳离子的复合物易穿过基膜,沉积于基膜与足细胞之间;含大量阴离子的 IC 不易通过基膜,可沉积于内皮细胞与基膜之间;电荷中性的 IC 易沉积于系膜区。肾小球血流动力学、系膜细胞的功能和滤过膜电荷等因素亦可影响 IC 的沉积。

抗体介导的免疫性损伤是引起肾小球肾炎的重要机制,这一机制主要通过补体和细胞介导的途径发挥作用:①细胞成分,包括中性粒细胞、单核细胞、致敏的 T 淋巴细胞、NK 细胞、血小板、肾小球固有细胞(系膜细胞、上皮细胞、内皮细胞)等可产生多种蛋白溶解酶,细胞因子、血管活性物质等,参与变质、渗出和增生等炎症过程;②可溶性介质,包括补体成分(趋化作用、刺激系膜细胞、内皮细胞分泌损伤性化学介质)、凝血系统(纤维素刺激球囊壁上皮细胞增生)。免疫复合物在肾小球内形成或沉积,通过多种途径激活多种炎症介质,从而导致炎症细胞浸润,并释放损伤性物质(如蛋白酶、氧自由基、花生四烯酸等),最终使肾小球发生病理性损伤。

二、类型

肾小球肾炎的病理类型较多,临床表现较复杂,治疗效果和预后不尽相同,近年来,应用病理形态学变化分类结合临床类型综合分类,对指导肾小球肾炎的治疗和预后评估具有实际意义。以下介绍常见的 7 种类型。

(一)急性弥漫性增生性肾小球肾炎

即急性肾小球肾炎,是最常见的肾小球肾炎类型,病变特点是肾小球弥漫受累,以毛细血管内皮细胞和系膜细胞增生为主,并伴有中性粒细胞等浸润。临床主要表现为急性肾炎综合征。多发于儿童,一般起病急,大多数病例与感染有关,又称为感染后肾炎。临床上有明显血尿、少尿,轻到中度蛋白尿和轻度水肿,并出现高血压,重者可有氮质血症或肾衰竭。

1. 病因和发病机制　其发病主要与感染因素有关,常见病原体为 A 族乙型溶血性链球菌中的致肾炎菌株,常发生于咽部或皮肤链球菌感染后 1～2 周,血清学检查可发现抗链球菌溶血素"O"增高。少数可由其他细菌和病毒引起,发病机制为循环免疫复合物沉积引起。

2. 病理变化

(1)肉眼观:早期变化不明显,随着病变的发展,出现双肾对称肿大,包膜紧张,表面充血,颜色较红,称"大红肾"(见书后彩色插图 37)。部分病例肾脏表面及切面有散在粟粒大小出血点,称"蚤咬肾"。切面皮质增厚,皮髓质分界清楚。

(2)光镜下:双肾绝大多数肾小球广泛受累。肾小球体积大,细胞数量增多,内皮细胞和系膜细胞增生及中性粒细胞、单核细胞浸润(见书后彩色插图 38)。同时血管内皮细胞肿胀导致毛细血管腔狭窄或闭塞,肾小球的血量减少,病变严重处血管壁纤维素样坏死。近曲小管上皮细胞变性,管腔内可出现蛋白质管型、白细胞或红细胞管型及颗粒管型。肾间质充血、水肿及炎细胞浸润。

(3)电镜下:可见呈驼峰状高密度电子沉积物,多位于脏层上皮细胞和肾小球基膜之间,也可位于内皮细胞下、基膜内或系膜区。

(4)免疫荧光检查:肾小球内可见大小不等的颗粒状荧光,主要为散在沉积的 IgG 和补体 C3 所致。

3. 病理临床联系

(1)尿的变化:由于肾小球毛细血管内皮细胞和系膜细胞增生使毛细血管管腔狭窄甚至闭塞,肾小球血流量减少,有效滤过率降低而致少尿、无尿。因肾小球变态反应使毛细血管受损,通透性增高,导致血尿,蛋白尿和管型尿。

(2)轻、中度水肿:由于毛细血管受压、狭窄或闭塞,导致肾血流量减少,肾小球滤过率降低,尿液生成减少,导致钠水潴留;超敏反应引起的毛细血管通透性增高可使水肿加重。

(3)高血压:水钠潴留引起血容量增加,血压可轻或中度增高。

此型肾小球肾炎预后较好,95% 以上儿童患者可痊愈。成人患者则有 15%～50% 预后较差,病变反复,可转为慢性肾小球肾炎或急进性肾小球肾炎。

(二)新月体性肾小球肾炎

临床表现为急进性肾炎综合征,由蛋白尿、血尿等症状迅速发展为少尿和无尿。如不及时治疗,患者常在数周至数月死于急性肾衰竭,故又称快速进行性肾小球肾炎。此型比较少见,多见于成年人,病理特征为大多数肾球囊壁层上皮细胞增生形成新月体,故称新月体性肾小球肾炎。

1. 病因与发病机制　新月体性肾小球肾炎中约有半数病例原因不明,其余与肾脏、肾外疾病有关,属继发性肾炎。其发病机制目前不完全清楚,大部分与免疫机制有关。

2. 病理变化

(1)肉眼观:双肾弥漫性体积增大、色苍白,表面可见散在点状出血,切面见肾皮质增厚。

(2)光镜下:大多数肾小球有特征性的新月体形成,主要由增生的壁层上皮细胞和渗出的单核细胞构成,可有中性粒细胞、淋巴细胞浸润。这些成分附着于肾球囊壁层呈新月状或环状分布。新月体早期以细胞增生为主,称细胞性新月体(见书后彩色插图39)。随着胶原纤维增多,转变为纤维-细胞新月体,最终完全被纤维组织替代,称为纤维性新月体。新月体可使肾小球囊腔闭塞,毛细血管球受压萎缩、纤维化、玻璃样变性,肾小管上皮细胞萎缩、变性甚至消失,肾间质水肿、炎细胞浸润、纤维增生。

(3)电镜下:大部分病例肾小球基膜呈现局灶性缺损或断裂。

(4)免疫荧光检查:部分病例表现为沿着肾小球毛细血管显示为连续的线性荧光,或呈颗粒状荧光,约半数病例免疫荧光检查结果为阴性。

3. 临床病理联系

(1)尿的变化:肾小球毛细血管基膜缺损,断裂使肾小球滤过膜通透性增加,大量红细胞、蛋白质漏出导致明显血尿、蛋白尿;新月体形成后,球囊腔阻塞,肾小球滤过率显著下降,迅速出现少尿、无尿、氮质血症,甚至尿毒症。

(2)高血压:由于新月体压迫球囊腔及后期大量肾小球纤维化、玻璃样变性,使肾小球血流减少,激活肾素-血管紧张素-醛固酮系统,使小血管收缩,外周阻力增加;同时肾小球滤过率降低引起的钠水潴留,使血管容量增多,导致血压增高。

(3)水肿:肾小球滤过率降低引起钠水潴留引起不同程度的水肿。

此型肾炎预后较差,多数患者因少尿、无尿、氮质血症等临床表现,数周或数月内发展为尿毒症。其预后与出现新月体的肾小球的比例有关,具有新月体的肾小球比例低于80%的患者预后略好于比例更高者。

(三)膜性肾小球肾炎

膜性肾小球肾炎以弥漫性肾小球毛细血管基膜增生增厚为特征,因早期肾小球炎性改变不明显,又称膜性肾病,是引起成人肾病综合征的主要病理类型。该病好发于中老年人,男性多见,起病缓慢,病程长,典型表现为"三高一低"。

1. 病因和发病机制　膜性肾小球肾炎为慢性免疫复合物引起的疾病,约85%为原发性,原因不清楚。继发性膜性肾小球肾炎与药物、感染(慢性乙型病毒性肝炎)、肿瘤(肺癌、结肠癌、黑色素瘤等)、自身免疫性疾病(系统性红斑狼疮)、金属或汞中毒有关。

2. 病理变化

(1)肉眼观:双肾肿大,颜色苍白,称"大白肾"。切面皮质明显增宽,髓质无特殊改变。晚期肾体积缩小,表面呈颗粒状。

(2)光镜下:早期肾小球病变不明显,随病变发展,基膜弥漫性增厚(见书后彩色插图40),镀银染色可见基膜呈梳齿状或虫蚀状改变。近曲小管上皮细胞内可见蛋白小滴,间质内有炎细胞浸润。

(3)电镜下:电镜显示上皮细胞肿胀、足突消失,免疫复合物沉积于上皮与基膜之间,免疫复合物之间增生的基膜样物质形成钉状突起。镀银染色将基膜染成黑色,基膜及与其垂直的钉突形似梳齿。钉突向沉积的免疫复合物表面延伸逐渐将其覆盖,使基膜弥漫性增厚。其中的免疫复合物被溶解吸收,形成虫蚀状空隙。

(4)免疫荧光检查:显示为IgG和补体C3沿着肾小球毛细血管壁呈颗粒状荧光。

3. 临床病理联系

(1)大量蛋白尿:肾小球基膜损伤,通透性明显增高,大量血浆蛋白由肾小球滤出,引起严重的非选择性蛋白尿。

(2)高度水肿：全身性水肿,以眼睑和身体下垂部分最明显,严重者可有胸水和腹水。主要因大量血浆蛋白随尿排出,血浆胶体渗透压降低所致。

(3)高脂血症：发生机制尚不完全明确,可能与低蛋白血症刺激肝脏合成脂蛋白增多有关。

(4)低蛋白血症：大量血浆蛋白随尿排出使血浆蛋白减少。

该类型肾炎缓慢进展,病程长,患者最终发展为肾衰竭。部分病变轻者,症状可消退或部分缓解。

(四)微小病变性肾小球肾炎

微小病变性肾炎是引起儿童肾病综合征最常见的病理类型。病变特征为弥漫性肾小球脏层上皮细胞足突消失。光镜下肾小球基本正常,肾小管上皮细胞内有脂质沉积,故又称脂性肾病。

1. 病因与发病机制　肾小球内尚未发现有免疫复合物沉积,但相关研究表明微小病变性肾小球肾炎的发生可能与免疫功能异常有关。另外,有研究显示肾小球蛋白基因的突变与此型病变有关。

2. 病理变化

(1)肉眼观：双肾肿大,颜色苍白,切面肾皮质因肾小管上皮细胞脂质沉积而出现黄白色条纹。

(2)光镜下：肾小球基本正常,近曲小管上皮细胞内可见大量脂滴。

(3)电镜下：肾小球基膜正常,无沉积物。脏层上皮细胞足突消失,胞体肿胀,表面微绒毛增多,胞质内有空泡形成。

(4)免疫荧光检查：未发现免疫复合物和补体沉积。

3. 临床病理联系　水肿和选择性蛋白尿为其典型临床表现。微小病变性肾小球病预后好,90%以上患儿皮质类固醇治疗可恢复。成人患者对皮质类固醇治疗反应缓慢或疗效不明显。

(五)系膜增生性肾小球肾炎

系膜增生性肾小球肾炎的病理特征为弥漫性肾小球系膜增生及基质增多。临床表现多样,可表现为反复发作的肉眼或镜下血尿、蛋白尿和肾病综合征。这种类型肾炎我国较多见,主要见于青少年。

1. 病因和发病机制　系膜增生性肾小球肾炎的病因和发病机制尚未明确,部分患者起病前有上呼吸道感染史。本病可能存在原位免疫复合物形成、循环免疫复合物形成等多种致病途径。

2. 病理变化

(1)光镜下：弥漫性系膜细胞增生和系膜基质增多,系膜区增宽,毛细血管壁无明显变化。严重者晚期可出现肾小球节段性硬化等改变。

(2)电镜下：部分病例系膜区电子致密物沉积。

(3)免疫荧光检查：系膜区内可见免疫球蛋白和补体沉积。我国以 IgG 和 C3 沉积最常见。

3. 临床病理联系　临床多见于局灶性肾小球肾炎,即隐匿性肾炎,表现为无症状性蛋白尿、血尿或单纯的肉眼或镜下血尿,患者肾小球损害较轻。一般经激素、细胞毒性药物治疗,预后较好;部分病变严重者可发展为慢性硬化性肾小球肾炎,预后差。

(六)IgA 肾病

IgA 肾病的病理特征为系膜区有 IgA 沉积。可以是原发性独立疾病。过敏性紫癜、肝脏和肠道疾病可以引起继发性 IgA 肾病。

1. 病因和发病机制　IgA 肾病与免疫调节异常有关。患者血清中 IgA 含量增多导致肾内免疫复合物沉积,并激活补体引起肾小球损伤。

2. 病理变化　IgA 肾病的组织学改变差异很大,系膜增生性病变最常见,也可表现为局灶性或节段性增生和硬化,少数病例可有新月体形成。电子显微镜可见系膜区有电子致密沉积物,免疫荧光检查显示沉积物主要为 IgA。

3. 临床病理联系　IgA 肾病可发生于不同年龄段个体,儿童和青年人多见。大部分患者仅出现镜下血尿和轻度蛋白尿,少数患者表现为急性肾炎综合征或肾病综合征。

(七)慢性硬化性肾小球肾炎

多为各种不同类型肾小球肾炎发展的晚期阶段,病理特征为大量肾小球发生玻璃样变性和纤维化。多见于成年人,病程长短不一,预后差。

1. 病因和发病机制　各种类型肾小球肾炎均可发展形成,病变缓慢发展,最终发展为慢性硬化性肾小球肾炎。部分患者起病隐匿,无自觉症状,无肾炎病史,发现时已属晚期,以大量肾小球纤维化、硬化和玻璃样变性为特征。

2. 病理变化

(1)肉眼观:双肾对称性缩小,重量减轻,颜色苍白,质地变硬,表面呈弥漫性细颗粒状,称之为颗粒性固缩肾。切面可见皮质变薄,皮髓质分界不清,小动脉硬化,管壁增厚。

(2)光镜下:大量肾小球玻璃样变、纤维化,相应肾小管因缺血发生萎缩、消失,间质纤维化、炎细胞浸润,病变肾小球相互靠拢、集中。病变轻的肾小球代偿性肥大,相应肾小管扩张,并可见肾间质纤维化(见书后彩色插图 41)。

3. 临床病理联系　此型肾炎多由不同类型肾炎发展而来,因此早期可保留有原肾炎的表现特点。随病情进展,最终表现为慢性肾炎综合征。

(1)尿的变化:当大量肾单位被破坏,通过残存肾单位的血流加速,原尿生成增多,肾小管的浓缩功能降低,出现多尿、夜尿、低比重尿。

(2)贫血:主要由大量肾单位破坏使促红细胞生成素生成减少引起。此外,体内代谢产物堆积对骨髓造血功能具有抑制作用。

(3)高血压:当大量肾单位纤维化,肾组织严重缺血,肾素分泌增多,患者出现明显的高血压。

(4)氮质血症、尿毒症:大量肾单位破坏,肾小球滤过总面积减少,使水、电解质和酸碱平衡紊乱,代谢废物体内潴留,血中尿素、肌酐等非蛋白氮浓度增高导致氮质血症;随着肾功能逐渐减退,最终导致尿毒症。

慢性硬化性肾小球肾炎患者病程长短不一,最终预后极差。死亡的主要原因常为慢性肾衰引起的尿毒症,其次是高血压引起的心力衰竭和脑出血。

第二节 肾盂肾炎

肾盂肾炎是由细菌感染引起的,以肾盂、肾间质和肾小管的化脓性炎症为特征的疾病。肾盂肾炎可分为急性与慢性两类。临床上女性多见,主要表现为发热、腰部酸痛、血尿、脓尿,并出现尿频、尿急、尿痛等膀胱刺激症状,晚期可出现肾功能不全和高血压,甚至尿毒症。

一、病因与发病机制

肾盂肾炎主要由细菌感染引起,最常见的致病菌是革兰阴性菌,其中大肠杆菌占60%～80%。其次为变形杆菌、产气杆菌、肠球菌、葡萄球菌等。急性肾盂肾炎常由一种细菌引起,慢性肾盂肾炎则可为多种细菌混合感染引起。

(一)感染途径

1. 上行性感染 又称为逆行感染,是肾盂肾炎最常见的感染途径。继发于下尿路,即发生尿道炎或膀胱炎时,细菌沿输尿管或输尿管周围淋巴管上行到肾盂、肾盏和肾间质引起感染。病原菌以大肠杆菌为主,病变可累及单侧或双侧肾。

2. 血行感染 又称为下行性感染,较少见。细菌从机体感染病灶侵入血流,细菌随血流入肾,首先栓塞于肾小球或肾小管周围毛细血管,引起局部出现化脓性改变,波及肾盂,病变多为双侧性,金黄色葡萄球菌最常见。

(二)诱因

肾盂肾炎的发生常有诱因的存在,常见诱因有:

1. 尿路阻塞 正常情况下,进入尿道、膀胱的病原体可通过膀胱的排泄(尿流冲刷)和膀胱壁分泌的有机酸和分泌型 IgA 的抗菌作用而被清除。前列腺肥大、肿瘤或尿路结石等阻塞时可使尿液排出受阻,细菌得以繁殖和蔓延。

2. 尿道黏膜损伤 尿道插管和膀胱镜检查等可使尿道黏膜损伤,同时细菌可以从尿道进入膀胱,尤其是留置导尿可使感染危险性加大。女性尿道短,缺乏前列腺液等因素,尿路感染多于男性。

3. 尿液反流 如先天性输尿管开口异常和后天性病变导致局部结构损伤和破坏,均可导致膀胱输尿管尿液反流。反流有助于细菌繁殖,引起肾盂肾炎。

二、类型

(一)急性肾盂肾炎

急性肾盂肾炎是肾盂、肾间质和肾小管的急性化脓性炎症。主要由细菌感染引起。

1. 病理变化

(1)肉眼观:肾体积肿大、充血,表面散在大小不一的黄白色脓肿。严重时,多个病灶可互相融合成大的脓肿。切面肾盂黏膜充血,水肿,表面覆盖脓性渗出物。

(2)光镜下:以肾组织化脓性改变和脓肿形成为特点,肾盂黏膜及肾间质充血、水肿,大量中性粒细胞浸润和脓肿形成(见书后彩色插图 42)。病变可累及肾小管,引起肾小管损伤,管腔内充满中性粒细胞,形成白细胞管型。血源性感染时,化脓性改变首先侵犯肾间质,并向肾盂蔓延。

2. 临床病理联系

(1)全身表现:发热、寒战、血中白细胞增多等急性炎症的表现。

(2)局部表现:腰部酸痛和肾区叩击痛,有尿频、尿急、尿痛等尿道膀胱刺激症状。

(3)尿的变化:可引起脓尿、蛋白尿、管型尿和菌尿。出现管型尿具有临床诊断意义。

3. 结局　急性肾盂肾炎经治疗多可痊愈。治疗不彻底或诱因持续存在时,易反复发作而转为慢性。严重尿路阻塞时,可形成肾盂积脓。

(二) 慢性肾盂肾炎

慢性肾盂肾炎为肾小管、肾间质的慢性非特异性炎症,常由多种细菌混合感染引起。慢性肾盂肾炎根据发生机制不同可分为两种类型:①反流性肾病,又称慢性反流性肾盂肾炎,为常见类型;②慢性阻塞性肾盂肾炎,尿路阻塞导致尿液潴留,使感染反复发作,并有大量瘢痕形成。

1. 病理变化

(1)肉眼观:病变可为单侧或双侧性,两侧呈不对称肾体积缩小,变硬,表面高低不平,有不规则凹陷性瘢痕。切面可见肾被膜增厚,皮质和髓质间界限不清,肾乳头萎缩,肾盂肾盏变形,肾盂黏膜增厚、粗糙。

(2)光镜下:正常肾组织中呈不规则灶状分布的病灶,病变肾小囊壁增厚呈同心层状,部分肾小球玻璃样变性和硬化,所属肾小管萎缩消失;残存肾小球代偿性肥大,肾小管扩张,管腔内充满均质红染的蛋白管型;肾间质大量纤维组织增生及淋巴细胞、巨噬细胞等慢性炎症细胞浸润,病变活动期可见中性粒细胞浸润及脓肿形成(见书后彩色插图43)。

2. 临床病理联系

(1)尿的变化:慢性肾盂肾炎急性发作时,可出现脓尿、菌尿、管型尿。肾小管严重损伤时,表现为多尿、夜尿。

(2)高血压:由肾组织纤维化和小血管硬化导致肾缺血,肾素分泌增多而引起。

(3)氮质血症、尿毒症:晚期由于大量肾单位被破坏,体内代谢废物潴留,非蛋白氮浓度升高,最终导致氮质血症和尿毒症。

3. 结局　慢性肾盂肾炎病程长,反复发作。若能及时治疗并消除诱发因素,病情可被控制,肾功能可长时间处于代偿状态。严重者可发生尿毒症,或因顽固性高血压引起心力衰竭,危及生命。

第三节　肾衰竭

肾衰竭是指各种原因导致肾脏泌尿功能严重障碍,体内代谢产物堆积,水、电解质和酸碱平衡紊乱以及内分泌功能障碍的临床综合征。肾衰竭根据发病缓急和病程长短分为急性和慢性两类,发展到严重阶段可导致尿毒症。

一、急性肾衰竭

急性肾衰竭(ARF)是指各种原因在短期内使肾泌尿功能急剧降低,引起代谢废物不能排出,水、电解质和酸碱平衡失调,机体内环境发生严重紊乱的全身性病理过程。

（一）病因和发病机制

不同原因引起的急性肾衰竭，其发病机制不尽相同。根据发病的原因，可将急性肾衰竭分为：

1. 肾前性急性肾衰竭　是由各种原因造成的有效循环血量减少导致肾小球滤过率明显减少，使肾泌尿功能急骤降低。常见原因有各类休克、创伤、严重烧伤、大出血、严重脱水、心脏功能急骤降低等。肾实质并无器质性损害，一旦肾有效血流量恢复，肾功能可恢复正常，故又称为功能性肾衰竭或肾前性氮质血症。

2. 肾性急性肾衰竭　由于肾脏本身的器质性病变所引起的急性肾衰竭，又称为器质性肾衰竭。常见的原因有：

（1）急性肾小管坏死：是临床上最常见、最重要的一种肾性急性肾衰竭，主要是因肾缺血、肾中毒引起。如：①休克时的持续肾缺血及再灌注损伤，引起肾缺血 - 再灌注损伤的机制是细胞内钙超载和氧自由基大量生成，钙超载可引起线粒体功能障碍，促进氧自由基生成，损伤血管内皮细胞，引起血管阻塞和通透性增高，血液浓缩等，加重肾血流动力学障碍；②在异型输血、挤压综合征和汞、砷、四氯化碳、磺胺、新霉素、蛇毒等肾毒物引起中毒的肾小管坏死阻塞，肾小球囊内压增高，使肾小球滤过率下降而发生少尿等；③持续性肾缺血和肾中毒引起肾小管坏死时，肾小管上皮细胞发生变性、坏死、脱落，原尿经受损的肾小管壁处向肾间质回漏，直接造成尿量减少，同时引起间质水肿，压迫肾小管，阻碍原尿通过，导致肾小球囊内压增高，肾小球滤过率下降而发生少尿。

（2）肾脏本身疾病：如急性肾小球肾炎、红斑狼疮性肾炎、急进型高血压、肾盂肾炎等引起肾实质广泛性损伤，导致急性肾衰竭。

3. 肾后性急性肾衰竭　见于双侧尿路梗阻的各种因素，如双侧尿路结石、盆腔肿瘤压迫输尿管和前列腺肥大等。因肾实质并无器质性损害，如能及时解除梗阻，肾功能可迅速恢复。

知识链接

功能性肾衰竭与器质性肾衰竭

功能性肾衰竭与器质性肾衰竭，都有急性肾衰竭尿的量与质的改变及氮质血症，水、电解质、酸碱平衡紊乱等表现；但两者发病机制和愈后不同，功能性肾衰竭患者无肾实质损伤，及时消除病因后，肾功能可完全恢复。如若病变继续可发展成为器质性肾衰竭。器质性肾衰竭因肾脏本身实质有损伤，易发展成慢性肾衰竭、尿毒症，预后较差。

（二）机体代谢和功能变化

临床上多数急性肾衰竭病人伴有明显少尿或无尿表现，称为少尿型急性肾衰竭。少数患者无明显少尿表现，但仍然存在肾脏排泄代谢产物的功能障碍，称为非少尿型急性肾衰竭。

1. 少尿型急性肾衰竭　临床上 80% 急性肾衰竭病人为此型。发病过程包括少尿期、多尿期、恢复期三个阶段。

(1)少尿期:此期病人尿量明显减少,伴有严重的内环境紊乱。是急性肾衰竭患者病情最危重的阶段。持续1～2周,少尿期持续时间越长,患者预后越差。

1)尿的改变:患者出现少尿、无尿、低比重尿等尿量和质的改变;患者发病后由于肾小球滤过率降低,迅速出现少尿甚至无尿。由于肾小管浓缩稀释功能障碍及肾小管对钠的重吸收功能受损,导致尿的相对密度低和尿钠含量增高,即低比重尿和尿钠增高;由于肾实质损伤,尿中可出现蛋白质、红细胞、白细胞等成分,尿沉渣检查可见管型等。

2)水中毒:急性肾衰竭时,由于少尿、体内分解代谢增强致内生水增多,以及输液过多等因素,导致稀释性低钠血症。严重时可发生急性肺水肿、脑水肿以及心力衰竭,是急性肾衰时重要的死亡原因之一。

3)高钾血症:是急性肾衰竭患者的最严重的并发症。产生的机制为:①少尿使 K^+ 排出减少;②组织损伤或分解增强,使细胞内 K^+ 大量释出;③酸中毒导致细胞内 K^+ 外逸;④低钠血症,使远曲小管 K^+-Na^+ 交换减少;⑤输入大量库存血,食入大量含钾量高的食物或药物等。高钾血症对心肌有毒性作用,引起心律失常,甚至心脏停搏而死亡。

4)代谢性酸中毒:由于肾小球滤过率降低、肾小管泌 H^+、泌 NH_4^+ 的能力降低,同时机体分解代谢增强导致酸性产物增多等因素导致。酸中毒可引起心血管系统和中枢神经系统功能障碍,影响体内多种酶的活性,导致并加重高钾血症的发生。

急性肾衰竭患者水中毒、高钾血症、代谢性酸中毒三者常常相互影响,形成恶性循环,成为患者死亡的主要因素。

5)氮质血症:急性肾衰竭时,因尿量减少,不能充分排出代谢产物,以及体内蛋白质分解代谢增强,导致血中尿素、尿酸、肌酐等非蛋白氮(NPN)物质含量升高,称为氮质血症。

(2)多尿期:当尿量增加到超过 400ml/d 时,即进入多尿期。随着病情的进展,尿量可增至 3～5L/d,出现多尿是病情好转的标志,此期持续1～2周。产生多尿的机制是:①肾血流量和肾小管滤过功能逐渐恢复,而再生的肾小管上皮细胞浓缩功能不完善;②在少尿期潴留在体内的尿素等代谢产物,经肾小球大量滤出产生渗透性利尿;③肾间质水肿消退使肾小管阻塞解除。多尿期早期,尿量虽已达 400ml/d 以上,但氮质血症、高血钾、代谢性酸中毒等并未得到迅速纠正,病情仍然危重。多尿期后期,因大量排尿,易造成脱水及电解质紊乱,常使机体抵抗力降低,易发生感染。

(3)恢复期:一般发病后约5周进入恢复期,尿量逐渐恢复正常,水、电解质代谢紊乱逐渐得到纠正,但肾脏功能的完全恢复常需要数月甚至更长时间。少数患者由于肾小管上皮细胞损伤严重和修复不全,可转为慢性肾衰竭。

2. 非少尿型急性肾衰竭　近年来,非少尿型急性肾衰竭发病率有逐渐增多趋势。由于肾脏受损程度较轻,肾小管浓缩功能障碍较肾小球滤过功能降低更严重,非少尿型急性肾衰竭的临床表现较少尿型轻,病程较短,预后也较好。患者尿量虽无明显降低,但内环境紊乱,如氮质血症、代谢性酸中毒等仍然存在。少尿型和非少尿型急性肾衰竭可相互转化。

二、慢性肾衰竭

慢性肾衰竭(CRF)是指各种病因造成肾单位进行性破坏,导致残存肾单位不足以充分排出代谢废物和维持内环境恒定,机体发生以代谢废物潴留,水、电解质与酸碱平衡紊乱,肾脏内分泌功能障碍等为特点的临床病理过程。

(一) 病因

凡能引起肾实质进行性破坏的疾病,均可导致慢性肾衰竭,主要包括:

1. 肾脏疾病　慢性肾小球肾炎、慢性肾盂肾炎、肾结核等。

2. 慢性尿路梗阻　尿路结石、前列腺肥大等。

3. 全身性疾病　系统性红斑狼疮、糖尿病性肾病、高血压性肾病等。

其中以慢性肾小球肾炎引起的最为常见,占慢性肾衰竭的 50% ~ 60%。

(二) 发病机制

目前尚不十分清楚,可能与下列机制相关。

1. 健存肾单位学说　指在慢性肾脏疾病时,虽然引起慢性肾衰竭的病因各不相同,但肾单位不断遭到破坏,肾功能只能由健存的未受损的肾单位来完成。健存肾单位可通过代偿性肥大,以增加其功能来进行代偿。随着病情的逐渐进展,健存的肾单位数量越来越少,最终无法完成正常的泌尿功能时,即发生慢性肾衰竭。

2. 矫枉失衡学说　当肾单位不断遭到破坏,体内出现某些代谢产物的蓄积,为了维持机体内环境稳定,通过肾小管调节排泌和重吸收称为“矫枉”。这一过程影响到机体其他系统的功能,加速并发症的出现,称为“失衡”。典型的如钙磷代谢的矫枉失衡。慢性肾脏疾病患者引起肾单位进行性减少时,肾小球滤过率降低,肾排磷减少,血磷增高、血钙降低;刺激机体分泌甲状旁腺素增多,作用于肾小管,使磷的重吸收减少从而降低血磷水平,此即“矫枉”。但甲状旁腺素分泌增多亦引起骨钙释放增多而引起肾性骨营养不良,出现“失衡”,即“矫枉失衡”。

3. 肾小球高滤过　当部分肾单位损伤后,残存的肾单位发生代偿,随着病情加重,代偿的肾单位负荷增加,出现高灌注和高滤过,残存肾单位相继损伤,出现肾小球纤维化和硬化。

(三) 分期

正常情况下,肾脏有强大的代偿功能。因此慢性肾衰竭常是隐蔽的、渐进的过程,病程可迁延数月、数年或更久。根据肾功能损害程度、内生肌酐清除率、氮质血症及临床表现可分为四个时期:

1. 代偿期　肾实质损伤不严重,健存肾单位可通过代偿性,维持机体内环境恒定,内生肌酐清除率大于 50ml/min,无氮质血症,临床无症状。

2. 失代偿期　又称为肾功能不全期,当肾实质损伤加重,健存肾单位代偿不能维持机体内环境恒定,内生肌酐清除率在 20 ~ 50ml/min,可有轻、中度氮质血症。临床表现酸中毒、多尿、夜尿、乏力、轻度贫血等。

3. 肾衰竭期　当肾功能显著恶化,内生肌酐清除率小于 20ml/min,出现重度氮质血症。临床表现严重夜尿、多尿、严重贫血、酸中毒明显,出现低钙、高磷等。

4. 尿毒症期　是慢性肾衰竭最严重时期,内生肌酐清除率小于 10ml/min,出现严重氮质血症。临床出现严重中毒表现,继发甲状旁腺功能亢进,明显水电解质、酸碱平衡紊乱。

(四)机体代谢和功能变化

1. 尿的变化

(1)尿量的变化:慢性肾衰竭病人早期常表现为夜尿、多尿,晚期少尿。夜尿为早期最主要的变化,即夜间尿量与白天尿量相当,甚至超过白天。机制可能与肾的调节能力减弱,平卧后肾血流量增加导致原尿生成增多,肾小管对水重吸收减少有关。多尿(尿量常在 2000 ~ 3000ml/d)与肾小管浓缩功能下降,健存肾单位因功能代偿使原尿生成流速过快,肾小管来不及重吸收有关。慢性肾衰竭晚期,因大量肾单位破坏、肾小球滤过明显降低而导致少尿。

(2)尿性质变化:由于肾小球和肾小管损伤,尿中可出现蛋白质、红细胞、白细胞以及管型尿。

(3)尿渗透压变化:慢性肾衰竭早期,因肾浓缩功能降低而稀释功能正常,可出现低渗尿及相对低密度尿。晚期因肾小管浓缩、稀释功能均降低,尿液则呈等渗尿,相对密度固定于 1.008 ~ 1.012。

2. 氮质血症 慢性肾衰竭早期,由于健存肾单位的代偿作用,氮质血症(NPN)并不明显。慢性肾衰竭晚期,血中非蛋白氮明显升高,出现氮质血症。临床上常用内生肌酐清除率(尿中肌酐浓度 × 每分钟尿量 / 血浆肌酐浓度)作为判断慢性肾衰竭病情严重程度的指标。

3. 水、电解质和酸碱平衡紊乱

(1)水代谢紊乱:肾衰竭后对水负荷的调节能力减退,若摄入水过多过快,易发生水潴留,导致水肿或心力衰竭;若摄入水过少,加之呕吐、腹泻等易导致脱水,使肾小球滤过进一步下降,血尿素氮上升,加重氮质血症。

(2)钠代谢紊乱:慢性肾衰竭病人对钠的调节功能降低,若过度限制钠盐、应用排钠利尿剂等,则导致低钠血症;反之,若摄入钠盐过多,则因肾小球滤过率已降低,易造成钠、水潴留,从而导致高血压、心力衰竭等后果。

(3)钾代谢紊乱:慢性肾衰竭早期虽有肾小球滤过率降低,但因尿量并不减少,血钾可以保持在正常水平。低钾血症常见于进食过少、呕吐、腹泻或长期使用排钾利尿剂患者。一般不易发生高钾血症。慢性肾衰竭晚期,因肾小球滤过显著减少,肾小管泌钾功能障碍,加之酸中毒及组织分解增强等因素,也可引起高钾血症。

(4)钙和磷代谢紊乱:①高磷血症:慢性肾衰竭早期,因肾小球滤过下降导致肾排磷减少,继发性甲状旁腺激素(PTH)分泌增多,可抑制健存肾单位肾小管对磷的重吸收,肾排磷增多,血磷可基本维持正常。随病情进展,健存肾单位逐渐减少,继发性 PTH 分泌增多已不能维持磷的充分排出,血磷升高。同时 PTH 分泌增多又加强了溶骨过程使血磷浓度不断升高。②低钙血症:由于肾实质破坏,1,25-二羟维生素 D_3 合成不足,肠钙吸收减少。高磷血症时,肠道磷酸根分泌增多,磷酸根可与食物中的钙结合形成难以溶解的磷酸钙,进一影响肠钙降的吸收。

(5)代谢性酸中毒:慢性肾衰竭早期,一般不出现酸碱平衡紊乱;晚期肾单位破坏增多,肾小球滤过下降,酸性物质滤过减少,肾小管泌 H^+、泌 NH_4^+ 与重吸收 HCO_3^- 功能降低,以及机体分解代谢增强、固定酸生成过多等有关。

4. 肾性骨营养不良 又称为肾性骨病,是慢性肾衰竭晚期的严重并发症。其发生机制:①1,25-二羟维生素 D_3 生成减少和活化障碍,导致肠钙吸收及骨钙沉积减少;②低血钙、高血磷使 PTH 分泌继发性增多,溶骨作用增强;③代谢性酸中毒促进骨盐溶解,引起骨质脱钙。

5. 肾性高血压　因肾实质损伤引起的高血压,是慢性肾衰竭常见并发症之一,其产生的机制与钠水潴留、肾素 - 血管紧张素活性增强以及肾脏分泌的降压物质(PGE_2、PGA_2)生成减少有关。

6. 肾性贫血　多数慢性肾衰竭患者都伴有贫血,其发生机制与以下因素有关:①肾分泌促红细胞生成素减少,使骨髓红细胞生成锐减;②体内蓄积的各种代谢毒物抑制骨髓造血功能;③毒性物质破坏红细胞引起溶血,抑制血小板功能引起出血;④肾毒物使肠道对铁、叶酸、蛋白等造血原料吸收减少和利用障碍。

7. 出血倾向　慢性肾衰竭病人常伴有出血倾向,出血多不严重,以鼻出血、胃肠道出血最常见。主要由体内积聚的代谢毒物抑制血小板功能所致。

三、尿毒症

尿毒症是急性或慢性肾衰竭发展到最严重阶段时,由于肾单位大量破坏,使终末代谢产物和内源性毒性产物在体内大量蓄积,水、电解质和酸碱平衡紊乱、内分泌功能失调,从而引起机体出现的一系列自体中毒症状。

（一）发病机制

尿毒症的发病机制目前尚不完全清楚,除与水、电解质、酸碱平衡紊乱有关外,还与许多毒性物质在体内蓄积有关。目前已发现百余种代谢产物或毒性物质与尿毒症的发生密切相关,这些物质统称为尿毒症毒素。常见的尿毒症毒素包括:①尿素、尿酸、肌酐;②胍类(甲基胍、胍基琥珀酸等);③胺类(脂肪族胺、芳香族胺、多胺);④中分子毒物(多肽、细胞或细菌崩解产物);⑤某些激素(胃泌素、胰岛素、甲状旁腺素、生长激素等)。

（二）功能代谢变化

当发生尿毒症时,除上述的水、电解质和酸碱平衡紊乱、肾性高血压、肾性贫血、出血倾向等进一步加重外,还出现全身各系统中毒引起的功能障碍和代谢紊乱的表现。

1. 消化系统　消化系统症状是尿毒症患者最早和最突出的表现,初起为食欲不振或消化不良,病情加重时可出现厌食,恶心、呕吐或腹泻,口腔糜烂等。这些症状的发生可能与肠道内细菌的尿素酶将尿素分解为氨,氨刺激胃肠道黏膜引起炎症和多发性表浅性小溃疡等有关,患者常并发胃肠道出血。此外,恶心、呕吐也与中枢神经系统的功能障碍有关。

2. 神经系统　神经系统的变化是尿毒症的最突出症状之一。表现为:①早期,患者往往有头昏、头痛、乏力、理解力及记忆力减退等症状;②尿毒症脑病,随着病情的加重患者可出现烦躁不安、肌肉颤动、抽搐,最后可发展到表情淡漠、嗜睡和昏迷;③尿毒症周围神经病变,出现肢体麻木、疼痛、烧灼感,严重者可表现为运动障碍。

3. 心血管系统　由于肾性高血压、高钾血症、酸中毒、钠水潴留、贫血以及毒性物质的作用,常表现为心力衰竭和心律失常。晚期可出现尿毒症性心包炎,由于尿素、尿酸的刺激作用多为纤维素性心包炎,患者心前区疼痛,可闻及心包摩擦音。心血管功能障碍也是引起患者死亡的主要因素之一。

4. 呼吸系统　尿毒症患者因酸中毒,常表现为呼吸深快。尿素经唾液酶分解形成氨,患者呼出的气体有氨臭味。病变严重时,患者可因心力衰竭、低蛋白血症、钠水潴留等因素而发生肺水肿,因尿素刺激而发生纤维素性胸膜炎,因钙磷代谢障碍,磷酸钙在肺组织内沉积而发生肺钙化。表现为呼吸困难、咳泡沫痰,两肺闻及干湿性啰音。

5. 免疫系统　尿毒症时的某些毒素可造成机体免疫功能受损,主要表现为细胞免疫明显抑制,常因免疫功能低下而发生严重感染,成为主要死因之一。

6. 皮肤变化　皮肤瘙痒是尿毒症患者常见的症状,可能与毒性产物对皮肤感觉神经末梢的刺激及甲状旁腺功能亢进皮肤钙沉积有关。由于尿素随汗液排出,因此在皮肤的汗腺开口处有尿素的白色结晶,称为尿素霜。患者皮肤还可表现为干燥、脱屑和颜色的改变。

7. 代谢障碍

(1)糖代谢:约半数患者出现葡萄糖耐量降低等轻、中度糖尿病症状。其主要原因可能与尿素、肌酐和中分子量毒物引起胰岛素分泌减少、胰岛素与靶细胞受体结合障碍、生长激素分泌增多,拮抗胰岛素作用增强以及肝糖原合成酶活性降低有关。

(2)蛋白质代谢:患者常出现低蛋白血症、负氮平衡、消瘦甚至恶病质等体征。其发生机制与消化系统功能障碍,蛋白质摄入和吸收减少、感染、毒素使蛋白质分解代谢增强及出血、蛋白尿均可使蛋白质丢失增多等有关。

(3)脂肪代谢:由于脂蛋白酶活性降低,清除甘油三酯减少,胰岛素拮抗物使肝细胞合成甘油三酯增多,导致患者血中甘油三酯增高,出现高脂血症。

（王　枫）

复习思考题

1. 试述急性肾小球肾炎的病理变化和临床表现。
2. 试述新月体性肾小球肾炎的病理变化和临床表现。
3. 试述慢性硬化性肾小球肾炎的病理变化和临床表现。
4. 简述肾盂肾炎的病因及感染途径。
5. 简述肾盂肾炎的诱发因素。
6. 急性肾衰竭少尿期最危险的并发症是什么？试述其发生机制。

扫一扫
测一测

附一 实 验 指 导

- - - - - - - - - - - - - - - - - - - -

一、实验目的

病理学是一门技能性很强的学科,主要研究手段是观察形态学和功能学改变,因此在学习过程中要做到理论知识与实践技能相结合,高度重视实验课非常必要。在中医药院校高职高专层次,病理学实验课程内容主要包括下面两部分:其一是大体标本的肉眼观察和组织切片的显微镜观察,是学习病理课程的重要内容;此外还有病理生理学部分的动物实验课程,主要目的是进一步验证、理解课堂讲授的知识,把感性认识加以综合分析,上升到理性认识。在实际教学和学习过程中可根据自身条件,适当开设动物实验课,以更好地理解和掌握病理学的基本理论知识,培养学生观察问题、思考问题和解决问题的能力。

二、病理学实验方法

1. 大体标本观察方法 大体标本多为取自尸体解剖或手术切除的组织或器官,经10%的甲醛固定液封存在标本缸中。固定后的标本,组织呈灰白色,含较多血液的部分呈黑褐色。有时用原色固定液(凯氏固定液)固定后的标本基本保持原色不变。在观察标本时应明确是哪种固定液固定的标本。

观察大体标本时,一般可按下列步骤进行:

(1)肉眼观察该标本是取自哪个组织、器官。运用解剖学知识,判断该标本取自哪个组织器官,哪一侧的组织器官(特指成对的器官)以及某器官组织的哪一部分。(如果因病变或取材过小等问题,确实不易辨认其组织、器官的来源,则由教师予以解释说明。)

(2)该病理标本与正常组织、器官进行比较,找出二者不同点。如大小、形状、颜色、硬度、质地、弹性、切面情况、表面情况、是否有粘连等方面的内容。注意分辨是否存在出血、变性、坏死、包块等病理改变。一般观察切开的病变器官的顺序是自外向内逐一观察,如肉眼观察不清晰、不明确时,可使用工具进行帮助,如可以借助放大镜观察,有时候需要采用直尺测量。

(3)总结归纳上述不同点,根据学过的病理学知识,初步判断该标本属于哪种病理变化。如:一肝脏体积增大,重量增加,包膜紧张,切面边缘外翻,颜色淡黄,有油腻感,边角变钝,可根据病理学知识判断为肝脂肪变标本。

(4)由此种病理变化,推测其病变的发生、发展、临床表现等情况。

(5)大体标本观察注意事项:大体标本观察要始终坚持实事求是的原则,观察要全面、细致,同一标本可能存在多种病理改变(如肝硬化后继发肝癌标本),应注意分析这些病变是否存在因果关系;静态的标本观察要紧密联系临床,既要判断该标本的病理学诊断,还要推测该标本的疾病诊断,以及处于疾病的何种阶段(早期、中期、晚期等)。同时还需要注意鉴别病理变化的出现是生前还是死后发生的(如心血管内的血液凝固是属于生前形成还是死后形成),这在尸体解剖检查上具有重要意义。

2. 病理切片的观察方法　病理组织切片是从病变组织或正常组织与病变组织交界处取得组织,经过固定、脱水、石蜡包埋、切片、染色等组织切片制作步骤制作而成。一般染色采用HE(苏木素-伊红)染色,通过染色可将细胞核染成蓝色,细胞浆和胶原纤维染成粉红色。观察组织切片可以分以下三个步骤进行:

(1)肉眼观察该切片的外形及染色情况,初步判断是取自何组织、器官,病变的范围、部位,使用放大镜观察病变组织的粗略情况。

(2)调试显微镜,找到病变组织,于低倍镜下观察该切片情况,找到重点观察部位。一般实质器官观察由外(被膜)向内,空腔脏器由内向外逐层观察。确认是何组织器官,病变部位、范围和性质,并最终确定属于何种病理变化。

(3)根据需要,选用高倍镜观察组织、细胞的微细结构和形态变化。在必要的情况下可选择电子显微镜观察。

3. 尸体解剖见习(各校根据条件选择进行)

4. 动物实验　是在实验动物身上复制人类疾病或病理过程的模型,以此研究疾病的病因、发病规律、病理变化、药物治疗效果等。

三、实验室注意事项及实习要求

1. 实验前做好相关理论知识的复习,熟悉实验实习的内容、机制。

2. 学生自备实验报告及红蓝铅笔。每次实验都要写出实验报告。按要求填写实验目的、名称、器材及用品、实验方法、步骤及实验结果等项目。显微镜观察要求绘图,绘图要真实正确的表达观察的结果,应将在显微镜下观察到的情况如实绘出,绘图要直观,不必追求艺术效果。

3. 严格按要求进行操作,注意爱护实验仪器、设备、物品及实验用动物。大体标本观察时,应注意轻拿轻放,严谨将标本缸倾斜、倒置观察,避免磕碰及意外打碎标本缸,防止固定液外溢,观察结束后放回原处。进行显微镜观察时,应本着由低倍镜到高倍镜的原则,在使用高倍镜时,应避免调焦动作过于迅速造成切片的压碎和物镜的损坏。

4. 保持实验室整洁,实验结束后检查清点器材,值日生需要对实验室卫生进行清扫,并关好水管、电灯、门窗。教师及时准确填写实验室使用记录单。

5. 实验实习要有科学态度,严肃认真,杜绝与实验内容无关的活动。

实验一　细胞和组织的适应、损伤与修复,局部血液循环障碍

一、目的及要求

1. 掌握萎缩、肥大、增生、变性、坏死、修复等常见的病理变化。
2. 掌握淤血、出血、血栓形成、栓塞、梗死等常见的病理变化。
3. 记录观察到的大体标本名称、病变特点;绘出肝脂肪变、慢性肝淤血及肉芽组织显微镜下模式图,并对病变加以准确描述。

二、实验内容

【大体标本观察】

1. **心肌萎缩**　心脏体积缩小,心尖变尖锐,心脏重量减轻,心室壁切面变薄,冠状动脉迂曲如蛇行状,颜色呈褐色改变。
2. **脑萎缩**　肉眼可见脑沟加深、加宽,脑回变窄。切面(额状)侧脑室显著扩张,周围脑实质变薄。
3. **肾萎缩**　表面观察肾脏外形保留,体积增大,切面见肾盏和肾盂明显扩大成囊状,肾实质萎缩变薄,重量减轻。本标本为肾盂积水压迫肾实质导致的萎缩。
4. **心肌肥大**　心脏体积增大,心尖钝圆,重量增加,左心室切面增厚,可达 4 ~ 5cm,心腔未扩张。本标本为高血压性心脏病心肌代偿性肥大。
5. **肝细胞水肿**　肝体积增大,重量增加,颜色苍白无光泽,如沸水煮过,包膜紧张,切面隆起,边缘外翻。
6. **胸膜玻璃样变**　胸膜脏壁两层融合,胸膜明显增厚,质韧且失去弹性,呈灰白色半透明毛玻璃样状。该标本为纤维素性胸膜炎机化后形成。
7. **肝脂肪变**　肝体积增大,重量增加,质地软,颜色淡黄,表面光滑油腻,边角变钝。肝包膜紧张,切面隆起,边缘外翻。
8. **肾贫血性梗死**　梗死区灰白色或淡黄色,切面呈楔形梗死灶,楔尖朝向肾门,楔底朝向肾被膜。坏死区为干燥、坚实、失去弹性及光泽的灰白色混浊凝固体。
9. **脑出血**　大脑脑膜下可见一局灶性、黑色出血区,压迫脑实质。
10. **干性坏疽(足部)**　病变部位干枯皱缩,呈深褐色,与正常组织界限清楚。
11. **肾结核干酪性坏死**　肾正常组织结构被破坏,肾实质的坏死形成的空洞与肾盏相通,坏死区可见坏死物质呈黄白色,松软,干燥,状似干奶酪。

12. 湿性坏疽(坏疽性阑尾炎) 阑尾肿胀变粗,浆膜面失去光泽,有纤维素性渗出物附着。部分阑尾呈黑绿色,坏死组织与正常组织界限不清。

13. 液化性坏死(肺脓肿) 肺切面近胸膜处可见有空腔,为化脓后脓液随咳痰排出而遗留的空腔。

14. 慢性肝淤血(槟榔肝) 肝体积增大,重量增加,质地较硬。被膜下可见散在淤血斑点或条纹,黑色,切面可见暗红色条纹与黄褐色条纹间隔出现,状似槟榔切面。

15. 血栓形成(风湿性心脏病) 左心室二间瓣闭锁缘上可见一排粟粒大小,灰白色疣状赘生物,质硬,有光泽。为风湿性心内膜炎之白色血栓形成。

【显微镜观察】

1. 肝脂肪变 低倍镜观察肝细胞,可见肝细胞浆内出现大小不等的圆形或椭圆形空泡,聚集成团或散在,有的肝细胞核被大的空泡挤向一侧,类似脂肪细胞。脂肪细胞经苏丹Ⅲ染色可呈现橘红色。

2. 慢性肝淤血(槟榔肝) 低倍镜观察肝小叶。中央小静脉扩张,充血;肝窦状隙扩张,充血;肝细胞索断裂;小叶周边肝细胞萎缩或消失;部分发生脂肪变性;间质内可见网状纤维增生。

3. 肉芽组织 镜下可见肉芽组织由成纤维细胞及新生的毛细血管组成。成纤维细胞呈多树突状,核较大,卵圆形。新生的毛细血管扩张充血,向创缘表面垂直并呈弓形生长,毛细血管周围可见炎细胞浸润。

4. 肾小管上皮细胞水肿 镜下可见肾近曲小管上皮细胞体积增大、肿胀,管腔变窄且不整齐,胞浆丰富,内部充满伊红色细颗粒,细胞核清晰。

5. 脾小动脉玻璃样变 脾组织内白髓之中央动脉管壁增厚,组织结构不清,呈均质、红染的无结构状态,管腔狭窄或完全闭塞。

【学时数】 2学时

实验二 休 克

一、目的及要求

1. 复制实验动物的失血性休克模型,掌握休克发生的过程,了解其治疗原则。
2. 仔细观察实验过程中的数据变化,及时准确记录数据。
3. 对实验数据进行分析,探讨休克的发生机制。

二、实验内容

1. 实验动物　大白鼠。
2. 实验用仪器设备及材料　大白鼠手术台,25ml滴定管,输液器,显微镜及微循环小池,大白鼠水银血压计,二道生理记录仪,心电图机(或心电示波仪),8号、24号针头,1ml、5ml、20ml注射器若干,小动脉夹,生理盐水,肝素溶液(300U/ml),1%普鲁卡因溶液,1%戊巴比妥钠溶液,动物手术器械1套。
3. 实验操作步骤及观察指标:
(1)大鼠称重,按每100g体重给予1%戊巴比妥钠溶液0.5ml,行腹腔注射麻醉。
(2)麻醉后大鼠固定于大鼠手术台上。
(3)剪去大鼠颈部皮肤的毛,颈部正中切开皮肤,钝性剥离,暴露气管,做气管插管。
(4)肝素化:暴露一侧股动脉,按每100g体重0.5ml的剂量静脉注射肝素溶液。
(5)剪除腹部毛,腹部中央切开皮肤,沿腹白线切开腹壁,暴露肠系膜,以备观察微循环变化情况。
(6)分离右侧颈总动脉,在颈总动脉上滴加1～2滴普鲁卡因溶液。用内径为0.5～1mm的塑料管朝向心端方向做颈总动脉插管。该塑料管事先与滴定管及血压计相连,并充满生理盐水,关闭滴定管的开关。
本操作使动脉插管与放血、输液及测量血压系统相互连接。
(7)把肠系膜铺于特制的微循环小池板上,在立体显微镜下观察微循环状况、血管口径大小、血流速度及毛细血管的数目。
(8)记录滴定管内液面水平的刻度(一般使滴定管内注入1ml生理盐水),描记心电图,计算心率,描记呼吸和动脉血压以及观察微循环的情况,记录所观察结果。
(9)待各项指标稳定后,开始放血:①缓慢打开滴定管的开关,可见血液自导管系统流出,滴定管液面开始上升和动脉血压下降;②在15分钟内使动脉血压缓慢降至60mmHg,记录一次各项指标;③第二个 15 分钟使动脉血压降至 35 ~ 45mmHg,记录各项指标;④利用滴定管开关或注射器抽、打气加压或减压的方法,使动脉血压维持在 35 ~ 45mmHg1 ~ 2 小时。其中每 30 分钟各记录一次指标;

(10)在 1 ~ 2 小时末,记录各项指标后,通过注射器加压输送回全部血液,每 30 分钟记录一次各项指标,共观察 1 ~ 2 小时;

(11)根据失血性休克的发生机制,在教师指导下,由学生分组自行设计抢救休克的方案,并对照比较抢救效果。

三、注意事项

1. 股动脉注射应从最远端开始,注意止血,防止血肿形成,以便反复注射数次。如能做到静脉插管,通过三通管静脉注射更加方便。

2. 进行颈总动脉插管时,塑料插管不宜过小,以免影响放血、输血和测量血压的效果。动脉导管需要固定好,整个操作过程都要注意防止动脉插管过度移动和滑脱。

3. 通过恒温装置自动给肠系膜滴加生理盐水,以防干燥影响血流。

4. 必须经常注意保持大白鼠的呼吸道通畅,防止发生窒息。

【学时数】 2 学时

实验三 炎 症

一、目的及要求

1. 掌握炎症基本病理变化及各类炎症的特点。

2. 熟悉各种炎细胞的形态特点。

3. 记录观察的大体标本名称、病变特点;绘出蜂窝织炎性阑尾炎和各类炎细胞的光镜下简图,描述蜂窝织炎性阑尾炎的病变特征。

二、实验内容

【大体标本观察】

1. 纤维素性胸膜炎 胸膜表面不光滑,失去正常光泽,在胸膜脏层表面附有一层灰黄色纤维素性渗出物。

2. 纤维素性心包炎(绒毛心) 心包壁层已经剪去,心包脏层表面粗糙,可见一层灰黄色纤维素性渗出物附着,状似绒毛。

3. 纤维素性肠炎(急性细菌性痢疾) 结肠黏膜失去正常外观,其内表面附着灰白色棉絮状或糠皮样渗出物,肠壁水肿。

4. 纤维素性炎(气管白喉) 气管从背侧剪开,可见气管黏膜上皮结构消失,内表面由坏死组织和渗出的纤维素、炎细胞构成的假膜覆盖。

5. 脑脓肿 脑组织切面见一脓腔,形状不规则,腔内脓液已经流出。

6. 蜂窝织炎性阑尾炎 阑尾体积增大、肿胀变粗,浆膜面有黄白色渗出物,阑尾各层可见有充血,阑尾腔内有脓性渗出物。

7. 慢性阑尾炎 阑尾体积增大、周径增粗(约为正常阑尾的 4 ~ 6 倍大小),浆膜面光滑,颜色基本正常。主要由于炎症慢性增生导致。

8. 变质性炎(急性重症肝炎) 肝脏体积明显缩小,包膜皱缩,边缘尖薄。切面颜色呈黄色或红褐色。

9. 化脓性脑膜炎 脑膜表面附着有淡黄色脓性渗出物,脑膜血管扩张,脑沟变浅,脑回变宽。

【显微镜观察】

1. 化脓性阑尾炎 切片中央阑尾腔内可见多少不等的脓性渗出物,黏膜层可有不完整现象,部分黏膜层坏死、脱落。自黏膜层至浆膜层均可见毛细血管扩张及大量炎细胞浸润。

2. 各种炎细胞

高倍镜观察

中性粒细胞:细胞呈圆形,胞浆呈淡粉红色,胞浆中有细小的嗜中性颗粒。胞核紫蓝色,核呈分叶状(2～3叶为多)或杆状,

嗜酸性粒细胞:形态类似中性粒细胞,胞浆中有嗜酸性颗粒,染成鲜明的伊红色,胞核常为2叶。

淋巴细胞:细胞体积较小,圆形,胞浆很少,核大,染色深蓝色。

单核细胞:细胞体积大,胞浆丰富,核呈椭圆形或肾形,核常偏于细胞一侧,染色质分布均匀。

浆细胞:细胞呈圆形或椭圆形,核偏于一侧,核染色质呈车轮状排列。胞浆丰富,呈嗜碱性染色。

【学时数】　2学时

实验四 肿　瘤

一、目的及要求

1. 掌握肿瘤异型性及良性与恶性肿瘤、癌与肉瘤的主要形态学区别。
2. 熟悉常见肿瘤的一般形态特点和生长方式特征。
3. 掌握恶性肿瘤的转移途径,熟悉转移瘤的形态特点。
4. 记录观察到的大体标本名称、病变特点;绘出乳头状瘤和鳞状细胞癌的光镜下病理改变简图,并对病变加以描述。

二、实验内容

【大体标本观察】

1. 皮肤乳头状瘤　肿瘤突出于皮肤表面。外形呈凹凸不平的乳头状,肿瘤基底部有蒂,无浸润现象。

2. 甲状腺腺瘤　肿瘤呈结节状,边界清楚,包膜完整。切面呈灰白色、实性、质地均匀,与周围腺组织分界明显,但腺组织受压萎缩。

3. 纤维瘤　肿瘤呈结节状,边界清楚,有包膜。切面呈灰白色,编织状,质地韧硬。

4. 脂肪瘤　肿瘤呈分叶状或扁圆形,包膜完整,质软,淡黄色,有油腻感。切面酷似正常脂肪组织。

5. 子宫平滑肌瘤　子宫肌壁间、内膜下或浆膜下可见大小不等的球形结节,境界清楚,可无包膜。切面呈灰白色,编织状,质韧。

6. 皮肤鳞状细胞癌　皮肤表面肿物呈菜花状,有溃疡形成。切面呈灰白色,基底部宽,肿瘤组织呈蟹足状向周围组织浸润性生长。

7. 肠腺癌　肿瘤突出于肠黏膜表面,呈覃伞状或菜花状,表面可见坏死,肿瘤基底部较宽。切面呈灰白色,癌组织呈蟹足状向周围组织浸润,边界不清。

8. 纤维肉瘤　肿瘤呈结节状或不规则形,可有假包膜,切面呈灰红色、细腻、鱼肉状。

9. 骨肉瘤　骨干骺端形成梭形肿块,硬软不一。切面呈灰白色、鱼肉状,骨外膜新生的肿瘤性骨质呈放射状。

10. 恶性淋巴瘤　肿大的淋巴结互相粘连,形成结节状肿块,质地软。切面呈灰白色、半透明、鱼肉状,可见散在灰黄色坏死灶。

11. 肺转移恶性肿瘤　肺表面及切面有多个散在分布的大小不等的结节,边界清楚,但无包膜,有的结节中央发生出血、坏死。

12. 大网膜种植性胃癌 大网膜上有散在分布的大小不等多个结节。切面呈灰白色,界限清楚。

13. 葡萄胎 子宫内充满葡萄状的水泡样颗粒,为水肿的绒毛,颗粒大小不一,有细蒂相连。

14. 乳腺癌 乳腺表面呈"橘皮样"外观,乳头凹陷。切面可见灰白色肿瘤组织呈结节状,并向周围组织中浸润性生长。癌组织也可穿破皮肤形成癌性溃疡。

15. 子宫颈癌 病变宫颈黏膜层溃疡,结构破坏,切面观与正常组织界限不清,呈浸润状生长。

【显微镜观察】

1. 皮肤乳头状瘤

低倍镜:肿瘤组织呈分支乳头结构,乳头表面由增生的鳞状上皮覆盖,乳头中心为血管和纤维组织。

高倍镜:鳞状上皮分化成熟,细胞层次增多,可见角化,基膜完整。间质内可见少量淋巴细胞浸润。

2. 皮肤鳞状细胞癌

低倍镜:癌细胞排列成条索状或片状的癌巢,与间质分界清楚。

高倍镜:癌细胞异型性明显,细胞大小不等,核大深染,核分裂象多见,可见病理性核分裂象。癌细胞具有鳞状细胞的一些特征,高分化鳞状细胞癌癌巢中央有红染层状的角化物,即癌珠。间质内常有淋巴细胞浸润。

3. 纤维瘤

低倍镜:肿瘤实质形成束状呈编织状排列,间质为少许的血管和疏松结缔组织。

高倍镜:瘤细胞分化好,似正常的纤维细胞,呈长梭形,核梭形、两端尖。胶原纤维多少不等。

4. 纤维肉瘤

低倍镜:瘤细胞弥漫分布,间质内胶原纤维少,血管丰富。

高倍镜:分化好者,瘤细胞大小较一致,呈长梭形,核肥大,染色质较粗,可见核分裂象;分化差者,瘤细胞呈短梭形,核分裂象易见,可见病理性核分裂象。

5. 淋巴结转移癌

低倍镜:淋巴结结构部分被破坏,在淋巴结边缘窦及皮质、髓质内见大小不一、形态不规则的癌巢,呈腺样结构或片状实性结构。

高倍镜:癌细胞有明显的异型性,可见病理性核分裂象。

【学时数】 2 学时

实验五　心血管系统疾病和呼吸系统疾病

一、目的及要求

1. 掌握心血管和呼吸系统疾病中重点疾病的病理变化特点。

2. 记录所观察到的大体标本名称、病变特点；绘出主动脉粥样硬化、大叶性肺炎的光镜下简图，并对病变加以描述。

二、实验内容

【大体标本观察】

1. 风湿性心内膜炎　在心脏二尖瓣（或主动脉瓣）闭锁缘上可见有一排白色、半透明、粟粒大小、呈串珠状排列的疣状赘生物，并与瓣膜结合牢固。

2. 高血压性心脏病　心脏体积显著增大，重量增加，左心室明显增厚，乳头肌粗大，心腔可无改变（或扩大）。

3. 主动脉粥样硬化　主动脉内膜凸凹不平，表面可见大小不等、稍隆起的黄白色斑块或条纹，于肋间动脉口处尤为明显。部分斑块破溃，形成粥样溃疡。

4. 高血压脑病（脑出血）　大脑冠状切面内囊部位可见局灶性、黑色出血区。该处脑组织受出血浸渍及压迫，出现软化。

5. 高血压性肾病　肉眼观肾体积缩小，重量减轻，质地变硬，表面呈细颗粒状。切面可见皮质变薄，皮、髓质间的肾小动脉壁增厚。

6. 大叶性肺炎（红色肝样变期）　病变肺叶体积增大，质地变实如肝脏，呈暗红色，切面暗红，呈颗粒状。

7. 小叶性肺炎　肺的切面见有散在的或融合的灰白色实变性病灶或较大的实变区，病灶中部分细支气管黏膜上皮破坏，也可见支气管腔中有炎性渗出物。

【显微镜观察】

1. 主动脉粥样硬化　病变动脉管壁一侧隆起，隆起处病灶表面为增生的纤维结缔组织，其下为无结构、红染的坏死物质，内部可见大量针形空隙的胆固醇结晶，此即粥样斑块。坏死灶附近可见少量的钙化颗粒及泡沫细胞。

2. 大叶性肺炎　肺泡壁毛细血管扩张、充血，肺泡腔内可见大量渗出物，主要有浆液、纤维素、中性粒细胞及红细胞（灰色肝样变期）。肺泡壁毛细血管受压呈贫血状态。

【学时数】　2 学时

实验六　消化系统疾病和泌尿系统疾病

一、目的及要求

1. 掌握消化系统和泌尿系统疾病中重点疾病的病理变化特点。

2. 记录所观察到的大体标本名称、病变特点；绘出慢性胃溃疡和毛细血管外增生性肾小球肾炎光镜下简图，并对病变加以描述。

二、实验内容

【大体标本观察】

1. **慢性胃溃疡**　此标本沿胃大弯剪开，见胃小弯近幽门处有一圆形溃疡，直径约 2cm，边缘整齐，底部平坦，边缘的黏膜无隆起。溃疡周边黏膜皱襞常以溃疡为中心呈放射状排列。

2. **胃癌**

(1) 溃疡型：幽门端小弯处见一巨大溃疡状肿物，形状不规则，底部凸凹不平，边缘黏膜隆起，呈"火山口"状。

(2) 隆起型：在幽门端小弯处见肿物突入胃腔内，基底宽大，如拳头大小，呈菜花状。

3. **慢性萎缩性胃炎**　病变在胃窦部或胃体部，呈灶性或弥漫性分布。病变部胃黏膜萎缩变薄，皱襞变平或消失，颜色灰白。

4. **门脉性肝硬化**　肝脏体积缩小，质地变硬，表面呈结节状。切面可见各结节大小相近，结节间有纤维组织间隔。

5. **急性肾小球肾炎**　肾脏体积增大，表面光滑，色较红，有弥漫分布的小出血点。切面皮质增厚，皮、髓分界清楚。

6. **慢性肾小球肾炎（细颗粒性固缩肾）**　肾脏体积明显缩小，质地硬，颜色灰白，表面呈细颗粒状，大小均匀。切面皮质变薄，皮、髓分界不清楚。小动脉壁增厚变硬，切面呈哆开状。

【显微镜观察】

1. **慢性胃溃疡**　溃疡底部由浅到深可分为四层：

(1) 渗出层：由渗出的白细胞、纤维素及坏死组织构成。

(2) 坏死组织层：由结构不清楚、染成深伊红色的坏死组织及炎细胞所构成。

(3) 肉芽组织层：由大量毛细血管、成纤维细胞组成，可伴有炎细胞浸润。

(4) 瘢痕层：由大量纤维组织增生，替代原有组织，并发生玻璃样变。瘢痕内有时可见小动脉内膜纤维性增厚。

2. 毛细血管外增生性肾小球肾炎　肾小球病变弥漫,表现为体积增大、充血,肾球囊壁层上皮细胞高度增生,部分形成典型的"新月体",其中多数是由细胞组成的上皮细胞型,部分肾小球毛细血管袢与增生的"新月体"互相粘连,毛细血管袢基膜增厚、变性伴有局灶性坏死,形成嗜伊红的无定形物质。肾小管上皮细胞肿胀,管腔内充满伊红色透明管型或颗粒管型,肾间质内血管扩张、充血及灶性炎细胞浸润。

【学时数】　2 学时

附二　主要参考书目

1. 马跃荣,苏宁.病理学 [M].2 版.北京:人民卫生出版社,2016.

2. 黄玉芳,刘春英.病理学 [M].10 版.北京:中国中医药出版社,2016.

3. 李玉林.病理学 [M].8 版.北京:人民卫生出版社,2015.

4. 唐建武.病理学 [M].2 版.北京:人民卫生出版社,2007.

5. 黄玉芳.病理学实验指导 [M].北京:中国中医药出版社,2005.

6. 王建枝,殷莲华.病理生理学 [M].8 版.北京:人民卫生出版社,2013.

7. 陈杰,李甘地.病理学 [M].2 版.北京:人民卫生出版社,2010.

8. 李桂源.病理生理学 [M].3 版.北京:人民卫生出版社,2015.

9. 吴立玲.病理生理学 [M].北京:人民卫生出版社,2011.

10. 步宏.病理学与病理生理学 [M].3 版.北京:中国中医药出版社,2012.

11. 孙保存.病理学 [M].北京:北京大学医学出版社,2010.

12. 肖献忠.病理生理学 [M].3 版.北京:高等教育出版社,2013.

13. 金惠铭,王建枝.病理生理学 [M].7 版.北京:人民卫生出版社,2008.

14. 王冠军,赫捷.肿瘤学概论 [M].北京:人民卫生出版社,2013.

15. 王建枝,钱睿哲.病理生理学 [M].3 版.北京:人民卫生出版社,2015.

16. 陈杰,周桥.病理学 [M].3 版.北京:人民卫生出版社,2015.

复习思考题答案要点与模拟试卷

《病理学》教学大纲(试行)

附三 彩色插图

图 1 肾小管上皮细胞水肿（模式图）

图 2 肝细胞脂肪变

图 3 胸膜玻璃样变

图 4 肺淤血

图 5　脑出血

图 6　混合血栓

图 7　血栓机化与再通

图 8　脾贫血性梗死

图 9　各种炎细胞（血涂片）

图 10　浆液性炎（皮肤烧伤水疱）

图 11　"绒毛心"

图 12　肺脓肿

图 13　脂肪瘤（膨胀性生长）

图 14　乳腺癌（浸润性生长）

图 15　高分化鳞癌
癌巢内可见明显角化珠

图 16　中晚期胃癌类型

图 17　子宫颈管内膜腺癌
腺体侵入黏膜下,形态不规则,
上方见正常的鳞状上皮

图 18　乳腺浸润性导管癌
癌细胞呈筛网状浸入间质,
细胞异型性明显,左下角为正常乳腺导管

图 19　动脉粥样硬化

图 20　冠状动脉粥样硬化

图 21　心肌梗死(陈旧性)
可见机化的瘢痕组织

图 22　原发性高血压心肌肥大

图 23 慢性支气管炎（上皮改变）
支气管黏膜上皮坏死脱落，鳞状上皮化生

图 24 慢性支气管炎（腺体改变）
黏液腺肥大增生，浆液腺泡黏液化

图 25 肺气肿（左为大体，右为光镜下）
大体标本：病变处色白，见扩大的肺泡囊腔
光镜下：肺泡扩张，间隔变窄或断裂，相邻肺泡融合形成较大囊腔

图 26 大叶性肺炎灰色肝样变
肺泡内渗出大量纤维蛋白和中性粒细胞,
肺泡壁变窄毛细血管受压闭塞

图 27 肺肉质变
肺泡腔内渗出物很少,间质增宽,
淋巴细胞浸润为主

图 28 小叶性肺炎

图 29 间质性肺炎

图 30 结核结节

图 31 原发综合征

图 32　粟粒性肺结核

图 33　肠结核(箭头所示)

图 34　慢性肥厚性胃炎

图 35　胃溃疡

图 36　急性重型肝炎

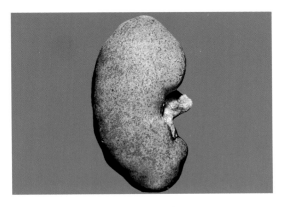

图 37　大红肾
肾脏肿大,表面光滑,
色红,表面散在出血点

图 38　急性弥漫性增生性肾小球肾炎
内皮细胞和系膜细胞增生

图 39　新月体性肾小球肾炎

图 40　膜性肾小球肾炎

图 41　慢性硬化性肾小球肾炎

图 42　急性肾盂肾炎
大量中性粒细胞浸润和脓肿形成

图 43　慢性肾盂肾炎

08